LES CELLULES SOUCHES, PORTEUSES D'IMMORTALITÉ

Nicole Le Douarin

LES CELLULES SOUCHES, PORTEUSES D'IMMORTALITÉ

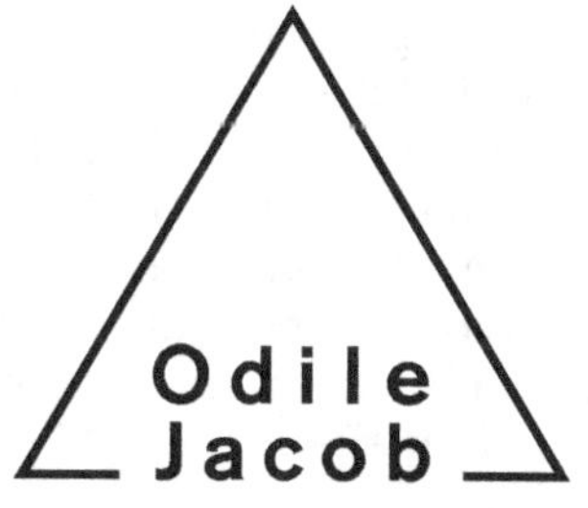

À mes petits-enfants,
Adrien, Héléna, Antoine
et Alexandre.

Introduction

Dans le secret de nos organes, une « fontaine de jouvence » renouvelle régulièrement nos tissus tout au long de notre vie. Ce processus de rajeunissement est assuré par des cellules qui prolongent, chez l'adulte, des propriétés rencontrées chez l'embryon : les *cellules souches*.

Elles suscitent un intérêt particulier depuis que l'on a découvert le moyen de les faire se multiplier *in vitro* d'une manière indéfinie sans, apparemment, en altérer les caractéristiques si originales. On y voit, en effet, une source de jeunesse que l'on cherche à exploiter pour en faire une arme nouvelle contre la maladie et le vieillissement. L'immensité même des possibilités qu'ouvre un tel projet stimule, on le comprend, les imaginations, au point qu'il est parfois difficile de démêler le fantasme du discours rationnel dans les commentaires dont il est l'objet.

C'est pourquoi ce livre propose d'analyser de la manière la plus objective possible, en se basant sur les connaissances actuelles et sur les progrès que l'on peut prévoir, l'étendue des espoirs que l'on peut raisonnablement placer dans une médecine que l'on pourrait qualifier de régénérative et qui ferait appel aux vertus de ces cellules potentiellement immortelles.

Pour bien percevoir ce que les cellules souches ont de spécifique, il faut comprendre pourquoi elles existent et ce qui les distingue des multiples autres types cellulaires qui composent le monde vivant. La réponse à cette question est directement liée à la réorganisation profonde de l'économie du vivant qu'a nécessitée, au cours de l'évolution, le passage des premières manifestations de la vie, sous forme d'êtres composés d'une *seule cellule*, à l'émergence d'*organismes multicellulaires* complexes, tels que les plantes ou les animaux. L'association de nombreuses cellules indispensables pour la constitution des individus de ces nouvelles espèces, implique, en effet, une *diversification des types cellulaires* propres aux divers organes ou tissus à partir d'une seule cellule, l'œuf. Dès lors, il faut que *certaines cellules deviennent capables d'en générer d'autres de plusieurs types différents*. Le passage de l'état uni- à l'état pluricellulaire doit donc retenir toute notre attention, si l'on veut saisir ce qui lie le second au premier et comment il a pu en dériver.

Le point de vue le plus généralement accepté est que lorsque la vie est apparue sur la planète, elle était représentée par des êtres formés d'une seule cellule, qui présentaient les caractéristiques des bactéries actuelles. Tous les organismes qui se sont succédé sont, semble-t-il, dérivés de cet ancêtre commun.

Mais, comme chacun sait, l'histoire de la vie ne se réduit pas à l'émergence et à la permanence des êtres unicellulaires. Des cellules plus perfectionnées, résultant de l'évolution des bactéries, se sont associées pour créer des êtres multicellulaires.

Lorsque les cellules vivaient à l'état isolé, elles ne percevaient de signaux que de leur environnement et s'efforçaient de s'y adapter pour survivre. Après qu'elles se soient associées, elles ont échangé entre elles des « informations », puis ont adopté un comportement non plus individuel mais collectif ou *social*. Alors est entrée en jeu une « intelligence du vivant » qui a conduit à ce que s'installe une division du travail entre les éléments de l'ensemble cohérent qu'a dès lors constitué l'organisme pluricellulaire. La différenciation des cellules, en vue de l'accomplissement des tâches spécialisées pour le bénéfice de l'ensemble, a modifié d'une manière profonde le destin de chacune des parties du tout.

L'organisme des êtres pluricellulaires les plus évolués ne peut se reproduire tel quel par simple division comme le fait la cellule. Les cellules spécialisées qui se sont formées au cours de son développement à partir de l'œuf ont perdu, dans la plupart des cas, leur pouvoir prolifératif. En devenant performantes pour une tâche donnée, les cellules signent leur arrêt de mort. Inaptes à se diviser, elles succombent de mort naturelle. Il en résulte que, pour se perpétuer, l'embryon sépare, aux tout premiers stades de son développement, des cellules « germinales » qui, comme leur nom l'indique, permettront à l'être de se perpétuer grâce à des gamètes.

Mais, si les organismes pluricellulaires ont une durée de vie supérieure à celle des cellules dont ils sont constitués, il est indispensable que celles-ci puissent être renouvelées. Cette fonction est dévolue à des éléments particuliers, qui possèdent certaines des propriétés des cellules qui, chez l'embryon, sont à l'origine de nos organes. Au cours du développement, de telles cellules sont mises en réserve et gardent le pouvoir de proliférer et de se différencier sans que pour autant leur nombre ne s'épuise. Elles savent fournir une descendance dont le destin sera double : reproduire des cellules semblables à elles-mêmes, qui conservent par conséquent leur pouvoir régénérateur, et en même temps fournir des descendants capables d'assumer un destin différent et de se spécialiser. Elles constituent donc une réserve cellulaire virtuellement inépuisable : *c'est pourquoi on leur a donné le nom de* cellules souches.

Ces cellules, comme celles de l'embryon précoce, possèdent en puissance la capacité de fournir, dans leur descendance, tous les types cellulaires de l'adulte. Elles sont très abondantes et actives dans des organismes tels que la planaire ou l'hydre. C'est ce qui confère à ces espèces, avec le pouvoir de se reproduire d'une manière asexuée, une forme d'immortalité.

Rien ne fait mieux saisir le potentiel d'immortalité qui est au cœur des cellules souches que d'en étudier les manifestations les plus spectaculaires chez des êtres, qui, comme l'hydre ou la planaire, sont capables de s'autorégénérer indéfiniment. C'est la raison pour laquelle j'ai choisi d'y consacrer la première partie de cet ouvrage.

Ces exemples préfigurent, en les amplifiant, les propriétés d'autorenouvellement de la plupart des tissus qui constituent notre organisme. Ils permettent de mettre en place le scénario qui sera développé tout au long de ce travail : prolifération-renouvellement, d'une part, et mort cellulaire, d'autre part, sont les deux processus fondamentaux de la survie de l'organisme. Le premier de ces deux processus porte en germe la production ininterrompue des cellules, c'est-à-dire l'immortalité ; l'autre, au contraire, œuvre à sa disparition. Leur étude nous donne des clés décisives pour comprendre comment se développent nos organes et comment ils se maintiennent en bon état. Elle ouvre aussi des perspectives sur l'explication de l'origine du cancer et sur une médecine capable de régénérer les organes lésés (par exemple le cœur après un infarctus).

Mais comment les cellules souches sont-elles apparues dans l'histoire de la vie et pourquoi de nombreuses espèces, notamment l'espèce humaine, ont-elles perdu la capacité d'autorégénération que ces cellules conféraient à l'hydre ? Nous possédons cependant des cellules souches dans virtuellement tous nos tissus. Pouvons-nous tirer profit de cet avantage pour rendre plus efficace le renouvellement de nos organes et plus longue la durée de leur bon fonctionnement ? C'est à ces questions que répond la deuxième partie du livre : j'y esquisse ce qu'ont pu être l'évolution des êtres vivants et le passage de l'uni- à la pluricellularité, avec les conséquences qui en découlent. Les mécanismes par lesquels, une fois ensemble, les cellules communiquent entre elles, condition de leur différenciation et de leur coopération, y sont exposés avec le souci de rester accessible à des lecteurs non biologistes.

Ces notions sont, à mon sens, absolument nécessaires pour comprendre les enjeux liés aux cellules souches elles-mêmes. C'est dans les troisième et quatrième parties de l'ouvrage que ceux-ci sont envisagés : l'une fait le point des connaissances sur les propriétés de ces cellules, l'autre envisage leurs usages possibles dans un cadre médical et les problèmes éthiques soulevés par les recherches liées à ces nouvelles thérapies.

Il faut distinguer deux catégories de cellules souches. Celles qui sont présentes dans les tissus de l'adulte et celles qui proviennent de l'embryon. Ces dernières dérivent d'un stade éphémère du développement où les cellules du germe possèdent encore toutes les potentialités de différenciation que renferme l'œuf lui-même. Par des méthodes qui relèvent du génie biologique, on sait depuis plus de deux décennies les maintenir dans cet état en les plaçant dans un récipient de culture *in vitro* et en les soumettant à des influences particulières. On leur confère ainsi un *statut d'éternité*. En les transplantant sans relâche dans un milieu frais, on peut obtenir qu'elles se propagent indéfiniment et deviennent, pour ainsi dire, virtuellement immortelles.

Mieux encore, ces cellules ont conservé leur aptitude à se différencier : à devenir du muscle, du sang, des neurones, etc. C'est-à-dire à s'intégrer à un organisme déjà constitué dans lequel l'un ou l'autre de ces types cellulaires vitaux viendrait à manquer. Elles peuvent être obtenues en quantité illimitée, contrairement aux cellules souches présentes dans les tissus de l'adulte. Elles constituent donc, dans la perspective de futures thérapies, une réserve inépuisable de « cellules de rechange » pour des organismes malades ou usés par l'âge. Elles ont, par ailleurs, une propriété des plus enviables : elles sont jeunes car elles proviennent du tout début de l'histoire de chaque être : l'embryon.

Outre cet intérêt majeur en médecine, les cellules souches embryonnaires permettent de disposer enfin en grande quantité d'un matériel de recherche unique sur lequel on peut étudier d'une manière privilégiée les mécanismes responsables de la différenciation des cellules et de leur organisation au cours du développement.

Ces problèmes, depuis longtemps posés par les embryologistes, se heurtent à la rapidité, à la complexité et à la simultanéité des événements qui caractérisent le développement de l'œuf lui-même. Disposer en nombre illimité de cellules arrêtées à un stade de leur évolution où des choix multiples leur sont encore offerts est d'un intérêt primordial pour les recherches sur la construction des êtres multicellulaires.

Les cellules souches de l'adulte sont certes d'une importance très grande dans le fonctionnement des tissus. Elles en assurent l'homéostasie cellulaire, c'est-à-dire l'équilibre entre la mort d'une partie des cellules et la vie de celles qui sont destinées à les remplacer, compensation indispensable au bien-être de l'ensemble de l'organisme. Malheureusement elles y sont incluses en très petit nombre et y occupent une place si discrète que leur existence est longtemps passée inaperçue. De plus, elles sont loin de présenter la pluripotence des cellules souches issues de l'embryon. Elles ne fournissent en principe que les types cellulaires présents dans les tissus dans lesquels elles se trouvent. Ainsi, les cellules souches du sang fournissent des cellules sanguines, celles de la peau, des dérivés épidermiques, etc.

Des essais pour élargir leurs potentialités par des traitements qu'on leur applique *in vitro*, lorsqu'on les a extraites de leur « niche » habituelle, sont couramment pratiqués. Ces tentatives, bien légitimes, ont jusqu'ici fourni des résultats qui ne recueillent pas l'adhésion générale car ils sont peu (ou pas) reproductibles. On trouvera, dans la troisième partie, une synthèse sur la situation présente de la recherche dans ce domaine.

Tant que les travaux de biotechnologie sur les cellules souches embryonnaires ne s'exerçaient que chez la souris (de 1981 à 1998), l'opinion n'en a guère été avertie. Dans les années 1990, une connaissance de plus en plus précise des besoins des cellules embryonnaires associée à l'expérience acquise en matière de techniques de culture a permis d'obtenir des cellules souches à partir d'embryons d'autres espèces de mammifères. En 1998, la production de cultures de cellules souches embryonnaires humaines, par le groupe de J. Thomson aux États-Unis, a porté ce domaine à la connaissance du grand public.

Non seulement les spécialistes savaient désormais obtenir des cultures « immortelles » de cellules à partir d'embryons humains provenant de cliniques où l'on pratique en routine la procréation médicalement assistée, mais on avait aussi appris à en orienter la différenciation dans la voie souhaitée par l'expérimentateur.

Les médias ont largement répercuté vers le public l'enthousiasme des experts, qui, cependant, fut loin d'être unanime.

Les potentialités que l'on peut raisonnablement attribuer aux cellules souches de l'embryon, comparées à celles de l'adulte, et les problèmes éthiques suscités par ces nouvelles technologies sont analysés dans la dernière partie de ce livre.

Les controverses tiennent en particulier au statut de l'embryon. À quel moment de son développement celui-ci peut-il être considéré comme un être humain ? La réponse à cette question varie selon les religions. L'Église catholique tient que, dès la rencontre des gamètes, le germe est un être humain. L'établissement de lignées de cellules souches impliquant sa destruction doit donc, selon elle, être proscrit. Cette position fait l'objet de nombreuses objections et des comités traitant d'éthique ont ouvert un large débat sur ce sujet dans plusieurs pays.

Il faut se souvenir que, par le passé, d'autres méthodologies touchant à la biologie de la reproduction ont suscité l'opprobre d'une partie de l'opinion. Les avantages qui en dérivent ont eu pour effet de dissiper le malaise qu'elles avaient initialement provoqué et les critiques à leur endroit sont devenues inaudibles. Ainsi, les avocats du diagnostic prénatal dans les années 1960, de la fécondation *in vitro* dans les années 1970, du diagnostic génétique préimplantatoire dans les années 1990, ont été la cible d'invectives sévères. Ces techniques sont cependant appliquées couramment aujourd'hui. Il est vraisemblable que, si les espoirs placés dans le pouvoir thérapeutique des cellules souches se réalisent, la controverse concernant leur provenance se dissipera.

Pour l'instant, les cellules souches dérivées d'embryons précoces n'ont encore fait l'objet d'aucun essai thérapeutique chez l'homme, bien que ceux réalisés chez la souris se révèlent encourageants. Mais trop d'obstacles s'opposent aux études nécessaires à la mise au point de ces technologies dans de nombreux pays. Sans doute la route qui conduit à leur utilisation est-elle encore longue. C'est pourquoi on trouvera dans ce livre, outre l'état de la question du point de vue scientifique, des indications sur les directions de recherche suivies ou envisageables pour que le potentiel thérapeutique et scientifique des cellules souches puisse être exploité au mieux.

La saga des cellules souches a commencé il y a bientôt dix ans lorsqu'on a réussi à les obtenir à partir de l'embryon humain. Les espoirs mis dans cette nouvelle avenue de recherche seront-ils atteints ?

C'est cette aventure que nous allons maintenant raconter, en cherchant à dégager ce qu'elle apporte à notre compréhension de la vie, les enjeux éthiques qu'elle soulève, les perspectives thérapeutiques qu'elle ouvre, les nouvelles formes de recherche qu'elle suscite.

Partie I

RÉGÉNÉRATION, RÉPARATION ET MORT

« S'il n'y avait pas de régénération il n'y aurait pas de
vie. Si tout pouvait régénérer il n'y aurait pas de mort. »

Goss, 1969[1]

On pourrait croire que l'étude des mécanismes de prolifération cellulaire chez l'hydre ou de destruction massive de cellules au cours du développement d'un ver n'a d'intérêt que pour une poignée de spécialistes. C'est l'inverse qui est vrai : souvent, les manifestations rares et spectaculaires de la nature nous ouvrent les yeux sur des lois plus générales, mais jusque-là ignorées dont elles sont les résultantes inattendues.

En l'occurrence, la régénération de l'hydre comme l'étude du développement d'un petit ver vont permettre de dévoiler des mécanismes fondamentaux du vivant qui s'appliquent d'une manière générale aux organismes pluricellulaires et par conséquent à l'homme. Parvenir à expliquer pourquoi, chez le poisson zèbre, le cœur régénère après un infarctus et pourquoi il n'en va pas de même chez les humains permet d'espérer qu'il deviendra possible de réactiver chez l'homme des dispositions si favorables à la restauration de la fonction cardiaque chez les malades.

Enfin, lorsqu'on observe, chez la salamandre ou le triton, des processus de *dédifférenciation des cellules* par quoi celles-ci retrouvent des caractères embryonnaires qui les rendent capables de générer plusieurs types cellulaires, on met au jour un modèle fécond dont les recherches médicales peuvent légitimement chercher à s'inspirer.

De fait, une bonne part de nos connaissances sur les cellules souches et des espoirs thérapeutiques qu'elles suscitent provient de travaux consacrés à des questions ou à des espèces qui pouvaient sembler marginales mais qui n'en ont pas moins ouvert des perspectives nouvelles à la recherche et à la médecine. Notre manière de concevoir la vie s'en trouve bouleversée.

L'immortalité, la régénération, la résurrection évoquent pour nous la religion, les légendes ou la fiction dont elles sont restées longtemps le domaine réservé. Or, par un surprenant détour, la biologie se réapproprie aujourd'hui ces notions qu'elle fuyait encore il y a peu, même si elle doit pour cela, objectivité scientifique oblige, en changer profondément le sens. L'immortalité n'apparaît plus comme l'au-delà de la vie mais comme sa première modalité, inscrite dans le pouvoir qu'ont certaines cellules de se reproduire indéfiniment à l'identique. La mort n'est pas seulement la fin de l'existence individuelle, mais un phénomène sans cesse à l'œuvre dans le développement des êtres vivants multicellulaires : elle doit détruire sans cesse de nombreuses cellules pour que les embryons puissent acquérir leur forme adulte, ou pour rajeunir les tissus de divers organes. Dans cette perspective, l'individu devient la résultante d'une immortalité fondamentale et de morts cellulaires à répétition. Nous sommes tous, pour ainsi dire, des « Phénix à temps partiel ».

Les cellules souches, grâce auxquelles les tissus de notre corps sont sans cesse renouvelés, incarnent cette « disposition à l'immortalité » avec laquelle jouent les « processus de destruction » dans une dialectique qui est la vie même. Mais certains êtres vivants en tirent un pouvoir d'autorenouvellement très supérieur au nôtre. Ainsi, les plantes, qui se reproduisent par simples boutures, sont-elles douées du pouvoir de régénération. Les hydres et certains vers comme les planaires peuvent reconstituer un individu complet à partir d'un de leurs fragments, parfois de taille infime. Les salamandres et les tritons peuvent remplacer leurs pattes, leur queue, leurs mâchoires ou leurs yeux après qu'ils aient été séparés du corps.

Cette capacité remarquable de se reconstruire et, dans les cas extrêmes, d'atteindre par là une forme d'immortalité, a été perdue chez les animaux dits « supérieurs », apparus plus récemment au cours de l'évolution. Les mammifères, dont nous sommes, sont incapables de régénérer la plus petite partie d'un de leurs doigts. Cependant, leurs blessures se referment, la sensibilité et le mouvement perdus lors d'une lésion réapparaissent souvent. Cela tient à une repousse partielle des tissus détruits et à celle des nerfs qui survient, pourvu que le corps cellulaire du neurone soit resté intact.

Si l'évolution a aboli le pouvoir de *régénérer*, elle a laissé celui de *réparer*.

La réparation des tissus lésés ne se manifeste pas seulement vis-à-vis de dommages extérieurs mais fait partie intégrante du fonctionnement des organismes pour lesquels elle constitue une nécessité vitale, *via* le renouvellement régulier des cellules.

En ce sens, le pouvoir de régénération de l'hydre ou de la planaire représente le déploiement le plus complet et le plus spectaculaire de la propriété de renouvellement des cellules inhérente à tous les organismes multicellulaires : on peut y voir l'apport de cellules souches poussé à ses dernières conséquences. C'est pourquoi nous allons ici nous pencher sur la découverte de ces capacités d'autoreconstruction de certains êtres vivants, l'étude de leurs causes et les conséquences que l'on peut en tirer quant aux spécificités et au rôle des cellules souches.

La différenciation, qui, au cours du développement embryonnaire, conduit nos cellules à remplir une fonction déterminée, s'accompagne d'un arrêt de leurs divisions : elle leur assigne donc une durée de vie limitée. On sait depuis peu que les mécanismes qui conduisent à la mort des cellules sont aussi constitutifs de leur fonctionnement que ceux qui leur permettent de se diviser et de proliférer. Des programmes génétiques dévolus à l'un et l'autre de ces processus coexistent dans la cellule dont la vie et la mort dépendent dès lors d'un équilibre subtil, de nature chimique, qui définit lequel de ces deux programmes est activé. Ainsi, les neurones, étonnamment stables, sont-ils doués d'une longévité remarquable, alors que les globules rouges ne vivent que 120 jours chez l'être humain. Les cellules qui tapissent la paroi interne de l'intestin sont, pour leur part, remplacées tous les 3 à 6 jours. On imagine ce que doit être l'activité proliférative au sein de la moelle osseuse pour que les 4 à 5×10^6 globules rouges présents dans chaque millimètre cube de notre sang soient constamment renouvelés.

Si l'importance, pour la survie des organismes, de la production de nouvelles cellules a été perçue depuis longtemps, celle de la mort cellulaire est restée ignorée jusqu'à la fin du XXe siècle. Mais on a découvert que la cellule porte en elle-même une machinerie, prête à se mettre en œuvre, qui l'amène à se suicider dès qu'elle est en présence d'un signal chimique spécifique.

Les renouvellements cellulaires qui compensent, chez les animaux, la perte constante de cellules (notamment celles du sang, de l'épithélium intestinal ou de la peau) sont assurés par des cellules régénératrices où se sont conservés des caractères embryonnaires. Ces cellules, en effet, sont indifférenciées et demeurent souvent *pluripotentes*, c'est-à-dire capables de générer plusieurs variétés de lignées cellulaires en fonction des « signaux » qu'elles reçoivent de leur environnement.

Le maintien d'une « réserve » de telles cellules régénératrices est assuré par la manière asymétrique dont elles se multiplient : elles fournissent à la fois des cellules semblables à elles-mêmes qui restent indifférenciées et des cellules qui se multiplient, pour se différencier en des types déterminés. Leur capacité d'autorenouvellement leur confère un rôle fondateur pour le tissu auquel elles appartiennent.

Ainsi subsistent, dans tous les tissus de l'organisme, des cellules qualifiées de *cellules souches*, un terme utilisé pour désigner les cellules de la moelle osseuse qui sont à l'origine des éléments du sang. Elles diffèrent de l'œuf et des cellules qui proviennent de ses premières divisions. Celles-ci sont dites totipotentes car elles peuvent fournir dans leur descendance tous les types cellulaires du corps de l'adulte. Au contraire, les cellules souches présentes dans les organes ne fournissent, dans leur mode de fonctionnement normal, que les types cellulaires caractéristiques de cet organe. Elles ont donc un devenir limité ou « déterminé » et leur fonctionnement est soumis, nous le verrons, à des régulations strictes.

Il existe donc un potentiel de régénération chez tous les êtres multicellulaires (ou métazoaires). Cependant, il s'exprime de manière plus ou moins importante selon le groupe ou l'espèce animale considérés. Ce constat nous confronte à des problèmes cruciaux : si les cellules souches sont capables de rajeunir en permanence les tissus de notre corps, peut-être présentent-elles des analogies avec les cellules qui assurent la régénération des vers, des hydres ou des pattes de triton ? Quel est le degré de parenté entre ces mécanismes de réparation ou de reconstruction des organes et la reproduction asexuée dont certaines espèces sont capables ? Comment l'immortalité des lignées de cellules souches se combine-t-elle avec la mort ciblée de nombreuses autres cellules pour développer et maintenir en vie pendant un temps plus ou moins long des individus mortels ?

Pour donner une réponse à ces questions et en exposer les conséquences dont certaines bouleversent nos conceptions de la vie, il faut d'abord saisir la nature des processus en jeu.

J'ai choisi de présenter, dans cette première partie, trois grands types de mise en œuvre de la régénération, selon une complexité croissante. Ils seront illustrés par l'exemple d'organismes dont le pouvoir de régénération est important et qui mettent en œuvre, pour reconstruire la partie du corps perdue à la suite d'un traumatisme, des stratégies cellulaires différentes.

Tout d'abord, les organismes en état de « régénération permanente ». C'est le cas de l'hydre, cet être d'une anatomie rudimentaire (une colonne centrale reliant la bouche et la base par laquelle il se fixe à un support) mais qui a l'étrange pouvoir de se renouveler constamment grâce à l'activité proliférative incessante de certaines de ses cellules. Une variante, beaucoup plus sophistiquée, de cette aptitude surprenante peut être observée chez un ver plat, vivant dans l'eau douce, la planaire. Il est formé d'organes divers et relativement complexes dont les cellules, d'une durée de vie limitée, sont sans cesse remplacées par des éléments embryonnaires mis en réserve, les néoblastes. Ceux-ci ont d'étonnantes capacités de développement et de transformation, pourvu qu'ils soient en contact avec un fragment du ver qui leur dicte, par un mécanisme encore non élucidé, comment reconstruire la partie manquante.

Mais on découvre aussi chez certains animaux la faculté que possèdent des cellules différenciées de reprendre la forme de cellules souches aptes à générer divers types cellulaires. Il en va ainsi pour les tritons et les salamandres, plus proches de nous. Leur exemple montre que l'état différencié n'est pas aussi stable qu'il y paraît. S'il est vrai que les cellules peuvent passer de l'état indifférencié et pluripotent à celui de cellules capables d'accomplir des fonctions complexes, la voie qui mène de l'un à l'autre de ces états n'est pas à sens unique comme on l'a longtemps cru. Le chemin inverse, de l'état différencié à l'état indifférencié, peut aussi, dans certains cas, être suivi par les cellules, qui remontent en quelque sorte le cours de la vie et se montrent alors capables de rajeunir.

Enfin, la mort massive de cellules dans l'embryon et tout au long de l'existence de l'animal adulte se combine avec diverses formes de prolifération cellulaire pour produire les agencements anatomiques et les régulations tissulaires nécessaires à la vie de l'individu. À cet égard, nos connaissances en biologie du développement et nos perspectives thérapeutiques sont profondément renouvelées par l'étude de la régénération d'organes dans certaines espèces (par exemple celle du cœur chez le poisson zèbre), associée aux expériences qui permettent d'identifier des gènes ou des protéines qui commandent la mort ou l'immortalité des cellules.

Ces exemples permettent d'interpréter et de mieux comprendre les nouvelles découvertes que nous livrent les biotechnologies modernes : les mécanismes de régénération à l'œuvre dans les différents types d'organismes sont-ils distincts d'une manière fondamentale ou seulement par leur amplitude ? Si cette dernière alternative est la bonne, alors d'où provient cette différence et peut-on espérer stimuler le pouvoir de régénération bien présent, quoique réduit, chez les animaux « supérieurs » que nous sommes ?

Les connaissances acquises dans ce domaine et les hypothèses qu'elles suggèrent nous aident à imaginer, sinon à prévoir, ce que l'on peut attendre des *thérapies cellulaires*, le nouveau défi d'une médecine qui ne serait plus seulement *réparatrice* mais *régénératrice* : à défaut d'une fontaine de jouvence, une source de cellules neuves pour nos organes.

CHAPITRE PREMIER

Les cellules
qui rendent immortel

Comment expliquer que certains animaux aient le pouvoir de régénérer à partir d'un fragment isolé de leur organisme ? Pourquoi d'autres êtres vivants, notamment les mammifères, ont-ils perdu cette capacité ? Y a-t-il un lien entre la capacité de s'autoconstruire des premiers et l'aptitude des tissus à se renouveler qui subsiste chez les seconds ?

Les premiers savants qui ont abordé méthodiquement ces questions ont été confrontés à de redoutables paradoxes : contre toutes les certitudes admises, leurs observations minutieuses montraient que certains animaux possédaient une faculté de régénération comparable à celle des végétaux. Il leur fallut du courage et un sens alors nouveau de l'objectivité scientifique pour admettre ce que la plupart de leurs contemporains préféraient nier et même condamner plutôt que de voir vaciller leurs principes. Sans parler de l'énigme que constituait la reconstitution d'un être strictement identique à celui dont on avait supprimé une partie.

Près de trois cents ans plus tard, la compréhension scientifique de ces phénomènes, quoique encore incomplète, enrichit notre conception du développement et du fonctionnement des êtres vivants : les mécanismes qui commandent la régénération sont présents chez tous les animaux même si, dans la plupart des cas, ils ne présentent pas les formes spectaculaires de reconstitution de l'organisme propres à quelques espèces.

Cela ouvre à la recherche des perspectives inédites : pourra-t-on, dans un avenir relativement proche, domestiquer et réactiver les mécanismes de la régénération pour « rénover » des organes lésés ? Si oui, il est évident que les résultats de ces recherches feront entrer la médecine dans une phase nouvelle.

Nous sommes probablement à la veille de pouvoir exercer notre capacité de choisir et d'agir dans une dimension de la vie dont nous devions jusqu'alors subir les mystères comme un destin. Il faut nous préparer aux questions inédites qui en résultent, au plan éthique et philosophique : nous ne pouvons plus penser de la même manière le statut de l'individualité biologique.

La biologie expérimentale est née au XVIIIᵉ siècle avec la découverte de la régénération. Bien que ce sujet ait été délaissé au XXᵉ siècle au profit de l'embryologie et des autres branches de la biologie, il est actuellement l'objet d'un renouveau et son rôle fondateur mérite d'être souligné.

Une des premières évocations du curieux phénomène de régénération remonte à 1712, lorsque Réaumur publie, dans les comptes rendus de l'Académie des sciences de Paris, un mémoire intitulé *Observations sur les diverses reproductions qui se font sur les écrevisses, les homards, les crabes, etc. et entre autres celles de leurs jambes et de leurs écailles*. Il retire de ses différentes observations une notion fondamentale : « La nature ne rend à l'animal que précisément ce qu'il a perdu », manière de souligner que les phénomènes de régénération comme ceux du développement s'effectuent dans le cadre strict d'un plan d'organisation préétabli de l'individu (dont nous savons, aujourd'hui, qu'il se trouve dans l'ADN de la cellule œuf).

Réaumur s'explique difficilement le mécanisme de ce phénomène. Il entretient sur le sujet de la régénération une correspondance fournie avec ses élèves et amis Abraham Trembley et Charles Bonnet. Trembley est, en effet, l'auteur d'observations d'une grande originalité sur un être vivant dans les eaux douces, l'hydre, dont on ne savait s'il fallait la considérer comme une plante ou un animal. On peut dire qu'à l'occasion de cette étude, il invente l'expérimentation biologique.

L'hydre, un animal qui se régénère à partir de tout fragment de son corps

Abraham Trembley, qui naquit en 1710 dans une éminente famille genevoise, fit d'abord des études de mathématiques. Comme de nombreux intellectuels à cette époque, il se prit d'intérêt pour l'histoire naturelle.

Ses découvertes, qui se sont échelonnées sur une courte période (de 1740 à 1744), ont été réalisées à l'aide d'instruments aussi rudimentaires qu'une loupe ou un microscope muni d'une unique lentille. Il présenta deux mémoires dans lesquels il apportait la première description de l'hydre d'eau douce et les résultats des opérations faites sur les polypes. Le recueil intitulé *Mémoires pour servir à l'histoire d'un genre de polypes d'eau douce à bras en forme de cornes*, qu'il publie en 1744, est particulièrement remarquable par ses illustrations réalisées de la main de Trembley lui-même.

Pendant les moments de liberté que lui laissait sa fonction de tuteur du comte William Bentinck en Hollande, il s'intéressait aux organismes, plantes et animaux qui peuplaient les mares et ruisseaux du domaine de son employeur. Les polypes d'hydre, petits tubes fixés aux plantes aquatiques ou à quelque autre substrat solide, portent à leur extrémité supérieure une couronne de fins tentacules toujours en mouvement qui attirèrent son attention (Figure 1.1.1).

La situation des polypes de l'hydre d'eau douce dans le monde vivant était indéterminée. Il était bien connu qu'à partir de fragments d'une plante une nouvelle plante entière pouvait surgir. C'est pour savoir si les hydres étaient des plantes ou des animaux qu'Abraham Trembley entreprit de voir ce qu'il adviendrait si leurs polypes étaient coupés en morceaux. On savait par expérience que, contrairement aux plantes, des fragments d'un animal ne pouvaient que mourir. Trembley vit que si le polype de l'hydre est coupé en deux, chacune des moitiés régénère un polype entier.

Il effectua des sections transversales et longitudinales du tube qui constitue le corps de l'animal. Il lui coupa les bras (ou tentacules). Dans tous les cas, chacun des fragments ainsi isolés se révéla

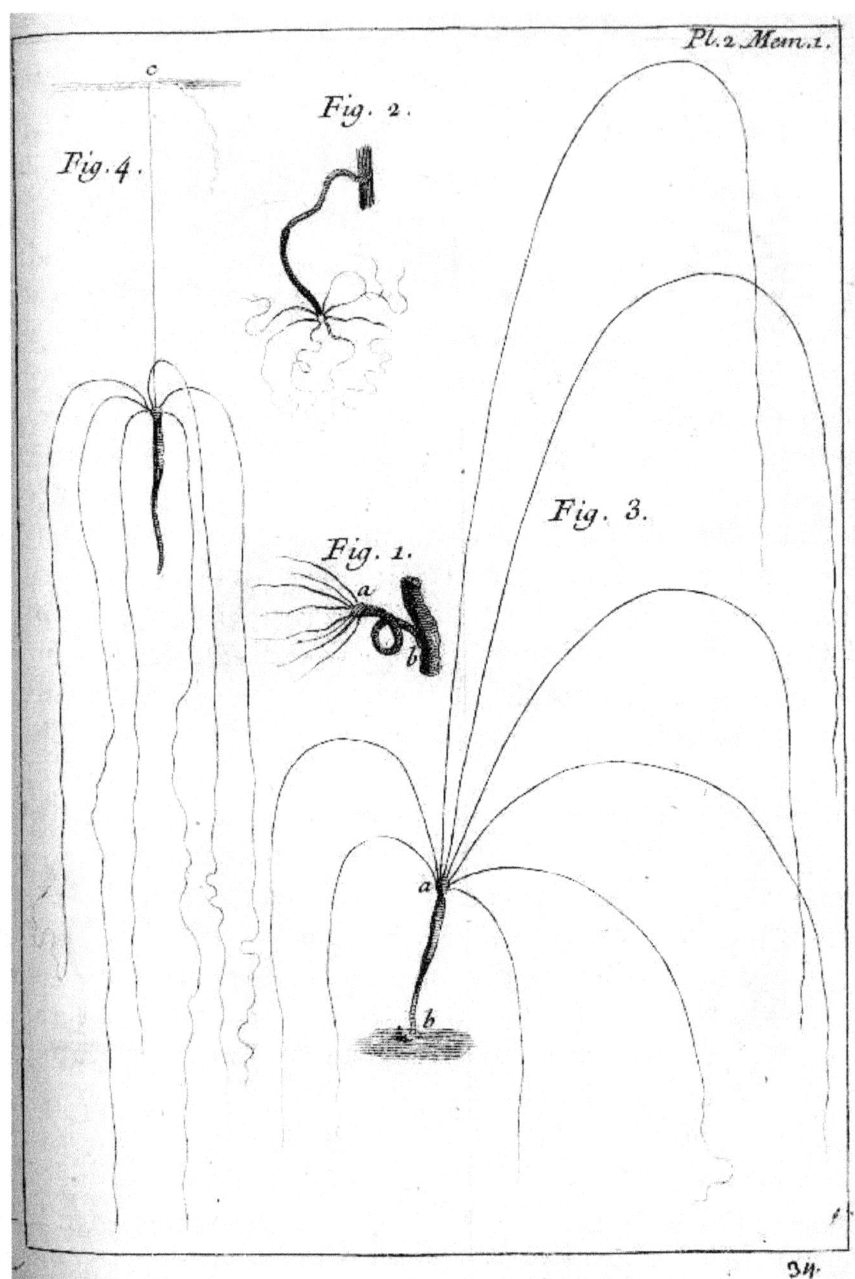

Figure 1.1.1 Polypes d'hydre d'eau douce observés et dessinés par Abraham Trembley (reproduit d'après les *Mémoires pour servir à l'histoire d'un genre de polypes d'eau douce à bras en forme de cornes*, 1744, Chez Durand, rue Saint-Jacques, Paris).

capable de reconstruire la partie manquante et de reconstituer un organisme semblable à celui dont il provenait. Le pouvoir de régénération est tel dans ces êtres rudimentaires constitués seulement de deux feuillets (l'un externe protecteur et qui permet une communication sensorielle avec le monde extérieur, et l'autre interne qui assure les fonctions nutritives) qu'il s'apparente à une sorte de bouturage, c'est-à-dire, en fait, à une reproduction asexuée.

Cependant, Abraham Trembley avait noté chez ces êtres étranges la propriété, absente chez les plantes, de se déplacer. Il remarqua qu'ils avaient tendance à se regrouper dans la partie la plus exposée à la lumière du bocal qui les contenait.

C'est à partir de cette observation fortuite qu'avant même d'avoir démontré leur pouvoir de régénération il accomplit une démarche jusque-là inédite dans les sciences du vivant. Il imagina d'approfondir le problème de cette attirance pour la lumière (ou phototaxie) en *réalisant une expérience*. Il recouvrit le flacon contenant les polypes d'un couvercle opaque dans lequel il ménagea une ouverture. En changeant de temps en temps la position du couvercle et, par conséquent, la zone éclairée du bocal, il put, *de visu*, suivre les déplacements des polypes. Il observa qu'ils étaient capables de se contracter, de s'étirer, de se fixer sur le substrat par l'une ou l'autre de leurs extrémités et, par ce moyen de locomotion, de se propulser vers la lumière. Ainsi montrait-il pour la première fois que des animaux dépourvus d'yeux pouvaient percevoir les rayons lumineux et répondre à leur attraction par des mouvements orientés.

Une autre preuve, qui convainquit Trembley que les hydres étaient des animaux, lui fut apportée lorsqu'il vit un polype s'emparer d'une proie à l'aide de ses tentacules avant de l'ingérer.

On dénombre une vingtaine de types cellulaires différents chez l'hydre, parmi lesquels des cellules nerveuses, des cellules sécrétrices diverses (notamment celles de la couche interne, ou endoderme, qui ont une fonction digestive), ainsi que des cellules épithéliales douées de propriétés contractiles (appelées pour cette raison *myoépithéliales*). Un autre type cellulaire, les *cellules interstitielles*, est d'une importance capitale dans la vie de cet organisme puisqu'il lui confère la capacité de se renouveler en permanence. Les cellules interstitielles sont en effet des *cellules souches* capables de remplacer les autres types cellulaires de l'hydre. Enfin, signalons un type cellulaire très particulier, les *nématocystes*, présents dans la couche externe (ectoderme), qui sont capables de projeter sur les proies qui passent à proximité des tentacules une miniseringue remplie d'un liquide toxique. Ainsi l'hydre, bien qu'immobile, est-elle un redoutable prédateur qui, grâce à ses tentacules et à ses *cellules myoépithéliales*, ingurgite les micro-organismes qu'elle a frappés.

Abraham Trembley, émerveillé par ses observations, écrit : « Nous n'avons pas cru devoir entreprendre d'expliquer en tout et en partie les faits singuliers que nous avons rapportés. Il est trop dangereux, en fait d'Histoire Naturelle, d'abandonner l'expérience pour se laisser conduire à l'imagination. On risque de n'arriver, en suivant cette route, qu'à des hypothèses peu sûres et qui peuvent devenir nuisibles aux progrès de cette science, si on a le malheur de se prévenir pour elles... Il y a lieu de se flatter que ces découvertes produiront plusieurs bons effets ; elles doivent naturellement nous jeter dans une grande défiance à l'égard de ces règles générales auxquelles, si je puis parler ainsi, on a prétendu borner la nature, et qui ne peuvent servir qu'à mettre obstacle à nos connaissances[1]... »

On ne peut qu'être frappé par la sagesse des réflexions de cet observateur et expérimentateur exceptionnel. Trembley était en avance sur son temps non seulement par ses découvertes mais surtout par cette démarche déjà scientifique, à une époque où, s'agissant de la connaissance du vivant, on apportait plus de crédit au raisonnement *a priori* qu'à l'expérience !

La découverte de la régénération de l'hydre par Abraham Trembley allait, on le comprend, plus loin que les observations préalables de Réaumur montrant le pouvoir qu'avait un homard de reformer une pince après amputation. En effet, avec l'hydre, on voyait qu'à partir d'un fragment du corps, l'organisme entier se reformait.

C'est la première fois qu'était mise en défaut une des « lois canoniques de la Nature » selon laquelle la reproduction animale impliquait nécessairement l'accouplement d'individus des deux sexes. Cette découverte est sans doute plus importante que celle que fit, un an auparavant, Charles Bonnet qui découvrit la parthénogenèse chez les pucerons, c'est-à-dire la capacité qu'ont les gamètes femelles (ovocytes) de ces animaux de se développer sans s'être unis à des gamètes mâles : l'hydre offre, en effet, un modèle de plasticité et d'autorecréation bien supérieur, qui ouvrait à la science un champ d'étude particulièrement fécond dont la portée devait s'avérer beaucoup plus générale qu'on ne l'avait d'abord supposé.

À peu près au moment où il démontrait le phénomène de régénération, Trembley découvrit le bourgeonnement des polypes de l'hydre. Lorsque les hydres disposent de nourriture à volonté, surgissent d'une zone située au niveau des deux tiers inférieurs du polype de petits renflements qui s'allongent, s'effilent à leur base et se munissent de tentacules à l'autre extrémité formant une réplique de l'hydre mère. Le bourgeon s'en détache et se fixe sur un substrat : un mode de reproduction qui rappelle la manière dont certaines plantes essaiment par marcottage. Ainsi l'hydre a-t-elle pour se reproduire un choix qui lui est dicté par les conditions de nutrition et d'environnement auxquelles elle est soumise. Lorsque celles-ci deviennent défavorables, elle produit des gamètes et fait usage de la reproduction sexuée. Lorsque la nourriture est abondante et la température favorable, elle bourgeonne de petites hydres.

Le pouvoir de régénération conduit à la reproduction sans sexe

La capacité qu'a l'hydre de se reproduire d'une manière asexuée, lorsque les conditions de nutrition et d'environnement lui sont favorables, s'accompagne d'une plasticité considérable mise en évidence grâce aux expériences modernes systématiques et minutieuses qui ont suivi les observations princeps de Trembley. Elles ont révélé que le corps de l'hydre, pour simple qu'il paraisse dans sa morphologie, n'en est pas moins constitué de zones fonctionnellement distinctes qui s'échelonnent selon l'axe antéropostérieur.

Lorsque l'hydre est bien nourrie, les cellules des deux feuillets qui constituent la « colonne gastrique », c'est-à-dire la partie centrale du tube qui forme l'animal, se multiplient d'une manière ininterrompue. Les cellules ainsi formées se déplacent en permanence vers le haut et vers la base dans les deux couches cellulaires du polype, contribuant ainsi à sa croissance. Quand la taille maximale de l'organisme est atteinte, la prolifération cellulaire ne faiblit pas mais produit des bourgeons qui génèrent de nouveaux individus !

La production constante de cellules est accompagnée de la mort tout aussi ininterrompue des cellules les plus anciennes. Celle-ci se produit à l'extrémité des tentacules et au niveau de la base du polype.

On démontre ce phénomène de renouvellement d'une manière spectaculaire en marquant la zone médiane de la colonne gastrique par un colorant vital (comme le rouge neutre). On peut alors suivre le déplacement des cellules marquées dans les deux directions, antérieure et postérieure, puis leur localisation dans les tentacules et dans le pied où elles finissent par disparaître. Ainsi, leur mort permet de faire la place aux cellules nouvelles générées dans la colonne gastrique.

Cette dynamique cellulaire permet de considérer que, dans la colonne du polype, se trouvent des *cellules souches* qui, tout en se renouvelant, produisent aussi des cellules qui, alors qu'elles migrent vers les deux extrémités du polype, se différencient et renouvellent sans cesse les tissus qui les constituent. Les cellules souches paraissent capables d'une activité prolifératrice ininterrompue. Elles confèrent donc au polype une sorte d'immortalité, tout d'abord parce qu'il est en lui-même constamment renouvelé et, ensuite, parce qu'elles sont à l'origine des bourgeons qui propagent les individus dans le milieu environnant. L'hydre mère et les hydres issues de ses propres bourgeons forment un clone qui, si les conditions demeurent favorables, s'accroît indéfiniment, faisant de ce « zoophyte » un être que l'on peut qualifier à bon droit de potentiellement immortel.

Le polype lui-même est donc constamment renouvelé et sans cesse rajeuni. En quoi demeure-t-il une entité ? Parce qu'il dérive soit d'une cellule (l'œuf s'il a été produit par reproduction sexuée), soit d'un groupe de cellules (s'il provient d'un bourgeon issu d'un polype préexistant) possédant toutes le même patrimoine génétique. Le fait que la colonne gastrique contienne des cellules totipotentes et prolifératives, capables d'autorenouvellement, permet, on l'a vu, de les considérer comme des *cellules souches*. Les cellules souches embryonnaires que l'on sait désormais cultiver dans un récipient sur la paillasse du laboratoire possèdent, comme celles de l'hydre, la capacité de produire toutes les cellules du corps de l'adulte. Cependant, il ne faut pas s'y tromper. Les cellules souches embryonnaires extraites de l'organisme ne disposent pas, dans la situation où elles se trouvent en culture, des propriétés organisatrices qui leur permettraient de construire un embryon. Celles de la colonne gastrique de l'hydre sont soumises, pourvu qu'elles demeurent dans leur environnement cellulaire, à des « directives » qui leur confèrent la capacité de se placer et de se différencier d'une manière qui conduit à la production d'un organisme ou d'un fragment de celui-ci qui s'intégrera harmonieusement dans l'ensemble.

Ces directives, que l'on peut aussi désigner comme un « pouvoir organisateur », sont faites d'inductions et d'inhibitions de l'activité de cascades de gènes, de stimulation des cellules à se déplacer, à se multiplier, à rester quiescentes[*] ou encore à mourir.

Les mécanismes organisateurs mis en œuvre au cours de la régénération de l'hydre ont fait l'objet de recherches récentes.

Tout d'abord, comment cet animal réagit-il au stress de l'amputation d'une partie de son organisme ? Un des moyens de défense mis en œuvre est l'activation d'un gène codant pour un inhibiteur d'enzymes capables de digérer les protéines (ou protéases) dans les cellules glandulaires de l'endoderme. Ce gène (Kazal 1), s'il est inhibé, entraîne la mort des cellules par autophagie. Ainsi, l'hydre dépourvue de ce gène de protection ne résiste pas au stress de l'amputation[2]. Il est intéressant de noter qu'il existe un homologue de Kasal 1 chez les mammifères. Il est exprimé dans les cellules du pancréas et son mauvais fonctionnement entraîne, chez l'homme, une pancréatite chronique.

Les protéines, codées par Kazal 1 chez l'hydre et SPINK chez l'homme, protègent donc les tissus du stress en prévenant l'activité de protéases qui conduisent à l'autodestruction des cellules.

Comment s'effectue la mise en œuvre de l'activité organisatrice ? Elle implique un certain degré de dédifférenciation cellulaire au niveau de la blessure. Les cellules épithéliales perdent leur polarité, deviennent aptes à digérer les débris cellulaires résultant de la mort des cellules lésées. Les cellules souches interstitielles se multiplient et migrent vers la région d'amputation pour former un blastème. Celui-ci est le siège d'une vague d'activation de gènes qui « instruisent » ces cellules du blastème de la morphogenèse qu'elles ont à accomplir pour remplacer la partie manquante. Si le bourgeon destiné à former une tête et des tentacules, par exemple, est prélevé à ce stade précoce puis greffé sur la colonne gastrique d'une hydre intacte, il sera à l'origine de la formation d'une « tête » dans cette nouvelle position « anormale » (ou « ectopique »). Il possède donc, à ce stade, l'information nécessaire pour construire d'une manière autonome la partie antérieure manquante.

L'analyse fine des mécanismes cellulaires de la régénération de l'hydre révèle que le programme mis en jeu fait intervenir la mort de certaines cellules, la « dédifférenciation » transitoire des

---

[*] Terme utilisé pour désigner l'état d'une cellule entre deux divisions.

cellules glandulaires, la prolifération des cellules souches voisinant la lésion et leur migration sur le site lésé. Au niveau génique, un des événements essentiels pour la morphogenèse du blastème ainsi formé est la réactivation du programme de développement qui conduit au remplacement de la partie manquante. La mémoire de ce programme de développement est donc présente chez l'animal amputé. Il est particulièrement frappant que seule la partie de cette mémoire correspondant à la reconstruction de la partie excisée sera activée au site d'amputation. Notons aussi que la présence de neurones dans la région intacte accélère la régénération. Ceux-ci, cependant, ne sont pas absolument indispensables pour que la régénération ait lieu. Mais leur ablation par des méthodes génétiques retarde considérablement la croissance du bourgeon.

Les différents événements cellulaires intervenant dans la régénération de l'hydre se déroulent selon une séquence spatio-temporelle bien définie. Celle-ci s'avère cependant capable d'adaptations. Par exemple, l'absence de neurones ou l'inhibition de la prolifération des cellules interstitielles n'empêche pas l'hydre de régénérer. Elle le fait seulement plus lentement.

De nombreuses espèces animales ont un pouvoir de régénération qui leur permet de reconstruire des parties complexes de leurs organismes. Cette capacité a été perdue dans beaucoup de formes vivantes au cours de l'évolution. Cependant, comme nous le verrons dans ce livre, d'une manière très générale, les cellules souches ont subsisté et jouent un rôle longtemps incompris dans la vie des métazoaires.

Abraham Trembley fait école chez les savants mais choque les bien-pensants

Dès qu'ils ont été connus par ses contemporains, les travaux de Trembley ont fait école. À la suite des expériences de ce dernier sur les hydres, Charles Bonnet effectua sur un ver* des sections en

---

* Identifié plus tard, par Cuvier, comme étant du genre *Nais* (annélide oligochète).

2, 3, 4, 8 et 14 fragments. Il décrivit, au niveau des sections, l'apparition d'un « bourrelet » souvent insensible qui se forme à chaque extrémité du fragment sectionné. « De ce bourrelet sort un bouton très petit, d'une couleur plus claire que le reste du corps. Il grossit par degrés, et prend la forme d'une pointe mousse. Cette pointe s'allonge de jour en jour ; bientôt on y découvre des anneaux, au travers desquels paraissent de nouveaux viscères, qui semblent n'être qu'un prolongement des anciens. Enfin la tête et la queue se montrent, accompagnées de toutes les parties qui leur sont propres. C'est un ver parfait, auquel il ne manque que d'acquérir la grandeur de ceux de son espèce. » Ainsi étaient décrits la formation et le développement de ce que nous appelons aujourd'hui un « blastème de régénération ».

Il note, comme ses prédécesseurs, l'importance de la température sur ces processus et leurs variations saisonnières. Il observe le ralentissement de la croissance des blastèmes de régénération lorsqu'ils atteignent une taille et un nombre donné de segments, montrant que la régénération comme le développement embryonnaire sont soumis à une régulation stricte de la croissance.

Mais Bonnet ne s'arrête pas là. Il présente en 1777 un *Mémoire sur la reproduction des membres de la salamandre aquatique* dans lequel il rapporte que ce vertébré est doué du pouvoir de régénérer non seulement les pattes et la queue, mais aussi l'œil.

Il décrit des anomalies de la régénération mettant en défaut l'affirmation de Réaumur, cependant vraie en général, selon laquelle « la nature ne rend à l'animal que ce qu'il a perdu ». Dans certains cas, la « nature » se trompe et on constate l'apparition de deux queues au lieu d'une sur la salamandre ou, chez les vers, la formation d'une queue là où la tête avait été enlevée (ce qui évidemment entraîne la mort de l'animal, incapable de se nourrir). Il remarque aussi que les capacités de régénération diminuent quand on s'élève dans l'échelle animale.

Alors que le XVIII\ :sup:`e` siècle donnait ainsi le départ aux recherches sur la régénération, tout était encore inconnu des lois du développement de l'embryon. La découverte des feuillets embryonnaires par Karl Ernst von Baer ne devait survenir que trente ans plus tard, en 1828. Il montrait que, dès la formation de l'œuf, les cellules résultant de sa division sont réparties en deux, le plus souvent trois, compartiments distincts auxquels sont assignés très précocement des destins déterminés quant aux organes qu'ils sont amenés à former au cours de l'embryogenèse.

La cellule ne fut reconnue comme unité de base de tout être vivant qu'en 1838 par Theodor Schwann pour les animaux puis, un an plus tard, par Mathias Schleiden pour les végétaux. Enfin, l'expérimentation sur l'embryon ne devait se développer que plus tard encore, vers la fin du XIXe siècle, avec Wilhelm Roux[3].

Si on reconnaît volontiers à Abraham Trembley un rôle de pionnier de la biologie expérimentale, son nom est relativement peu connu par nos contemporains. Sa réputation n'est sans doute pas à la hauteur de son apport réel à la science. La raison pour laquelle il a souffert d'un certain oubli est sans doute qu'il n'a tiré aucune théorie de portée générale de ses travaux, à l'exception du constat que certains animaux partagent avec les plantes l'aptitude de se reproduire d'une manière asexuée.

Cette affirmation fut suffisante pour attirer sur lui les foudres de l'Église et des salons bien-pensants de l'époque. Dans ces milieux, la réaction première fut l'incrédulité. *La possibilité de reproduire un animal entier à partir d'un de ses fragments posait la question de la nature même de l'individu.*

La lame du couteau semble rendre immortelle la planaire d'eau douce

Le pouvoir de régénérer existe aussi chez des animaux plus complexes que l'hydre comme les vers et notamment les planaires. Les travaux de Trembley sur l'hydre avaient suscité un intérêt tel qu'ils avaient fait naître, chez nombre de naturalistes, le désir d'explorer la capacité de régénération d'autres animaux. La première description des propriétés régénératrices de la planaire d'eau douce n'a été publiée qu'en 1766 par Peter Simon Pallas[4]. Par la suite, de nombreux chercheurs se sont consacrés à l'étude de cet organisme que la lame du couteau semblait rendre immortel. Harriet Randolph, une élève du grand biologiste américain E. B. Wilson, a publié en 1897[5] un travail fondateur qui montrait clairement l'étonnant potentiel de régénération de cet animal. Abondante dans les eaux douces et facile à élever au laboratoire, la planaire est rapidement devenue un modèle de choix pour les recherches sur la régénération.

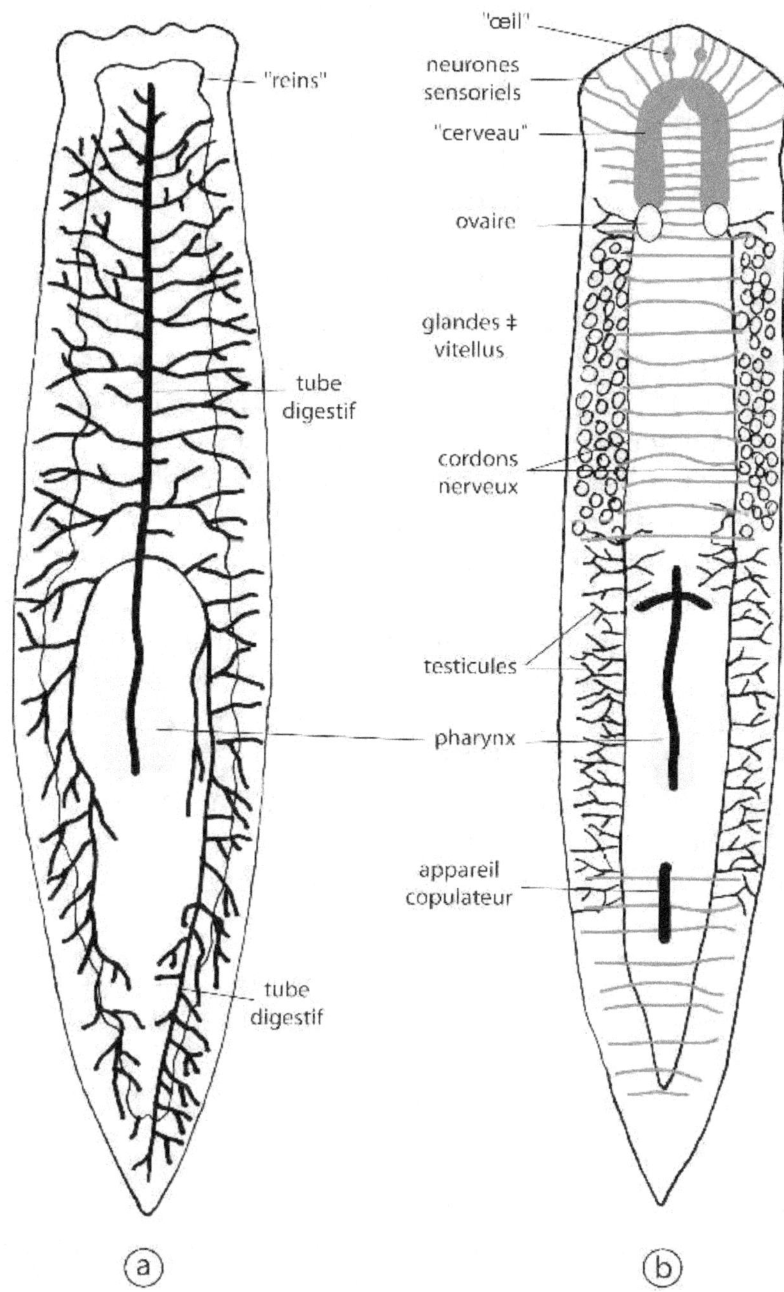

Figure 1.1.2 *Schémas montrant les principaux organes des planaires d'eau douce*
a) les organes digestif et excréteur de l'espèce *Dendrocoelium lacteum* sont représentés à l'exception des autres organes qui sont visibles sur le schéma (b) correspondant à l'espèce *Schmidtea mediterranea* où les systèmes nerveux et génital sont schématisés (adapté à partir de P. A. Newmark et A. Sanchez-Alvarado, 2002).

Les planaires utilisées dans ces expériences sont des vers plats, non segmentés, de 5 à 10 mm de long. Elles se développent à partir d'embryons à trois feuillets (ou triblastiques). Contrairement aux autres animaux triblastiques, elles sont dépourvues de cavité interne[*] ainsi que de système circulatoire, squelettique et respiratoire. L'oxygénation de leurs tissus est donc assurée par simple diffusion. Ces organismes possèdent des organes bien individualisés, tous constitués de cellules différenciées qui ont perdu le pouvoir de se renouveler (Figure 1.1.2). Ceux-ci sont immergés dans un tissu compact appelé *mésenchyme* ou *parenchyme* où se trouvent principalement des éléments indifférenciés capables de proliférer. Harriet Randolph avait identifié ces cellules indifférenciées dès 1898 et leur avait donné le nom de « néoblastes[**] ».

Les planaires d'eau douce ont divers modes de reproduction : asexué, sexué ou mixte selon les espèces, et se reproduisent selon la saison de l'une ou l'autre manière. La reproduction asexuée a lieu par fission transversale. Le ver adhère au substrat par sa queue tandis que la partie antérieure s'étire. L'animal devient plus long et plus fin jusqu'à ce qu'il se rompe au niveau de ses 2/3 postérieurs. Deux fragments sont ainsi produits qui régénèrent chacun la partie qui lui manque. Les espèces qui se reproduisent sexuellement sont hermaphrodites et se fertilisent mutuellement. Des œufs éclosent, donnant naissance à des planaires miniatures prêtes à se nourrir et à s'accroître.

Rajeunir en jeûnant

Dans leur grande majorité, les espèces animales atteignent, au terme de leur développement, une taille et une forme adultes qui demeurent à peu près stables pendant le reste de leur vie. Les planaires d'eau douce font exception à cette règle par leur capacité, déjà mentionnée, de régénérer mais aussi par un autre privilège qui

---

[*] L'absence de cavité cœlomique est un caractère secondaire dû au développement de tissu mésenchymateux.

[**] Un terme qu'elle avait créé pour des cellules similaires observées chez des vers annélides (Randolph, 1891).

leur est propre : alors que les conditions de nutrition et d'environnement favorables leur permettent d'atteindre la taille maximale de l'espèce, elles peuvent, si celles-ci deviennent hostiles, et notamment si les animaux sont soumis au jeûne, rapetisser jusqu'à atteindre une taille inférieure à celle qu'elles avaient à la naissance ! Cela ne les empêche pas de s'accroître à nouveau pour retrouver leur taille normale si elles sont nourries. Ce processus peut se répéter plusieurs fois pour un même individu sans que ses capacités vitales et en particulier son aptitude à se reproduire ne soient altérées (Figure 1.1.3).

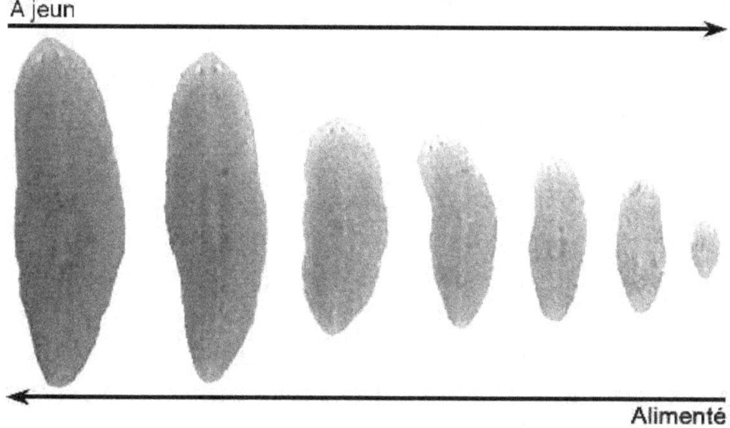

Figure 1.1.3 Décroissance d'une planaire qui, lorsqu'elle est bien nourrie, mesure environ 20 mm et dont la taille diminue lorsqu'elle jeûne jusqu'à atteindre celle de 1 mm, inférieure à la jeune planaire éclose à partir de l'œuf. Lorsque la planaire ainsi réduite dispose à nouveau de nourriture, sa taille s'accroît pour atteindre la valeur normale de l'espèce (Courtoisie de A. Sanchez Alvarado).

Les recherches modernes menées sur la dynamique cellulaire des planaires ont établi qu'elles sont constituées d'environ 75 à 80 % de cellules appartenant à une douzaine de types cellulaires différents : musculaires, épithéliaux, excréteurs, nerveux, etc., qui sont différenciés et non prolifératifs. Un second compartiment de 20 à 25 % de cellules est constitué par les néoblastes qui se divisent et dont le rôle principal est d'assurer à la fois le remplacement des cellules différenciées, dont la durée de vie est limitée, et leur propre renouvellement.

Dans des conditions de vie optimales, le nombre de néoblastes et de cellules différenciées demeure stable, tout autant que leurs proportions respectives.

Les planaires, en tant qu'organismes, se comportent donc comme les tissus des animaux supérieurs tels que le sang ou la peau dont les cellules sont l'objet d'un renouvellement rapide assuré par des cellules souches.

Quand l'animal est privé de nourriture, les tissus différenciés qui disparaissent d'abord sont ceux de l'appareil reproducteur dont les éléments (testicules, ovaires et appareil copulateur) sont détruits dans un ordre inverse de celui de leur apparition au cours de la croissance postnatale et de la maturation sexuelle. L'épithélium intestinal, la musculature, les centres nerveux se réduisent ensuite progressivement. Ces événements sont en relation directe avec deux processus : le nombre de divisions cellulaires qui diminue et la perte de cellules par mort spontanée. Dans les conditions de vie optimales, chez l'adulte, l'amplitude de ces deux phénomènes aboutit à un état stable du nombre et des proportions respectives de cellules différenciées et de néoblastes.

Les phases de jeûne et de décroissance de la taille sont caractérisées par la perte massive des cellules du compartiment différencié alors que leur remplacement n'est plus assuré par les néoblastes qui, cependant, conservent la capacité de se multiplier. Il est remarquable que, dans ces différents états de croissance et de décroissance, le rapport qui existe entre néoblastes et cellules différenciées ne se modifie pas notablement.

Le fait que les planaires diminuent de taille d'une manière spectaculaire, pendant les longues périodes de jeûne qu'elles sont capables de tolérer, a pour résultat qu'*elles adoptent non seulement la taille mais aussi les caractéristiques physiologiques des individus juvéniles, suggérant ainsi que le jeûne provoquerait un véritable rajeunissement du ver.* Child[6] soutenait ainsi que leur décroissance en taille s'accompagnait d'un nouveau départ dans leur cycle vital.

Ce surprenant phénomène de croissance et de décroissance pose des problèmes biologiques essentiels auxquels il n'est pas pour l'instant possible d'apporter une réponse. Par exemple : par quel mécanisme la proportion de cellules des deux compartiments reste-t-elle stable ? En d'autres termes, comment la planaire compte-t-elle ses cellules ? Comment les organes vitaux maintiennent-ils leur fonction pendant la phase de réduction de la taille des individus ? Et comment peuvent-ils être reconstruits lorsque les conditions de nutrition sont rétablies ? Enfin, quel lien établir entre cette nouvelle organogenèse et les phénomènes de régénération ?

Comment les planaires rajeunissent
ou régénèrent

Nous disposons cependant d'expériences et de connaissances qui permettent aujourd'hui d'expliquer pourquoi les planaires peuvent « rajeunir » et comment elles régénèrent. En fait, la planaire porte en son sein ce que l'on pourrait appeler « un quasi-embryon de rechange » prêt à régénérer les parties manquantes chaque fois que nécessaire.

Pour bien saisir le sens de ces expériences, il faut se souvenir de l'extraordinaire pouvoir de régénération des planaires, fort bien décrit, au début du XXe siècle, par Thomas Hunt Morgan et qui illustre bien les principes déjà dégagés par Réaumur, à savoir que, par la régénération, la « nature » rend à l'animal précisément ce qu'il a perdu. Si une planaire est divisée en deux par une section située au-dessus du pharynx, chacune des moitiés ainsi obtenues reconstitue la partie antérieure ou postérieure qui lui manque. La division longitudinale de la planaire aboutit aussi à la reconstruction de la partie manquante. À partir d'un fragment moyen du corps de l'animal, une tête et une queue se reconstituent et sont normalement disposées selon l'axe antéropostérieur. En d'autres termes, le territoire qui subsiste possède l'information et les cellules nécessaires pour reconstituer la partie manquante, comme la petite planaire rétrécie par le jeûne et dépourvue de la plupart de ses organes a gardé le « souvenir » de leur mode de fabrication.

Dans la régénération, peu après la section, les cellules de l'épithélium de revêtement de l'animal, situées au bord de la blessure, migrent pour la recouvrir. Dès les heures qui suivent, on peut distinguer l'accumulation de cellules indifférenciées sous le film très fin formé par les cellules épithéliales cicatricielles. Un jour après la blessure, l'accumulation de cellules indifférenciées laisse apparaître une sorte de « bouton », le blastème, qui s'accroît rapidement. Cet accroissement ne provient pas de la genèse de cellules dans le blastème lui-même, mais de leur accumulation progressive à partir d'une zone de prolifération intense située dans la région de la planaire sous-jacente au blastème[7]. Quatre à six jours après le début de la régénération, les cellules du blastème s'organisent et des structures telles que les yeux ou le pharynx deviennent reconnaissables. Enfin, en trois ou quatre semaines, une planaire complète est reconstituée (Figure 1.1.4).

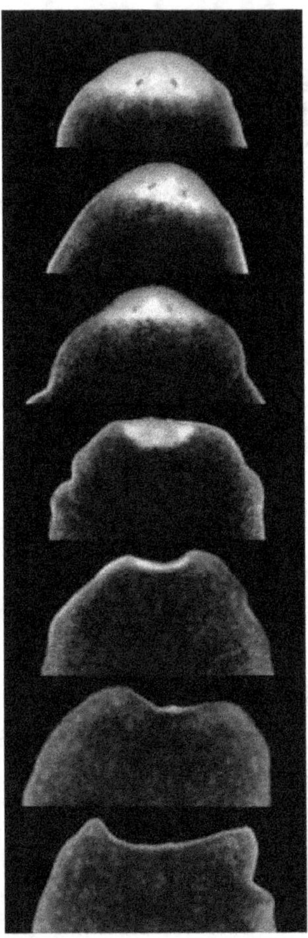

Figure 1.1.4 Régénération de la partie antérieure d'une planaire de l'espèce *Schmidtea mediterranea* ayant subi l'excision de sa partie céphalique. Noter que le blastème est dépourvu de pigment (Courtoisie de A. Sanchez Alvarado).

Le remodelage des tissus qui se produit lors de la régénération est particulièrement spectaculaire lorsqu'il s'agit de petits fragments. Dans le blastème santérieur on voit s'ébaucher au bout de quelques jours une tête triangulaire puis, au cours des semaines suivantes, un remodelage profond des tissus conduit à l'allongement de l'animal. En deux mois, une petite planaire bien proportionnée s'est formée. Ces changements de forme ont été qualifiés de « morphallaxis » par Thomas Hunt Morgan[8] : cela signifie qu'ils s'accomplissent en absence de croissance mais par réarrangement du matériel préexistant[*].

Bien que l'existence de cellules indifférenciées, les néoblastes, ait été connue de longue date, leur rôle dans la formation du blastème de régénération n'a pas immédiatement été compris.

Jusqu'à une période récente, deux points de vue s'opposaient à cet égard. Pour certains, le blastème était en partie formé par des éléments provenant de la transformation de cellules déjà différenciées. Dans ce dernier cas, il fallait admettre que l'état de différenciation n'était que transitoire et qu'il pouvait, dans certaines conditions, être réversible. Pour d'autres, il provenait de l'accumulation de néoblastes. Dans le cas des planaires, c'est cette dernière interprétation qui s'est imposée.

Encore fallait-il démontrer que les néoblastes dispersés dans le corps entier du ver sont mobilisés par la blessure et que, par un processus mystérieux, ils y sont attirés et migrent pour former la partie manquante du ver.

Étienne Wolff et ses collaborateurs ont apporté au cours des années 1950 et 1960 des arguments importants en faveur de l'idée que des cellules, qui rappellent d'une manière frappante par leur taille et leur morphologie les néoblastes libres présents dans le mésenchyme et découverts par Harriet Randolph, sont à l'origine des cellules du blastème.

Voyons quels sont les arguments avancés par Étienne Wolff et son école[9]. Tout d'abord, l'irradiation aux rayons X d'un animal intact lui enlève toute capacité de régénération après section. Les cellules en prolifération sont connues pour être sensibles aux radiations ionisantes au contraire des cellules qui ne prolifèrent pas[**] et qui sont beaucoup plus résistantes. Les néoblastes étant le seul compartiment cellulaire prolifératif de la planaire, l'interprétation de ce résultat était qu'ils sont détruits par l'irradiation et qu'alors l'organisme n'a plus les éléments cellulaires indispensables à la formation du blastème. Ce ver, d'ailleurs, finit par mourir au bout de quatre à huit semaines.

---

* La régénération par *morphallaxis* n'est pas le seul mode utilisé dans le règne animal. Morgan le distinguait de l'*épimorphose* qui implique une prolifération cellulaire abondante.

** Ces cellules sont dites en interphase ou quiescentes.

La deuxième expérience a consisté à irradier seulement la moitié antérieure de la planaire. Celle-ci devient nécrotique et finit au bout de quelques semaines par être éliminée. Si, au contraire, après l'irradiation, la tête de la planaire est sectionnée, le résultat est tout différent. La section se recouvre d'un épithélium cicatriciel comme dans une planaire normale. Un blastème de régénération se forme mais avec un retard de 15 à 20 jours, à la température de 15 °C, par rapport à une planaire non irradiée.

Le délai de la régénération est d'autant plus long que la zone irradiée est plus étendue. L'interprétation donnée à ce phénomène est que la régénération s'effectue à partir des néoblastes présents dans les territoires intacts qui doivent migrer à travers la zone irradiée pour atteindre la section.

Une autre expérience allant dans le même sens a consisté à irradier la planaire en entier avec une dose de rayons X capable d'entraîner la mort, et à remplacer la région centrale de l'animal par l'équivalent provenant d'une planaire normale. Dans ce cas, la planaire irradiée, non seulement survit, mais l'amputation de sa partie antérieure est suivie de sa régénération : le fragment greffé contient des néoblastes intacts qui colonisent le ver et remplacent les cellules endogènes détruites par l'irradiation.

Le rôle des néoblastes dans la régénération a été définitivement établi par les expériences plus récentes de Jaume Baguñà et de ses collaborateurs à Barcelone[10]. Ces auteurs ont isolé, par filtrations successives à travers des membranes à pores de tailles décroissantes, des suspensions de cellules de planaires : ils ont ainsi réussi à isoler une population de cellules de petite taille (moins de 10 µm) correspondant à celle des néoblastes. L'introduction de ces cellules dans le parenchyme de vers préalablement irradiés permet leur survie ; mieux, elle restitue le pouvoir de régénération. En revanche, l'introduction dans le ver irradié de la population de cellules plus volumineuses et appartenant au compartiment différencié ne produit aucun de ces effets.

Ainsi, la question du choix entre la théorie des néoblastes et celle de la dédifférenciation est-elle réglée en faveur des néoblastes qui se révèlent être les cellules douées du pouvoir de reconstruire les parties manquantes du ver.

Les expériences de Wolff et de Baguñà ont montré que les néoblastes sont attirés par la blessure, migrent vers elle, puis sont, à son voisinage, énergiquement stimulés à proliférer. Restait à les observer et à les localiser dans le ver à l'état normal. On y est parvenu grâce à ce que l'on pourrait appeler un stratagème expérimental.

Les néoblastes étant les seules cellules capables de se diviser dans la planaire, il est possible de les marquer sélectivement à l'aide d'un précurseur incorporé dans la molécule d'ADN lors de la réplication du matériel génétique, réplication qui, on le sait, précède toute division cellulaire. Un précurseur artificiel, la bromodéoxyuridine, est souvent utilisé pour marquer les cellules qui se préparent à se diviser parce qu'il est facile de le mettre en évidence au moyen d'un anticorps fluorescent. Si la planaire est incubée dans de l'eau contenant ce produit, toutes les cellules qui sont en train de répliquer leur ADN[*] seront ensuite fluorescentes en lumière ultraviolette (UV). On peut alors constater que les néoblastes sont dispersés à travers tout le parenchyme de la planaire mais sont absents au niveau du pharynx et en avant des yeux, dans deux zones qui se sont d'ailleurs révélées incapables de régénération si elles sont isolées[11].

Reste à savoir comment et pourquoi les néoblastes s'accumulent au niveau de la blessure. Les signaux impliqués dans ce phénomène ont été recherchés par diverses voies. La plus fructueuse a consisté à faire agir des facteurs de croissance isolés à partir de tissus de mammifères sur des planaires intactes ou en cours de régénération. Diverses substances et notamment des neurotransmetteurs (sérotonine, dopamine, noradrénaline, substance P) se sont révélés actifs sur la prolifération des néoblastes et propres à accélérer le processus de régénération. On en déduit que les nerfs lésés par la blessure sont probablement la principale source des facteurs propres à stimuler la prolifération des néoblastes.

Un autre problème biologique intéressant a trait aux événements qui suivent la formation du blastème : quels sont les mécanismes qui assurent, à partir du blastème et en fonction de sa position, la formation des composantes manquantes du ver ? Il apparaît que, comme chez l'hydre, le blastème est le siège d'une nouvelle embryogenèse accomplie par les néoblastes mais guidée par les parties différenciées qui subsistent. Les mécanismes en jeu sont encore mystérieux. Les néoblastes répondent à des « signaux » spécifiques qui émanent de l'épithélium cicatriciel et

---

* Phase S du cycle mitotique, pendant laquelle l'ADN est répliqué, donc synthétisé, à partir de ses précurseurs (d'où S comme synthèse).

des tissus différenciés avoisinants. Quels sont ces signaux et comment les néoblastes les perçoivent-ils et y répondent-ils ? Ces questions, déjà posées à l'aube de la biologie expérimentale, constituent un champ d'investigations particulièrement prometteur s'il est abordé avec les moyens de la biologie moderne.

À la question de savoir si les néoblastes constituent une population homogène ou hétérogène, il est difficile de répondre pour l'instant. En effet, on ne dispose pas encore de « marqueurs » moléculaires permettant de distinguer une éventuelle population de cellules totipotentes d'une autre composée de cellules dont les potentialités seraient plus restreintes. D'une manière générale, les néoblastes contiennent, dans leur cytoplasme, une structure appelée « corps chromatoïde » dont on a remarqué depuis longtemps qu'elle présente, sur le plan morphologique et cytochimique, des caractères communs avec des inclusions (les granules polaires) qui existent dans les cellules germinales et les œufs de nombreuses espèces. Leur nature a été notamment analysée, par des méthodes génétiques, chez la mouche la plus couramment étudiée dans les laboratoires, la drosophile. Les « granules polaires » du pôle postérieur de l'œuf de cette mouche sont riches en ARN et en protéines : ils jouent un rôle essentiel dans le fonctionnement des cellules germinales destinées à fournir les gamètes, spermatozoïdes et ovules. Si ces inclusions sont détruites par une irradiation UV ciblée sur le pôle postérieur de l'œuf où elles sont localisées, la mouche issue de l'œuf irradié se développe normalement, mais reste stérile par suite de l'absence totale de gamètes dans ses gonades.

Les granules polaires paraissent donc contenir des facteurs nécessaires au maintien de l'état de totipotence qui caractérise les cellules sexuelles. Des chercheurs japonais[12] ont récemment montré que l'un des gènes responsables de la production d'une des protéines importantes des granules polaires (le gène *vasa*) de la drosophile existe aussi (sous une forme très proche) chez la planaire. Un tel gène est actif dans les néoblastes où il est à l'origine d'un des composants du *corps chromatoïde*.

Cette observation plaide, avec toutes les données expérimentales déjà évoquées, en faveur de l'idée que les néoblastes sont des cellules totipotentes, comme le sont l'œuf et les cellules embryonnaires précoces.

* *
*

Ainsi, la planaire comme l'hydre sont des organismes où se trouvent, lorsqu'ils sont adultes, des cellules souches capables à la fois de se reproduire en tant que telles et de fournir une descendance qui se différencie pour renouveler leurs tissus d'une manière indéfinie. Ces cellules, qui ont conservé les propriétés des cellules embryonnaires, confèrent à l'animal auquel elles appartiennent une exceptionnelle longévité et un extraordinaire potentiel d'immortalité : ce dont témoigne leur pouvoir de régénération et de reproduction asexuée. Leur survie en tant qu'individus n'est pas menacée par le vieillissement comme c'est le cas pour les êtres dits « supérieurs » produits par l'évolution, auxquels nous appartenons. Seules leurs cellules différenciées vieillissent et meurent. Mais elles sont sans cesse renouvelées grâce à l'activité des cellules souches qui inlassablement les rajeunissent. Cette capacité de renouvellement est-elle réellement infinie ? L'alternative serait que les cellules souches elles-mêmes épuisent leurs potentialités régénératrices. Seules des expériences portant sur une très longue période seraient à même d'apporter une réponse à cette question.

Les premiers observateurs avaient décrit, dès le XVIIIe siècle, la régénération chez des organismes encore plus évolués que les vers. Il s'agit des lézards, dont la queue peut repousser après section ou, mieux, des tritons et des salamandres dont les capacités de reconstitution dépassent encore celle des lézards. Mais, chez ces vertébrés, la régénération relève essentiellement de *la capacité d'une cellule différenciée de retrouver un état quasi embryonnaire et, en remontant ainsi le cours de sa propre histoire, de récupérer des capacités qu'elle avait perdues au cours du développement.*

Les cellules qui rajeunissent

La régénération des hydres et des planaires repose surtout sur l'activité de cellules souches. Celle des vertébrés paraît bien être due d'une manière prépondérante, sinon exclusive, à la *dédifférenciation* des cellules situées au niveau de la blessure : *tout se passe comme si ces cellules rajeunissaient, reprenant un état d'indifférenciation que leur lignée possédait dans un temps antérieur et qui leur permet à nouveau de générer divers types cellulaires correspondant à différents tissus.* Ce mécanisme, proposé par les pionniers de la recherche sur la régénération[*], est resté longtemps controversé. La mise en œuvre des méthodes modernes de biologie cellulaire et moléculaire a permis d'en démontrer la validité.

La capacité pour des organismes adultes de régénérer des parties importantes du corps existe dans de nombreuses formes d'animaux invertébrés. Mais il n'en est pas de même chez les vertébrés où elle n'a été décrite que dans quelques espèces comme les tritons, les salamandres, les axolotls et certains lézards. On a montré très récemment que les poissons sont aussi capables de régénération. Les recherches de plus en plus approfondies menées au cours des années récentes sur les cellules souches présentes dans les tissus de l'adulte des vertébrés supérieurs montrent que, dans certains cas, le renouvellement des tissus fait aussi intervenir la dédifférenciation de certaines cellules. Nous aurons l'occasion de rencontrer ce phénomène au sujet des cellules souches neurales où les cellules souches ont un phénotype glial qu'elles perdent lorsqu'elles sont mobilisées.

---

[*] Voir, par exemple, Thornton, 1938.

L'étude de ces particularités de la nature rencontrées chez certains êtres ne vise pas seulement, on le voit, à satisfaire une légitime curiosité : elle découvre des processus fondamentaux dont on retrouve des variantes (plus ou moins atténuées) chez les humains et dont on peut espérer tirer parti à des fins médicales. Les recherches les plus fécondes, c'est le moment de le souligner, ne sont pas toujours les plus directes.

Un triton adulte amputé de ses pattes, de sa queue ou même de ses mâchoires inférieure ou supérieure est capable de les reformer. Ce pouvoir de régénération s'étend à l'œil : la rétine et le cristallin, s'ils sont extirpés, se reforment à partir des tissus restants de la région optique[1,2]. Comme chez les planaires, la régénération des membres et des mâchoires, après amputation, est précédée de la formation d'un blastème constitué de cellules mésenchymateuses qui s'organisent et se différencient pour reconstruire parfaitement les constituants de la partie amputée. Les cartilages, os, muscles, vaisseaux et nerfs se reforment ; leurs morphologies et leurs dispositions respectives sont conformes au plan d'organisation propre à l'espèce.

Les différentes phases de cette régénération[*] ont été suivies avec grand intérêt par les biologistes qui, bien qu'elle fût peu répandue dans le monde animal, la considéraient comme une sorte d'« expérience de la nature » susceptible de révéler des mécanismes d'une portée générale.

Des « cellules à remonter le temps » retrouvent un statut embryonnaire

La question première est celle de l'origine et de la nature des cellules qui assurent la régénération. Pourquoi sont-elles fonctionnelles chez les tritons alors qu'elles ne se manifestent pas chez les vertébrés supérieurs (oiseaux, mammifères) ? Y sont-elles totale-

---

[*] C. Morgan nomme « épimorphose » ce type de régénération qui fait intervenir une prolifération intense des cellules. L'épimorphose s'oppose à la régénération par morphallaxis qui procède en réarrangement du matériel existant.

ment absentes ou simplement non opérationnelles ? Plus étonnant encore, on n'observe pas davantage leur effet chez les grenouilles et crapauds, très proches, pourtant, des tritons mais qui, contrairement à ces derniers, perdent leur queue à la métamorphose[*].

Chez les tritons, doués du pouvoir de régénération d'un membre, les cellules épidermiques situées au bord de la plaie migrent et recouvrent la surface de lésion comme elles le font en tout organisme. Mais, contrairement à ce qui se passe dans les espèces qui ne régénèrent pas, cet épithélium s'épaissit et forme une structure qui rappelle la *cape apicale* du bourgeon de membre de l'embryon, siège d'activités sécrétrices qui jouent un rôle clé dans la croissance du membre et dans le développement de ses différents constituants.

Les tissus du membre adulte et, par conséquent, ceux qui sont situés au niveau de la blessure, sont essentiellement du muscle, du cartilage, du tissu conjonctif, des nerfs et des vaisseaux. Certaines des cellules qui composent ces tissus sont alors le siège d'un phénomène de *dédifférenciation*.

La démonstration de ce processus de dédifférenciation fait appel à l'utilisation de marqueurs cellulaires. Par exemple, on introduit, sous l'épithélium cicatriciel, des fragments de tissu cartilagineux porteurs d'un marqueur qui permet de les distinguer des cellules de l'hôte. Au bout de quelques jours, ces cellules se retrouvent dispersées et en état de prolifération dans le blastème qui s'est formé sous l'épithélium cicatriciel. L'effet est remarquable car les cellules cartilagineuses différenciées qui avaient été introduites dans le blastème étaient, comme toute cellule de ce type, incapables de se diviser dans les conditions normales. Or les cellules issues de la dédifférenciation reprennent une activité prolifératrice : à ce stade, elles ressemblent aux autres cellules du blastème au contact duquel elles ont acquis un nouveau programme de développement.

Quelques jours plus tard, elles font partie intégrante du tissu conjonctif, du cartilage et de l'os qui se sont différenciés. Mais ces cellules dérivées du cartilage par dédifférenciation ne paraissent pas capables de se redifférencier en cellules musculaires[3].

---

* Les grenouilles et les crapauds sont des *amphibiens anoures* tandis que les tritons sont des *amphibiens urodèles*.

Pourquoi les cellules musculaires des mammifères ne régénèrent-elles pas de la même manière que celles des tritons ?

Il n'est pas interdit d'imaginer que l'on puisse un jour induire chez l'homme, à des fins médicales, des processus de régénération contrôlés semblables à ceux que l'on observe chez le triton. Les recherches qui touchent à ces questions n'y apportent encore que des réponses partielles. Mais, pour en saisir la portée, il faut d'abord comprendre ce qui, dans le développement biologique des mammifères, les rend inaptes à induire les modes de régénération dont les tritons sont capables. Le cas du muscle est, à cet égard, particulièrement révélateur.

On connaît avec précision les différentes étapes qui amènent les cellules indifférenciées d'un point précis de l'embryon[*] à migrer et à se différencier en fibres musculaires qui ont la particularité d'avoir plusieurs noyaux (elles sont *multinucléées*). La détermination de ces cellules vers la voie de différenciation musculaire est marquée par l'expression de gènes qui codent pour des facteurs de transcription particuliers à ce tissu. Ceux-ci permettent la mise en activité d'autres gènes codant pour les protéines spécifiques de la cellule musculaire comme l'actine musculaire, la myosine, la tropomyosine qui sont les constituants majeurs du système contractile de la fibrille musculaire.

La mise en route du processus de différenciation a pour effet de provoquer la sortie des futures cellules musculaires du cycle cellulaire. Leur noyau n'est donc plus le siège de la duplication de leur ADN et elles cessent de se multiplier. C'est à ce stade qu'elles fusionnent pour former des fibres multinucléées. Chez les vertébrés supérieurs, comme les mammifères et les oiseaux, la croissance, voire la régénération du muscle après une lésion, ne font pas intervenir la multiplication de ces noyaux mais le recrutement de cellules indifférenciées situées au contact des fibres musculaires et appelées, pour cette raison, cellules *satellites*. Celles-ci for-

---

* Il s'agit des cellules somitiques dorsales qui forment le myotome.

ment une réserve de cellules souches déterminées à former du muscle et capables de se diviser. Le retour des fibres musculaires à l'état unicellulaire indifférencié n'a jusqu'ici jamais été observé à partir des cellules musculaires normales chez les mammifères ou les oiseaux.

Il n'en est pas de même des vertébrés capables de régénération comme les tritons, ainsi que l'ont montré les expériences de Jeremy Brockes et ses collaborateurs à Londres[4]. Des fibres musculaires (myotubes) de triton cultivées *in vitro* sont marquées par l'injection dans leur cytoplasme d'un composé (la rhodamine) fluorescent lorsqu'il est exposé aux UV[*].

Des fibres musculaires ainsi « marquées » sont introduites dans le blastème de régénération d'un membre amputé. Sept à dix jours plus tard, on retrouve dans le blastème de nombreuses cellules à un seul noyau (uninucléées) contenant le marqueur dans leur cytoplasme et provenant donc de la fragmentation des fibres musculaires. Dans les jours suivants, les cellules marquées sont plus nombreuses. Leur retour à l'état initial mononucléé est donc assorti de la réacquisition de l'aptitude à se multiplier.

Trois ou quatre semaines plus tard, lorsque les cellules du blastème s'organisent et se différencient, des noyaux entourés de cytoplasme « marqué » sont détectés dans les fibres des muscles reconstitués, dans du tissu conjonctif mais rarement dans le cartilage.

---

* La rhodamine est ici associée à une macromolécule complexe, formée par l'association de lysine et de dextran, dont la présence dans la cellule est inoffensive. Le complexe lysine-rhodamine-dextran (LRD) constitue un marqueur cellulaire fiable car il ne franchit pas la membrane cellulaire et par conséquent demeure dans la cellule où il a été injecté tout en étant transmis aux cellules filles résultant de sa division. La lysine est un acide aminé, le dextran un sucre à haut poids moléculaire. L'association des deux constitue un composé stable, inoffensif et incapable de diffuser d'une cellule à l'autre. Cette technique largement utilisée en biologie du développement a été mise au point notamment par Scott Fraser du California Institute of Technology. La quantité du marqueur diminue de moitié à chaque cycle cellulaire pour devenir imperceptible à la suite d'un certain nombre de divisions. Il ne s'agit donc pas d'un marqueur stable, mais il peut fournir des renseignements précieux dans une expérience telle que celle réalisée par Brockes.

On met ainsi en évidence une différence fondamentale entre les tritons, capables de régénération, et les vertébrés supérieurs qui ne peuvent pas reconstituer un membre après son amputation.

Les fibres musculaires des mammifères, qu'elles soient dans leur état fonctionnel normal, soumises aux conditions particulières d'une lésion ou placées en culture *in vitro*, ne se dédifférencient pas, ne se fragmentent pas en cellules mononucléées. Leurs noyaux, sortis du cycle cellulaire lors de la différenciation, ne sont pas capables d'y entrer à nouveau. La différenciation musculaire les a rendues réfractaires aux facteurs stimulants de la croissance cellulaire.

Comment rendre
aux fibres musculaires des mammifères
leur pouvoir de régénération perdu ?

Certains procédés, capables de dérégler le fonctionnement cellulaire, se sont cependant révélés aptes à induire les noyaux des fibres musculaires d'oiseaux et de mammifères à entrer de nouveau dans le cycle cellulaire, puis à se dédifférencier pour retourner à l'état de cellules souches multipotentes. Celles-ci se révèlent capables, dans des environnements appropriés, de se redifférencier en plusieurs types cellulaires différents.

L'infection des fibres musculaires par certains virus peut réenclencher le cycle de divisions cellulaires. C'est le cas du virus SV40 : il produit une protéine cancérogène (protéine T) dont l'effet est d'inhiber une autre protéine (Rb)[*] qui a précisément pour fonction, dans des circonstances normales, d'empêcher la cellule de se diviser. Le rôle de la protéine Rb est, en effet, de bloquer la transition entre la phase du cycle cellulaire où la cellule est au repos et celle (dite S) où elle duplique son ADN. Il s'agit, au demeurant, d'un des principaux barrages connus aux proliférations cancéreuses (c'est un anti-oncogène).

---

* Cette protéine est produite par le gène du rétinoblastome (*Rb*).

Comment sait-on que la réplication de l'ADN dans les noyaux de fibres musculaires est bloquée par Rb ?

On a pu le confirmer en faisant appel à la technique des mutations ciblées chez la souris. Chez une souris où les deux variants (ou « allèles ») du gène *Rb* sont inactivés (ils ont été remplacés par des gènes homologues inopérants[*]), le développement des cellules musculaires se déroule normalement jusqu'au stade où les embryons meurent (cette mutation est en effet létale vers la fin du développement embryonnaire[5]). Cependant, contrairement aux fibres musculaires de souris normales, leurs noyaux dupliquent leur ADN lorsqu'ils sont soumis, en culture, à des concentrations élevées de sérum, tout comme le font les noyaux des fibres musculaires de triton.

Le paradoxe ici est que la protéine Rb est bien présente dans les fibres musculaires de triton. Mais, complexité supplémentaire, on a découvert que la réponse différente des fibres musculaires de mammifère et de triton aux facteurs de croissance contenus dans le sérum provient du fait que la protéine Rb se présente sous deux formes, l'une hypophosphorylée, capable de bloquer la division cellulaire (active), et l'autre, hyperphosphorylée, inactive. Les fibres musculaires de mammifère et de triton renferment la forme hypophosphorylée (active) dans le muscle normal. Si les fibres musculaires sont cultivées *in vitro*, l'addition de fortes concentrations de sérum au milieu de culture est sans effet sur les noyaux des myotubes de mammifères ; par contre, elle induit la forme hyperphosphorylée de Rb (inactive) dans ceux de triton, ce qui leur permet de se diviser. La phosphorylation de la protéine Rb est elle-même dépendante d'un réseau complexe d'activités enzymatiques. C'est à ce niveau que se situent les différences entre les fibres musculaires des mammifères et celles des tritons.

Mais nous sommes aujourd'hui en mesure de faire beaucoup plus : nous savons comment faire retourner des cellules musculaires de mammifères à l'état de cellules souches pluripotentes, capables de participer, en se redifférenciant, à la constitution de tissus variés. C'est ce que montre une expérience[6] qui tire ingénieuse-

---

[*] Sur ce procédé, dit de recombinaison homologue, voir *Des chimères, des clones et des gènes*, Odile Jacob, 2000, p. 381.

ment parti de l'observation suivante : au cours du développement normal, certains gènes codant pour des facteurs de transcription (tels que *msx1*) sont activés dans les cellules indifférenciées et réprimés lorsque les cellules commencent à se spécialiser. Des myotubes de souris, cultivés *in vitro* dans des conditions qui permettent de les maintenir dans un état différencié, subissent des transformations spectaculaires s'ils sont transfectés par un transgène capable de produire la protéine msx1. Une proportion notable des myotubes produit de moins en moins de protéines spécifiques du muscle, puis se fragmentent en cellules mononucléées lorsqu'ils sont soumis à ce traitement. Si ces cellules sont transférées dans des milieux de culture qui favorisent la différenciation du cartilage, de l'os ou des cellules adipeuses, elles se différencient dans ces divers types cellulaires.

Ainsi, lorsque la cellule musculaire est soumise *in vitro* à un facteur de transcription qui, dans l'organisme, n'est exprimé que dans les cellules embryonnaires pluripotentes, elle montre une remarquable capacité de dédifférenciation et un retour à l'état de cellule souche pluripotente.

On comprend qu'il s'agit là d'un phénomène obtenu dans les conditions particulières créées *in vitro*. On peut cependant envisager que des gènes comme *msx1* pourraient être utilisés pour réactiver le pouvoir régénérateur perdu chez les vertébrés supérieurs et encore manifeste chez les tritons. Ces dernières expériences ont l'avantage de ne pas impliquer des oncogènes comme dans le cas de l'infection par le virus SV40. Elles s'appuient sur la résurgence, dans des cellules présentant un phénotype « *adulte* », d'un état « *embryonnaire* » précoce où elles disposaient de choix multiples.

C'est, entre autres, sur l'idée d'utiliser à des fins thérapeutiques ces techniques de réactivation des potentialités régénératrices normalement inhibées chez les mammifères que pourrait reposer le projet d'une médecine cherchant à régénérer les organes humains lésés.

Mais d'autres modèles animaux nous permettent d'accroître les connaissances dont nous avons besoin pour avancer dans cette voie. Les poissons téléostéens, notamment, même s'ils n'appartiennent pas, comme les urodèles (tritons et salamandres), aux modèles classiques de régénération, sont aussi capables de reconstruire diverses parties de leur corps telles que les nageoires, la rétine, la moelle épinière ou la mâchoire. Comme c'est le cas chez les tritons, ce pouvoir régénératif s'étend chez les poissons à un organe d'importance vitale : le cœur. Des travaux récents ont analysé le processus qui conduit à la reconstruction d'une partie importante du ventricule chez le poisson zèbre.

Un projet pour la médecine du XXIe siècle : régénérer le cœur

Les recherches sur la régénération du cœur, même s'il ne s'agit que de celui d'un petit poisson, sont d'un intérêt qui ne peut échapper à personne. Les poissons sont certes parmi les plus primitifs des vertébrés mais ils sont cependant nos cousins, pas si lointains, dans l'évolution des êtres vivants. Quels sont les caractères qui confèrent à leur myocarde les propriétés réparatrices qui manquent au nôtre ? Est-il réaliste, pour la médecine du XXIe siècle, d'espérer parvenir à régénérer le cœur des mammifères ?

Le cœur, ce muscle qui se contracte sans relâche, a besoin pour ce faire d'être abondamment irrigué et alimenté en oxygène. Un réseau de vaisseaux coronaires assure cette fonction. Qu'une artère coronaire s'obture et c'est l'infarctus qui se traduit par la nécrose des cellules du muscle cardiaque (ou *cardiomyocytes*) et leur remplacement par du tissu fibreux non contractile. Le mythe de Prométhée, dont le foie dévoré par un aigle régénérait inlassablement, s'il s'applique en effet à cet organe même chez les mammifères ne s'étend pas à leur cœur.

On sait depuis longtemps pourtant que les tritons peuvent réparer les lésions produites à leur myocarde. L'ablation d'une partie de l'atrium ou du ventricule cardiaques est suivie chez ces animaux de la réplication de l'ADN des noyaux des cardiomyocytes et de la régénération de la partie manquante du cœur. Chez l'homme, comme chez la souris, il n'en est rien car les noyaux des fibres musculaires cardiaques sortent du cycle cellulaire au cours de la vie fœtale. On a longtemps considéré qu'à la naissance, le cœur de l'enfant possédait le nombre définitif de cardiomyocytes et que la croissance globale du cœur provenait de la croissance individuelle de chacune des fibres qui le constituent plutôt que de l'addition de fibres nouvelles. Des travaux récents[7] ont pourtant révélé que, dans le cœur humain malade, une certaine prolifération des cardiomyocytes peut avoir lieu ; mais la multiplication des cellules cardiaques n'est qu'une composante très mineure de la réponse du tissu aux lésions.

Pour étudier plus à fond la réaction du myocarde à l'infarctus, on a cherché à produire un modèle animal de cette maladie. On a provoqué des lésions du tissu ventriculaire cardiaque, chez la souris, par ligature d'une artère coronaire ou par congélation localisée. La destruction du tissu contractile par le froid est suivie d'une cicatrisation fibreuse avec dépôt de collagène au niveau de la blessure, comme cela se produit chez l'homme après un infarctus. On observe aussi une hypertrophie du tissu cardiaque sain qui tend à compenser la perte subie par le myocarde, mais celle-ci résulte de l'accroissement de la taille des fibres myocardiques préexistantes plutôt que de la production de nouvelles fibres.

Les expériences réalisées récemment chez des poissons zèbres adultes (âgés de 1 à 2 ans) ont consisté à enlever chirurgicalement 20 % de la pointe ventriculaire. L'opération est suivie d'une hémorragie puis de la formation d'un caillot d'érythrocytes qui, après deux jours, est remplacé par un dépôt de fibrine qui atteint un niveau maximum entre 7 et 9 jours après l'opération.

Pendant quelques jours, les poissons sont moins actifs mais, au bout d'une semaine, ils récupèrent un état d'activité semblable à celui des poissons non opérés. Le microscope révèle que le caillot de fibrine est bientôt envahi par des cellules myocardiques nouvelles qui vont progressivement se substituer à lui et reconstituer le myocarde manquant. L'analyse de la prolifération cellulaire peut être réalisée sur les cœurs opérés (comparés aux cœurs témoins) à l'aide d'un précurseur de l'ADN (la bromodésoxyuridine) qui peut être révélé sur coupes du tissu cardiaque. On peut ainsi visualiser chaque cellule s'apprêtant à se diviser. On voit que les noyaux des cardiomyocytes entrent en division au voisinage de la lésion puis qu'ils se répartissent ensuite (environ 60 jours après l'opération) dans l'ensemble du muscle néoformé. La comparaison de ces figures avec celles qu'on obtient dans le cœur intact des poissons non opérés est très frappante. Chez ces derniers, il est très rare d'observer une cellule myocardique ayant incorporé la bromodésoxyuridine dans son noyau. Ce qui confirme que les cardiomyocytes ne se divisent pas chez l'animal normal (ils demeurent *quiescents*).

Contrairement à la situation observée dans le cœur mammalien, la formation d'une cicatrice fibreuse par production de collagène est pratiquement inexistante chez le poisson zèbre. Tout au plus voit-on, chez certains individus, quelques dépôts de collagène au niveau de la blessure entre 30 et 60 jours après l'opération. La perte d'une partie du myocarde déclenche donc, chez les espèces capables de régénération, une réponse proliférative des cardiomyocytes alors que, chez les autres vertébrés, elle produit une matrice extra-cellulaire inerte. Une telle constatation mérite qu'on en recherche les causes.

Les auteurs de ce travail ont émis l'hypothèse que c'est la vigueur du processus de prolifération qui détermine la réponse du tissu. Si on pouvait ralentir ou atténuer les mécanismes qui président à l'entrée des cellules cardiaques dans le cycle de division, on devrait alors obtenir, chez le poisson, une réponse comparable à celle déclenchée chez les mammifères par une lésion du myocarde. C'est bien cet effet escompté que l'on a induit, en utilisant un mutant de poisson zèbre dont un des gènes (appelé *Msp1*), qui contrôle l'entrée des cellules dans le cycle de division, ne fonctionne que si l'animal est maintenu à une température voisine de 25 °C (dite température permissive). Lorsque le même poisson est placé dans un milieu à 32-33 °C, le gène devient inactif et les cellules de l'animal cessent de se diviser. Les poissons opérés sont placés pendant 24 heures à la température permissive juste après l'opération puis à 32-33 °C pendant 7 à 25 jours au cours desquels leurs cellules se sont montrées incapables d'incorporer le bromo-désoxyuridine. Dans ce cas, la paroi ventriculaire myocardique n'a pas été reconstituée mais, au contraire, de larges zones de tissu cicatriciel riche en collagène se sont formées au niveau de la blessure. On observe donc une réaction fibreuse comparable à celle des mammifères.

Ces observations montrent que les deux modèles, mammalien et téléostéen, ont de nombreuses caractéristiques communes, en particulier la capacité de réagir à une lésion par la formation de tissu cicatriciel. La différence cruciale entre les deux types d'organismes tient au fait que la capacité de prolifération des cardiomyocytes est apparemment perdue chez les uns et peut réapparaître chez les autres sous l'effet de la lésion. Cette capacité est, au moins en partie, sous la dépendance d'un gène régulateur du cycle cellulaire (*Msp1*).

Le poisson zèbre est, depuis quelques années déjà, l'objet de recherches génétiques intenses. Il présente plusieurs des caractéristiques qui ont fait de la mouche drosophile et du ver nématode *Caenorhabditis elegans* des modèles d'étude privilégiés pour la génétique, en particulier pour l'étude du développement et de la différenciation cellulaire : ce sont des animaux de petite taille, faciles et peu coûteux à élever au laboratoire, dont le cycle de vie est court et qui se prêtent donc bien aux expériences de mutagenèse expérimentale.

La séquence complète du génome du poisson zèbre est désormais connue. On dispose de nombreux outils moléculaires, de multiples données biologiques ou expérimentales sur ce qui est devenu un modèle aussi précieux que l'est la drosophile pour les généticiens ; mais le poisson zèbre a l'avantage sur cette dernière d'être un vertébré, donc un être beaucoup plus semblable à l'homme que ne l'est une mouche.

On peut s'attendre à ce que, dans un futur proche, les progrès, déjà prometteurs en ce domaine, nous permettent de comprendre pourquoi le cœur des mammifères réagit à une blessure en produisant une cicatrice fibreuse plutôt que des fibres cardiaques. Ce sera un grand pas sur la voie d'une thérapie révolutionnaire qui viserait à induire une autorégénération du cœur.

Mais, comme nous le verrons, le problème de la réparation des lésions cardiaques est si important que les biologistes l'abordent de toutes les manières possibles. Si les cellules du myocarde ne régénèrent pas elles-mêmes, essayons d'aider le cœur à se reconstruire en lui fournissant des cellules souches venant d'une autre source. Par exemple des cellules qui, chez l'adulte, permettent le renouvellement normal d'autres tissus et qui pourraient, si elles étaient soumises à l'environnement du muscle cardiaque, s'engager dans la voie de différenciation des cardiomyocytes.

C'est ainsi qu'on a tenté de remplacer les cardiomyocytes disparus, à la suite d'un infarctus, par des cellules satellites provenant de muscles striés du malade lui-même. Cette pratique s'est malheureusement révélée décevante et a dû être abandonnée. Les cellules provenant de muscles striés se sont en effet révélées inaptes à adopter le fonctionnement rythmique du muscle cardiaque dans lequel elles sont implantées, ce qui a généré des troubles fonctionnels sérieux chez le receveur de ces greffes[8].

Une autre tentative pour améliorer l'état des patients a été d'introduire, autour de la zone lésée par l'infarctus, des cellules provenant de la moelle osseuse du patient. Celle-ci contient, en effet, des cellules souches dont les potentialités de différenciation ont été considérées comme multiples[9]. L'espoir était qu'une fois logées dans le muscle cardiaque, elles pourraient se développer en cardiomyocytes. Les résultats semblent décevants. Une amélioration passagère a pu être constatée chez certains malades. Elle serait due à l'effet positif indirect de facteurs produits par certaines cellules de la moelle osseuse sur la régénération de vaisseaux sanguins au voisinage de la lésion.

Quand l'œil régénère

L'œil est un organe complexe qui se forme grâce à la rencontre de deux tissus : une expansion globulaire latérale du cerveau antérieur et l'ectoderme de revêtement de la tête de l'embryon. L'ébauche globulaire venant du cerveau se creuse pour former une cupule à double paroi (la cupule optique). La couche externe fournira la chambre noire de l'œil (épithélium pigmentaire), tandis que la couche interne deviendra la rétine. C'est le contact entre le futur globe oculaire et l'ectoderme qui recouvre la tête qui induira dans celui-ci la formation du cristallin alors que les bords de la cupule optique formeront l'iris, l'ensemble étant recouvert par la cornée.

Chez les mammifères, les oiseaux, les reptiles, l'œil se forme une fois pour toutes chez l'embryon. Tel n'est pas le cas chez les vertébrés plus « primitifs » en termes d'évolution que sont les amphibiens (triton et salamandre). L'ablation du cristallin chez le triton est suivie de sa régénération à partir de l'épithélium pigmentaire de l'iris. Cet exemple, qui a été particulièrement bien étudié par des chercheurs japonais, Tokindo Okada, Goro Eguchi et leurs collaborateurs[10], fournit la preuve que l'état de différenciation, longtemps considéré comme irréversible, ne l'est pas toujours. Il fournit la démonstration que les mécanismes de dédifférenciation puis redifférenciation, qui se produisent lors de la régénération de la patte de la salamandre, peuvent aussi se produire pour des structures nerveuses comme celles qui composent un organe des sens hautement différencié tel que l'œil. Ces phénomènes de transformation d'un état cellulaire en un autre, appelés *transdifférenciation*, se produisent, après ablation du cristallin, à la marge de l'iris. Celui-ci est constitué de cellules à la fois pigmentées et contractiles (myoépithéliales) qui ne se multiplient normalement pas mais qui rentrent à nouveau dans le cycle cellulaire après ablation du cristallin, prolifèrent, perdent leur pigment et se différencient.

Certaines des cellules ainsi produites synthétisent les protéines caractéristiques du cristallin qui le rendent transparent, les *cristallines*. Les autres reconstruisent la structure myoépithéliale propre à l'iris. Cette transdifférenciation a été rigoureusement prouvée : si des cellules myoépithéliales de l'iris sont isolées (c'est-à-dire cultivées une par une dans des récipients de culture séparés) dans un milieu de culture convenable, elles prolifèrent et fournissent une « colonie » ou « clone » dont toutes les cellules dérivent d'une même cellule mère. Tout comme le font les cellules de la marge dorsale de l'iris laissées en place après extirpation du cristallin, la cellule isolée en culture se multiplie et fournit une descendance qui, dans un premier temps, se dédifférencie. L'accroissement de la densité des cellules en culture s'accompagne d'une réapparition du pigment dans certaines d'entre elles, et dans d'autres, de la synthèse des protéines spécifiques du cristallin[11]. On a donc assisté, avec la prolifération des cellules, à un changement radical de leur programme de différenciation. *La cellule myoépithéliale a fourni une descendance qui a retrouvé dans un premier temps un état pluripotent, réminiscent d'une cellule embryonnaire plus précoce.*

Bien que le triton soit le seul vertébré adulte capable de reconstituer un cristallin, la production de protéines cristalliniennes dans des cultures d'épithélium pigmentaire d'iris, de la cupule optique ou de la rétine peut être obtenue dans d'autres espèces. Certaines conditions de culture sont cependant requises pour cette transdifférenciation. Ainsi, des cellules de l'épithélium pigmentaire de poulet ou humain peuvent se transdifférencier en cellules cristalliniennes si elles sont traitées par certains facteurs : la phénylthiourée, qui inhibe la synthèse du pigment, et le facteur de croissance fibroblastique (FGF), qui stimule leur prolifération.

Régénération, cancer et reproduction sexuée

Les capacités de dédifférenciation et de prolifération observées chez l'adulte dans les cellules assurant la régénération ne sont pas sans évoquer les caractéristiques des cellules tumorales qui, elles aussi, acquièrent la propriété de proliférer indéfiniment. Les cellules qui assurent la régénération sont-elles plus proches des cellules tumorales que ne le sont les autres cellules de l'organisme ? L'un des critères possibles pour répondre à cette question est de comparer leurs réponses respectives aux agents carcinogéniques. Les chercheurs ont comparé la réponse aux carcinogènes des cellules des blastèmes de régénération et des cellules normales de triton ou de mammifère. Les cellules des tritons se sont révélées plus résistantes que celles des mammifères à l'action délétère des carcinogènes. D'une manière inattendue, cette résistance est particulièrement marquée dans les cellules des blastèmes de régénération.

Une autre propriété qui diffère nettement dans les cellules tumorales et les cellules normales est que seules les premières peuvent être cultivées indéfiniment sans présenter le phénomène de vieillissement (sénescence) qui caractérise les secondes.

Or les cellules qui assurent la régénération des membres, mises en culture, ne présentent ni les crises de croissance ni les phénomènes de sénescence observés chez les cellules d'oiseaux ou de mammifères. Elles se répliquent à un rythme constant pendant plus de 200 repiquages. De telles cellules, ayant séjourné en culture pendant de longues périodes, réimplantées au sein d'un blastème *in situ*, participent à la formation des tissus du régénérat et n'ont donc pas perdu, en culture, leurs capacités de différenciation. Cette aptitude à proliférer à long terme n'est pas une caractéristique des tissus différenciés du triton (elle est absente chez les hépatocytes, pneumocytes, etc.). Elle est propre aux cellules du blastème de régénération. Elle peut sans doute être corrélée avec le fait que la régénération d'un membre après amputation n'est pas un processus unique. *Le même membre peut être amputé plus de vingt fois consécutives et régénérer à la même vitesse après chaque amputation. Cette remarquable propriété est en rapport direct avec l'absence de sénescence réplicative des noyaux des cellules destinées à former le régénérat.*

La durée de vie indéfinie des cellules assurant la régénération paraît donc bien établie et, en cela, elles s'apparentent aux cellules tumorales. Cependant elles en diffèrent radicalement car elles conservent des chromosomes et un génome normaux, ce qui n'est pas le cas des cellules cancéreuses. Cette propriété existe aussi chez les planaires, les annélides ou l'hydre qui peuvent, après scission spontanée ou section, régénérer la partie du corps manquante à partir du fragment restant. Cette « immortalité » est associée, chez ces animaux, à la reproduction *asexuée*. Une illustration en est fournie par le cas de certaines annélides marines qui présentent un seul épisode de reproduction sexuée avant de disparaître. Celui-ci survient lorsque les influences hormonales qui maintiennent la capacité de ces animaux à régénérer (donc à se reproduire d'une manière asexuée et indéfinie) cessent de s'exercer. Chez les planaires, les espèces capables de régénération et de reproduction asexuée jouissent aussi, de ce fait, d'une longévité indéfinie. Elles coexistent avec des formes qui se reproduisent sexuellement et dont la durée de vie est limitée. Les cellules de ces dernières ont un pouvoir de prolifération en culture plus réduit que celles qui sont douées du pouvoir de régénération : elles n'échappent pas au phénomène de sénescence observé chez les cellules des êtres plus évolués comme les mammifères.

On pourrait même avancer qu'à certains égards l'acquisition de caractères individuels (dont la sexualité est une grande pourvoyeuse par la redistribution des gènes qu'elle provoque en chaque descendant) tend à se traduire par une perte de potentialités en termes de régénération et d'immortalité : *comme si la vie limitée dans le temps par la mort était le prix à payer pour bénéficier du privilège d'être un individu unique.*

* *
*

Cet aperçu des capacités de régénération, telles quelles sont distribuées dans l'« échelle des êtres », montre que l'attention des premiers observateurs s'est portée tout d'abord sur l'extraordinaire pouvoir de reconstruire un organisme à partir d'une de ses parties (même de taille infime) dont jouissent certains organismes. La biologie contemporaine a révélé que ce privilège tient à deux mécanismes distincts dont l'un ou l'autre prédomine, mais qui peuvent parfois se compléter, selon l'espèce considérée.

L'un consiste dans la mobilisation de cellules embryonnaires dites souches qui ont été mises en réserve au cours du développement et qui subsistent à l'état adulte. On sait aussi que, pour se différencier, elles sont soumises à des signaux comparables (sinon semblables) à ceux à l'œuvre chez l'embryon.

L'autre stratégie, qui permet de reconstruire ou de réparer le corps, fait appel à la capacité, longtemps démentie par les biologistes, qu'ont, chez certains organismes, les cellules différenciées de retrouver un état initial naïf, plus ou moins proche de celui des cellules tout juste issues de la division de l'œuf : en d'autres termes, elles peuvent effectuer un retour dans leur histoire et recouvrer des caractères embryonnaires. Ceux-ci font resurgir en elles des possibles que la différenciation leur avait interdits d'une manière qu'on a longtemps crue définitive.

Régénérer, c'est donc recommencer encore et toujours à la source de la vie. C'est frôler l'immortalité.

Mais les recherches modernes ont aussi montré qu'il existe un autre volet au pouvoir de régénération. Celui-ci a été sélectionné au cours de l'évolution, non pas tant pour réparer les plaies que pour remplacer les cellules qui ont atteint la limite de leur âge et tout naturellement disparaissent. Les néoblastes des planaires sont là avant tout pour renouveler les cellules différenciées des organes. Leur nombre et leur efficacité remarquables font qu'ils sont aussi utilisés pour assurer la reproduction asexuée opérationnelle chez certaines espèces qui, en s'étirant, parviennent à se scinder en deux moitiés qui formeront chacune un ver. Le cas des hydres est encore plus frappant puisqu'une partie importante de leur corps, la colonne gastrique, contient nombre de cellules souches qui s'autorenouvellent et en même temps remplacent sans cesse tous les types cellulaires de l'organisme ou produisent des bourgeons qui en assurent la reproduction clonale.

Cette production incessante de cellules s'accompagne de la mort des cellules les plus anciennes. On le voit, la mort est intimement liée à la vie. Non pas seulement parce qu'elle marque la fin de l'existence d'un organisme, mais parce qu'au cours de sa vie elle fait partie intégrante de son fonctionnement.

Une véritable révolution conceptuelle s'est produite au cours des deux dernières décennies du XXe siècle, lorsque les mécanismes génétiques de la mort cellulaire, celle qui se produit spontanément chez les êtres multicellulaires (métazoaires), ont été découverts. Il est apparu que *la mort est au cœur du vivant,* non seulement chez les animaux doués d'un pouvoir de régénération qui leur permet de se reproduire par clonage, en se segmentant ou en émettant des bourgeons, mais aussi chez tous les êtres animaux pluricellulaires pour lesquels elle constitue un mécanisme régulateur de première importance du nombre de cellules qui les composent.

CHAPITRE 3

Les vivants sont le produit de l'immortalité et de la mort

Le rêve de chaque cellule, a écrit François Jacob, est de devenir deux cellules.

Si tant est que les cellules font des rêves, c'est certainement celui de la cellule originelle et de ses immédiats descendants qui, à partir de l'œuf, cette sphère infime de matière vivante, construisent un corps entier conforme aux caractéristiques de l'espèce, ver ou éléphant. C'est ainsi que la création de matière vivante, l'organisation et la genèse de la forme ont été, au cours de l'histoire de la biologie, les maîtres mots pour définir les mécanismes qui soustendent le développement des êtres. Parvenir à découvrir comment se déclenche ou s'arrête la duplication du patrimoine génétique paraissait donc être la clé qui permettrait de révéler le secret de la génération.

Il ne venait pas à l'esprit des biologistes du XIXe et de la plus grande partie du XXe siècle que la mort des cellules puisse jouer un rôle aussi important que leur prolifération dans la construction du vivant.

Des épisodes de mort cellulaire survenant chez l'embryon avaient bien été décrits par les histologistes. Mais, parce que le développement est avant tout genèse et non destruction, ils apparurent comme un défi au bon sens et, par conséquent, anecdotiques ou négligeables. Une exception était la mort cellulaire massive qui accompagne la métamorphose du têtard de grenouille, ou la transformation de la pupe des insectes en imago. Mais ces cataclysmes cellulaires paraissaient propres à ces espèces et n'étaient pas considérés comme des mécanismes normaux de l'embryogenèse.

Cependant, alors que les observations microscopiques des embryons devenaient plus précises, les cas de destruction tissulaire localisée se révélèrent plus courants qu'on ne croyait et finirent par acquérir le statut de processus intégraux du développement. L'exemple princeps est celui de la main dont les doigts ne deviennent indépendants les uns des autres qu'après que la membrane palmaire qui les unit a subi une destruction totale.

Le besoin de faire le point sur ce sujet se fit bientôt sentir.

En 1966, le biologiste américain John Saunders publiait un article intitulé « La mort dans les systèmes embryonnaires[1] », où s'exprime clairement son malaise face à des observations qui menaçaient déjà de remettre en cause une évidence, admise depuis la nuit des temps, selon laquelle, hors de la sphère religieuse, la mort est seulement l'inverse de la vie :

« C'est avec inconfort, écrit-il, que l'on se confronte à l'idée que la mort cellulaire fait partie du développement de l'embryon ; en effet, pourquoi un embryon se projetant vers un avenir chaque jour plus incertain devrait-il dilapider dans la mort les ressources d'énergie et d'information qu'il a laborieusement acquises à partir d'un état initialement moins ordonné ? »

Notre point de vue sur ce sujet s'est profondément modifié. On considère aujourd'hui que la mort des cellules est un procédé aussi naturel, aussi courant et aussi crucial pour le développement et la survie des organismes que le sont la vie même des cellules et leur prolifération.

Seuls les neurones dont la croissance est la plus rapide survivent

Quelques événements, dont l'importance n'a pas été immédiatement perçue, ont marqué l'histoire de nos idées sur ce sujet. Le premier fut la démonstration, par Victor Hamburger, à l'Université de Saint Louis, Missouri, aux États-Unis, que la quantité de motoneurones produits dans la moelle épinière est de beaucoup supérieure au nombre de ceux qui sont capables d'établir une liaison, une synapse, avec une fibre musculaire. Cette condition étant nécessaire à leur survie, une vague de mort neuronale survient à un stade précis du développement de l'embryon et conditionne le nombre de motoneurones présents à la naissance.

Ainsi la nature a-t-elle adopté la stratégie d'une hyperproduction suivie de la mort des cellules inutiles. Quant au choix qui s'établit entre les neurones qui survivent et ceux destinés à mourir, il n'est en rien préprogrammé mais résulte d'un phénomène de sélection en ce sens qu'il repose essentiellement sur le hasard : *seuls survivent les neurones qui les premiers parviennent à établir à la périphérie une synapse efficace. Le neurone est sauvé parce que le muscle lui fournit des facteurs de croissance qui le maintiennent en vie puis lui permettent de s'accroître et de se différencier.*

Dès les années 1950, Rita Levi Montalcini découvrait la dépendance des neurones sympathiques et sensoriels vis-à-vis d'une substance qu'elle réussit, avec Stanley Cohen, à purifier en 1956. Il s'agit du NGF (pour *Nerve Growth Factor* ou Facteur de croissance du nerf), le premier d'une famille de protéines agissant sur les neurones : mais il a fallu attendre vingt ans encore avant que l'on parvienne à en caractériser le gène[2]. Ce même mécanisme de production puis de destruction sélective des cellules nerveuses a été trouvé ensuite dans tous les centres nerveux du cerveau et de la moelle épinière. Ainsi la mort cellulaire apparaissait-elle comme un phénomène normal du développement neural.

« Surproduction » et morts sélectives en série des cellules qui assurent nos défenses immunitaires

La mort cellulaire s'est également révélée un mécanisme incontournable de la mise en place des défenses immunitaires. Il est apparu que nos lymphocytes, qu'ils soient T (originaires du thymus), ou B (produits par la moelle osseuse), sont capables de combattre les microbes et virus dans leur immense diversité avec une exquise spécificité grâce à la présence, à leur surface, de molécules de reconnaissance. Chaque lymphocyte porte sur sa membrane un type de récepteur qui lui permet d'identifier un antigène particulier parmi le nombre quasi infini de molécules portées par les microbes et les virus présents dans notre environnement.

On sait maintenant qu'une multitude (plusieurs centaines de milliards) de ces récepteurs sont produits à partir d'un nombre limité de gènes dont la particularité est d'être fragmentés. La recombinaison au hasard de leurs différents fragments crée la diversité biochimique et structurale nécessaire à ce processus de reconnaissance extraordinaire qui caractérise l'immunité adaptative.

Mais, en raison même du caractère aléatoire de cette production en très grand nombre, il est inévitable que certains des récepteurs ainsi élaborés soient capables de reconnaître des formes moléculaires appartenant à l'organisme qui les a produites : ils seront alors aptes à déclencher une attaque immunitaire vis-à-vis du soi, autrement dit contre l'individu même dont ils ont pour fonction de défendre l'intégrité !

L'évolution, évidemment, n'a pu sélectionner, tel quel, un mécanisme aussi dangereux et destructeur. De fait, elle a sélectionné avec lui une puissante parade qui prévient ses effets potentiellement dévastateurs : avant que les cellules T et B ne soient libérées dans la circulation, celles qui reconnaissent les antigènes du soi meurent en grand nombre dans le thymus et dans la moelle osseuse. On a pu estimer que, sur 5 millions de lymphocytes produits chaque jour dans le thymus d'une souris, seulement 5 % survivent. Ces chiffres étaient tellement impressionnants que l'on a eu quelque peine à y croire. En effet, si une telle hécatombe avait lieu, on aurait dû trouver dans le thymus les traces visibles de la disparition de tant de cellules. Or il n'en était rien. La dynamique cellulaire des lymphocytes restait donc une énigme.

Contributions du suicide des cellules à l'architecture et à l'économie des êtres vivants

La seule modalité alors connue et clairement identifiée de la mort des cellules était la *nécrose*, qui avait fait l'objet de descriptions précises.

La nécrose survient dans certaines pathologies ou lorsque des traumatismes sont infligés aux cellules. Celles-ci commencent par gonfler puis elles éclatent et projettent autour d'elles des enzymes qui altèrent les cellules voisines et les amènent à se nécroser à leur tour.

Ainsi, la nécrose se propage par vagues successives en entraînant une inflammation. Des phénomènes anarchiques de réparation et de cicatrisation s'ensuivent. L'architecture des tissus atteints est profondément modifiée, parfois durablement dénaturée. Au contraire, dans la plupart des cas de mort cellulaire survenant au cours du développement, les disparitions massives de cellules ne génèrent aucune lésion. Elles ne sont pas dues à une cause d'origine extérieure comme la nécrose, mais à une sorte de suicide ou d'autosacrifice qui met en jeu un ensemble de gènes spécifiques dont l'existence n'a été révélée qu'au cours des années 1980.

Il existe en effet, dans chaque cellule vivante, un programme génétique de mort qui, s'il est mis en œuvre, entraîne la disparition de celle-ci dans la plus grande discrétion.

Dans le processus cataclysmique qu'est la mort par nécrose, les cellules endommagées sont facilement observables au microscope. Elles sont entourées par des macrophages, ces cellules sanguines décrites par Metchnikoff qui jouent le rôle de fossoyeurs dans les tissus. D'ailleurs, le terme de *nécrose* tire son origine du mot grec qui signifie « cadavre ».

Pour désigner la mort furtive des cellules qui disparaissent selon un programme intrinsèque, apparemment immuable, on a choisi le terme d'*apoptose*, par référence au mot grec qui désigne la chute, par exemple celle des feuilles des arbres en automne ou celle des pétales qui tombent des fleurs fanées.

Les cellules qui meurent par apoptose implosent plutôt que d'exploser selon le mode de la nécrose. Elles commencent par rompre leurs contacts avec les cellules avoisinantes puis subissent des modifications internes majeures : le contenu de leur noyau, notamment, se fragmente, tandis que leur cytoplasme se répartit en petits ballonnets, les corps apoptotiques, dont la membrane externe reste intacte et empêche la libération d'enzymes à l'extérieur (ce qui est, au contraire, de règle dans la nécrose). Les corps apoptotiques sont très vite absorbés par les cellules avoisinantes. Curieusement, il semble bien que toute cellule vivante puisse percevoir les signaux moléculaires émis par les cellules en apoptose puis les englober et les faire disparaître en moins d'une heure alors qu'elles sont encore vivantes.

Ainsi, la mort par apoptose est rapide et n'entraîne en général ni lésion, ni inflammation, ni cicatrisation. C'est pourquoi elle est passée aussi longtemps inaperçue.

La description de l'apoptose, ainsi que l'usage de ce terme, est due à l'anatomopathologiste Ker en 1972. Ce n'était en fait qu'une redécouverte car, dès 1855, on trouve la description du même phénomène sous la plume de Walter Flemming qui avait, à cette époque, finement décrit l'étape de fragmentation nucléaire qu'il avait dénommée *chromatolyse*.

Signalons aussi les travaux de Marcel Bessis qui, en 1955, a réalisé un film intitulé *La Mort d'une cellule*, où il montrait la « mort par fragmentation » des cellules du sang.

Ces descriptions n'ont pas eu l'impact qu'elles méritaient ; sans doute arrivaient-elles trop tôt pour que leur intérêt soit convenablement apprécié. On ne disposait pas, alors, du corpus de connaissances nécessaire pour situer le rôle clé de l'*apoptose* dans l'économie générale du développement.

L'explication du suicide cellulaire surgit par inadvertance de l'étude du développement d'un petit ver

Un pas décisif a été franchi lorsque la cascade des gènes mis en œuvre dans l'apoptose a été découverte. Cela se produisit d'une manière inattendue et sur un organisme qui n'est ni un mammifère ni même un vertébré. Les gènes de mort ont été mis en évidence par des chercheurs qui voulaient comprendre les mécanismes du développement. Leur matériel d'étude était un petit ver transparent que nous avons déjà eu l'occasion d'évoquer et qui avait fait son apparition sur les paillasses de quelques laboratoires grâce au non-conformisme et au génie créatif d'un chercheur anglais, Sydney Brenner, dans les années 1960-1970. Ce ver, *Caenorhabditis elegans*, s'élève facilement et se reproduit rapidement. S. Brenner, déjà fameux pour ses travaux pionniers de génétique moléculaire, y vit un animal qui se prêtait presque aussi bien que les bactéries à des expériences de mutagenèse. Cet organisme, très simple, a aussi l'avantage de posséder un embryon transparent dont le développement est remarquablement stéréotypé. Un groupe de généticiens anglais et américains en a tiré profit pour suivre l'une après l'autre les divisions des cellules qui conduisent à l'embryon.

Ces divisions se produisent d'une manière identique chez tous les individus et génèrent 1 090 cellules dont 131 meurent à peu près au même moment et au même endroit dans tous les embryons. La généalogie des cellules qui survivent et constituent le ver est donc connue avec précision, en particulier grâce aux patientes observations de Jonathan Sulston.

À partir de la fin des années 1970, Robert Horvitz et sa petite équipe[3], à Boston, ont soumis des vers en phase de reproduction à des mutagènes : ils ont cherché s'il était possible, par ce moyen, de perturber le destin des embryons en cours de formation. Ils découvrirent plusieurs catégories de mutants. Dans la première, aucune des 131 cellules normalement destinées à disparaître pour assurer le développement harmonieux du ver n'est frappée de suicide cellulaire. Dans un autre groupe, toutes les cellules de l'embryon disparaissent, y compris les 959 qui normalement survivent, ce qui implique, par définition, la disparition complète de l'embryon.

Les gènes intervenant dans ces différents mutants ont été appelés *ced* (pour *cell death-abnormal* ou mort cellulaire anormale). Ils sont au nombre de trois : *ced3*, *ced4* et *ced9*.

Ced3 et *ced4* sont indispensables pour que survienne la mort des 131 cellules embryonnaires. *Ced9* a l'effet inverse puisque c'est l'absence de la protéine ced9 qui entraîne la mort des 1 090 cellules de l'embryon.

L'étude génétique et moléculaire de ces mutations a révélé que les protéines ced3 et ced4 sont bien responsables du déclenchement de l'apoptose et que leur effet est antagonisé par ced9. Cependant, la protéine ced9 n'est pas nécessaire à la survie des cellules dès lors que celles-ci ne sont pas exposées aux protéines ced3 et ced4. Lorsque les trois gènes *ced3*, *ced4*, et *ced9* sont inactivés, aucune cellule de l'embryon n'entre en apoptose au cours du développement. Donc, si 959 cellules survivent chez l'embryon, c'est parce qu'elles produisent à la fois les protéines qui jouent le rôle d'« exécuteurs » et celle qui les protège (ced9). Cette dernière manque, au contraire, dans les 131 qui disparaissent. En ce sens, leur survie n'est pas le résultat d'un phénomène actif : elles meurent « par défaut » du « protecteur » ced9.

Autrement dit, chaque cellule de l'embryon produit les protéines capables de la tuer. Ne survivent que celles qui sont aptes, pour un temps, à s'opposer à la mise en œuvre du programme de mort.

Les interactions entre les produits des gènes de mort ont été révélées plus finement. La protéine ced3 a besoin de la coopération de ced4 pour déclencher la cascade d'événements moléculaires qui conduisent à la mort de la cellule. De plus, s'il est vrai que le « protecteur » ced9 empêche l'exécuteur ced3 d'agir, il ne peut le faire directement. Il n'y parvient qu'en se liant à ced4, l'empêchant ainsi de jouer le rôle d'« activateur » indispensable qu'il exerce sur ced3.

Ce jeu moléculaire subtil entre la vie et la mort des cellules ne s'arrête pas là. En 1998, Robert Horvitz découvrait qu'un autre gène intervient, *Egl1*, dont le produit est capable de se lier à la protéine ced9, lui interdisant par ce moyen d'exercer son rôle de protecteur. Ainsi, le suicide ou la survie des cellules de l'embryon de *Caenorhabditis elegans* dépendent-ils non seulement des quantités respectives de *ced3-ced4* et de leur antagoniste *ced9*, mais aussi de l'équilibre qui existe entre *ced9* et *Egl1*.

La complexité des mécanismes réglant la vie et la mort des cellules a été mise au jour progressivement. Au moins une quinzaine de gènes, découverts par la méthode de mutagenèse, interviennent dans ce processus, mais *ced3*, *ced4*, *ced9* et *Egl1* paraissent bien en être les acteurs les plus importants. La vie ou la mort d'une cellule dépendent d'interactions moléculaires qui font intervenir de multiples protagonistes, dont la présence en quantités définies dans la cellule est contrôlée par des mécanismes dont nous n'avons encore qu'un aperçu. Lors de la différenciation des cellules de l'embryon de C. *elegans*, les cellules continuent à produire *ced3* et *ced4* ; leur survie dépend donc de la production de *ced9* et de *Egl1*. Il existe de nombreux mutants où une anomalie de la survie ou de la mort ne concerne qu'une, deux ou trois cellules particulières, ce qui montre la finesse des régulations qui déterminent la production de ces protéines dans chacun des types cellulaires de l'organisme.

Si on se reporte vers le milieu des années 1980, la portée majeure de ces recherches tenait à ce qu'elles démontraient l'existence, dans toutes les cellules du ver, d'un appareil suicidaire en permanence actif et nécessitant donc la mise en jeu d'inhibiteurs, seuls capables d'assurer la survie cellulaire. La mort des cellules de l'embryon se présente dès lors comme un processus naturel qui doit être, le plus souvent, combattu en permanence, même s'il est nécessaire qu'il puisse agir dans des lieux et à des moments appropriés pour assurer l'architecture harmonieuse et la survie de l'individu.

Les gènes de mort sont présents
chez tous les animaux

En 1986, les gènes de mort et leurs antagonistes n'étaient encore que des entités virtuelles, révélées chez les mutants sur la base des effets produits par leur absence. La communauté scientifique était peu intéressée, dans sa large majorité, par les recherches de R. Horvitz sur le contrôle du suicide cellulaire dans la genèse d'un représentant aussi peu prestigieux du monde vivant que le ver. À cette époque, de nombreux laboratoires spécialisés en biologie moléculaire mais travaillant sur des modèles animaux plus classiques, plus proches de l'homme aussi, auraient pu très rapidement isoler et séquencer les gènes concernés. En fait, c'est à la petite équipe de R. Horvitz qu'il revint de mener à bien ce travail qui nécessita plusieurs années.

Pendant ce temps, les progrès dans ce domaine ont surgi de sources diverses : comme il arrive souvent, l'imagination des chercheurs, secondée par l'unité fondamentale du vivant, leur a permis d'établir des liens fructueux entre des travaux liés à la recherche sur le cancer, à la génétique ou à la biologie du développement, d'une part, et les découvertes de R. Horvitz, d'autre part.

David Vaux, un jeune chercheur australien travaillant aux États-Unis, s'intéressait à un gène appelé *Bcl2* activé dans plusieurs types de lymphomes (une forme de cancer[4]). Ce gène avait été identifié au site des translocations chromosomiques communes à ces lymphomes, puis cloné. Par des expériences de transgenèse chez la souris, on avait pu montrer que l'expression de *Bcl2* dans des cellules myéloïdes et lymphoïdes réprimait la mort cellulaire induite lorsqu'elles sont privées des facteurs de croissance qui leur permettent normalement de survivre en culture. *Bcl2* peut aussi empêcher la mort naturelle infligée aux neurones au cours du développement.

En 1992, David Vaux réalise une expérience qui, associée aux données fournies par les recherches sur *Caenorhabditis elegans*, devaient changer notre vision du phénomène de mort cellulaire. Il provoque l'expression par transgenèse du gène *Bcl2* humain dans un embryon mutant de C. *elegans* où le gène *ced9*, qui assure la survie de cellules, a été inhibé. Toutes les cellules de ce mutant, nous le savons, devraient être vouées à une mort rapide. La présence de la protéine Bcl2 humaine permet pourtant un développement normal de l'embryon en restituant la fonction de protection de *ced9* dans les cellules où ce gène s'exprime normalement.

La protéine humaine a donc réprimé la mort programmée des cellules de cet être primitif. *Cela signifie qu'au cours de centaines de millions d'années d'évolution, le système des gènes de mort et de survie des cellules a été conservé pratiquement intact : c'est, en effet, la conclusion qui s'impose et qui sera, on va le voir, vérifiée dès lors qu'un gène humain peut se substituer à un gène du ver pour maintenir en vie les cellules de celui-ci.* Malgré les innombrables mutations aléatoires qui se sont produites et les changements considérables qui ont permis l'évolution des vers nématodes à l'homme, l'ensemble des gènes qui, d'une manière coordonnée, règlent la vie et la mort ont conservé leur structure et leur fonction.

Le petit nématode commença dès lors à susciter l'intérêt d'un public scientifique plus large et acquit le statut de *modèle* dont l'étude présente un intérêt général.

Mais comment un gène humain peut-il agir dans un ver ?

Deux ans après l'expérience de David Vaux, Hentgardner et Horvitz (1994) dévoilaient la séquence du gène *ced9*. Des régions entières de cette séquence se retrouvaient dans le gène *Bcl2*, d'autres s'en éloignaient. On pouvait en conclure que les domaines identiques dans les deux gènes sont ceux qui jouent un rôle dans l'inhibition du complexe formé par les protéines ced3-ced4 responsables du déclenchement du suicide cellulaire (apoptose).

Qu'est-ce qui déclenche le suicide d'une cellule ?

C'est encore une homologie de séquence entre un gène de mammifère et *ced3* (l'effecteur de l'apoptose) qui a permis de comprendre que le déclenchement de la mort cellulaire était lié à l'activité d'une enzyme capable de coupler une protéine à un site qui lui est spécifique (une protéase). On sait maintenant que de telles enzymes forment une famille, les *caspases*, dont plus de 15 membres ont été identifiés chez les vertébrés.

La séquence nucléotidique du gène *ced3* montrait un haut niveau d'homologie avec celle d'un gène humain qui avait été identifié à la fin des années 1980, le gène *ICE*. C'est cette homologie de séquence entre *ICE* et *ced3* qui a permis de comprendre que le déclenchement de la mort cellulaire était lié à l'activité de protéases. Curieusement, la protéine ICE ne paraît pas intervenir dans l'apoptose chez les mammifères. Des enzymes voisines, appartenant à la famille des caspases, jouent ce rôle.

Le maillon de la chaîne correspondant à *ced4*, indispensable à l'activation des caspases chez les mammifères, a été plus difficile à trouver. Il a fallu attendre que Xiaodong Wang, un jeune chercheur chinois travaillant aux États-Unis, découvre en 1997 une protéine qu'il a appelée Apaf1 (*apoptosis activating factor-1*). Lorsqu'il eut obtenu la séquence du gène correspondant, il réalisa que bien que remplissant un rôle semblable à celui joué par *ced4* dans les cellules de *Caenorhabditis elegans*, c'est-à-dire d'activer les caspases, il ne présente avec celui-ci qu'une homologie relativement faible. En effet, seuls des domaines de petite taille, dispersés dans le gène *Apaf1,* ont conservé des séquences présentes dans *ced4*. Ces domaines suffisent à assurer l'activité de la protéine vis-à-vis des caspases et de *Bcl2*, l'équivalent, chez les mammifères, du *ced9* de *Caenorhabditis elegans*.

L'évolution recycle ses vieux outils

Ainsi ce système génique qui permet à la cellule de réguler sa survie et sa destruction a-t-il été maintenu au cours de l'évolution comme beaucoup d'autres qui interviennent dans des processus fondamentaux de la vie. Autrement dit, les êtres dans lesquels des mutations en avaient supprimé l'efficacité n'ont pas pu survivre. La permanence de ces mécanismes vient encore une fois à l'appui de la notion de l'unité du monde vivant et de son origine à partir d'une forme ancestrale commune.

Au cours de l'évolution, les gènes présents dans les formes les plus anciennes de l'arbre de vie se sont souvent dupliqués, ont été « recopiés » et modifiés par des mutations successives avant qu'ils ne participent à la constitution d'êtres plus évolués. C'est ce qui s'est produit dans le système de mort et de survie cellulaire comme dans beaucoup d'autres. Ainsi, *Bcl2* et *Bax*, lointains parents respectivement de *ced9* et de *egl1*, ne sont pas uniques chez les vertébrés, mais sont membres d'une famille qui comporte de nombreux autres gènes accomplissant un rôle similaire ou antagoniste dans l'un ou l'autre type de cellule. Il en résulte que le nombre de combinaisons possibles des signaux qui tendent à réprimer ou à déclencher le suicide de la cellule est très grand et leurs interactions d'une infinie complexité. La grille de lecture relativement simple fournie par le modèle princeps qu'a constitué *Caenorhabditis elegans* dans l'histoire de cette recherche a été particulièrement précieuse pour décrypter les mécanismes qui conduisent à la vie ou à la mort des cellules.

L'importance des résultats obtenus par les méthodes génétiques sur ce modèle a été reconnue par l'attribution en 2002 du prix Nobel de physiologie et médecine à Sydney Brenner, Robert Horvitz et Jonathan Sulston.

D'autres étapes se sont ajoutées à la complexité déjà grande que représente le jeu des activateurs et des répresseurs du suicide cellulaire tel qu'il avait été déduit des expériences de mutagenèse. Elles ont permis, en particulier, de dévoiler la place tenue par les mitochondries, organites cytoplasmiques spécialement dévolus à la respiration cellulaire, dans la mise en route de l'apoptose. Les mitochondries y participent d'une manière décisive en déversant dans le cytoplasme une partie de leur contenu : une enzyme, le cytochrome C, et un facteur, découvert par une équipe française, l'AIF (ou *Apoptosis Inducing Factor*[5]).

On peut prévoir que d'autres découvertes viendront encore compléter le tableau des interactions moléculaires qui contrôlent la vie et la mort des cellules tel qu'il se présente aujourd'hui.

Le poids des « cellules suicidées » que nous perdons chaque année équivaut à celui de notre corps

L'histoire même de ce chapitre relativement nouveau de la biologie cellulaire avait d'abord amené les chercheurs à penser que le pouvoir de s'autodétruire par ce qu'on avait appelé la mort programmée était une propriété exclusive des cellules de l'embryon où elle jouait, dans la construction du corps, un rôle aussi important que la production de nouvelles cellules.

Il est assez vite apparu que l'apoptose se poursuit après la naissance et qu'elle constitue un élément essentiel dans le maintien du bon fonctionnement des organismes. Elle existe en effet chez tous les êtres multicellulaires. On a pu montrer qu'elle intervient même chez les unicellulaires, dans l'équilibre des populations et dans leurs relations avec le milieu extérieur.

L'importance du phénomène d'apoptose chez l'adulte peut être perçue si on considère les évaluations avancées chez l'homme adulte : composé de plusieurs dizaines de milliers de milliards de cellules, il en perdrait chaque jour au moins une centaine de milliards (soit plusieurs millions par seconde). Ainsi, la masse de cellules que nous perdons chaque année par le processus normal de suicide cellulaire serait proche du poids du corps !

Des régions entières de notre organisme sont le site d'un renouvellement rapide : il en est ainsi de la peau, de la paroi interne de l'intestin et du sang par exemple. Les composés issus des cellules mortes sont réutilisés pour la construction de nouveaux tissus. *Nous nous nourrissons donc en permanence d'une partie de nous-mêmes et, comme Phénix, l'oiseau mythique, nous renaissons chaque jour, partiellement, de nos cendres.*

Les mêmes neurones pour toute la vie mais des cellules du sang constamment renouvelées

Tous les tissus composant notre corps ne sont pas soumis à un renouvellement aussi rapide que le sang, la peau ou la paroi interne de l'intestin. La différenciation cellulaire confère aux cellules spécialisées une durée de vie variable. Les cellules de la peau et celles qui tapissent l'intestin perdent le pouvoir de se diviser, puis vivent quelques jours (3 à 6 jours pour ces dernières). Comme celles du sang, elles sont sans cesse renouvelées grâce à l'activité de cellules souches qui restent indifférenciées. Les neurones qui constituent le cerveau, au contraire, sont pour la plupart produits pendant la vie embryonnaire, une fois pour toutes. Certains neurones, cependant, sont l'objet d'un renouvellement chez l'adulte.

La dynamique de renouvellement des cellules sanguines a été particulièrement étudiée. D'une manière générale, les cellules souches produisent plus de cellules que nécessaire : un ajustement se produit ensuite, *via* des facteurs fournis par d'autres tissus. Ainsi, les précurseurs des globules rouges ont besoin d'une hormone, l'érythropoïétine, pour inhiber leur programme intrinsèque de mort. C'est la quantité d'érythropoïétine produite par le rein qui règle la quantité de cellules souches sanguines qui survivent et, par conséquent, la quantité de globules rouges.

L'équilibre et la taille des organes sont étroitement réglés, on le sait, pas seulement en ajustant la prolifération des cellules mais aussi parce qu'une bonne partie des cellules ainsi produites sont d'une manière incessante détruites par apoptose.

La régulation de la vie et de la mort des cellules dans les organismes est donc cruciale pour leur équilibre fonctionnel. Elle fait partie de la vie « sociale » des cellules qui les composent. On comprend de mieux en mieux en quoi consistent ces interactions. Les cellules agissent les unes sur les autres en produisant des facteurs ou « médiateurs » très divers. Certains assurent la survie des cellules en inhibant leur programme de mort, d'autres déclenchent leur suicide en se liant à ce qu'on appelle des récepteurs de mort. Un des cas les mieux étudiés est celui d'un couple appelé « *Fas* » : un récepteur et le composant auquel il est sensible (son *ligand*). Lorsque le ligand de *Fas* se lie à son récepteur, celui-ci modifie sa forme et transmet à la cellule un signal qui déclenche son autodestruction. D'autres agents inhibent le déclenchement du programme de mort : ce sont des facteurs de survie comme le NGF pour les neurones et l'érythropoïétine pour les précurseurs des globules rouges.

Les recherches sur la vie et la mort des cellules font progresser la médecine

Ces découvertes ont permis de comprendre les mécanismes responsables de plusieurs maladies. On sait maintenant que les hépatites fulminantes, produites par des virus ou par l'alcool, sont dues à la mort massive des cellules du foie. Celles-ci possèdent à leur surface le récepteur *Fas* mais, à l'état normal, ne produisent pas le ligand qui activerait le programme de destruction. Par des mécanismes moléculaires variés, les virus des hépatites et l'alcool provoquent la production, par les cellules hépatiques, du ligand de *Fas*, ce qui entraîne leur annihilation rapide. Les progrès accomplis dans l'explication de ces pathologies conduisent à concevoir des thérapeutiques radicalement nouvelles.

Enfin, il est clairement établi aujourd'hui que le blocage anormal du suicide cellulaire constitue une étape décisive dans la transformation d'une cellule normale en une cellule cancéreuse.

L'apoptose, ses causes, ses modalités, ses altérations pathologiques sont désormais un des domaines de recherche les plus actifs de la biologie cellulaire.

Les découvertes scientifiques sont imprévisibles mais reliées entre elles par l'unité du vivant

On voit que beaucoup de chemin a été parcouru depuis que les chercheurs ont commencé à se pencher sur le destin des cellules embryonnaires du petit ver *Caenorhabditis elegans*.

Il s'agit probablement d'un des exemples les plus suggestifs du caractère imprévisible des découvertes scientifiques. Notamment de celles qui ouvrent une voie nouvelle et qui changent notre manière de penser ou d'appréhender la réalité. Celles qui permettent de donner une signification à des faits déjà observés mais restés jusque-là incompris.

Elles ne peuvent même pas être pressenties, pour la simple raison qu'elles sortent des représentations communément admises, et par conséquent des objectifs, aspirations ou besoins que celles-ci inspirent à la société.

Elles sont par essence insoupçonnées puisqu'elles n'entrent pas dans les schémas de pensée qui ont cours.

C'est d'ailleurs une constante de la création culturelle : les grandes œuvres, les découvertes majeures ne répondent pas aux questions que tous se posaient avant elles, mais révèlent les nouvelles questions que tous se poseront bientôt. En sciences comme en art, les créateurs partent de faits ou de points de vue particuliers pour en révéler une portée universelle jusqu'alors latente.

Galilée fonda la science en formulant les premières lois de physique mathématique touchant la chute des corps et leur accélération, quand ses contemporains ne songeaient qu'à réfléchir sur la cause première du mouvement.

Les peintres impressionnistes firent un art des jeux de lumières que la plupart des artistes et des amateurs avaient considéré comme un aspect secondaire ou subalterne de la peinture.

Descartes a développé toute sa philosophie à partir de l'affirmation « je pense donc je suis », apportant ainsi des repères plus clairs à une société alors tiraillée entre les préceptes religieux, les traditions, la pensée d'Aristote et les aspirations de l'individualisme naissant. On pourrait sans peine multiplier les exemples :

l'imagination humaine révèle sa fécondité dans des voies de traverse... qu'elle parvient parfois à transformer en lumineuses avenues.

Mais l'imprévisibilité de l'invention scientifique ne conduit pas à l'éclatement de la science en recherches radicalement indépendantes les unes des autres. D'une part, l'imagination des chercheurs n'est efficace que s'ils connaissent bien les découvertes antérieures ou les travaux en cours ; d'autre part, dans le domaine de la biologie, l'unité même du vivant et les recyclages permanents de gènes ou de processus qu'opère l'évolution font, on l'a vu, que les connaissances acquises sur un ver, par exemple, sont le plus souvent transposables pour l'étude d'autres êtres vivants, l'homme notamment.

La recherche vraiment innovante n'arrive donc à ses fins que par surprise. Elle ne peut être programmée : une notion particulièrement difficile à comprendre et à traduire dans les faits par nombre des responsables du financement institutionnel de la recherche !

Pour favoriser vraiment la créativité, et donc l'innovation, il faut laisser les chercheurs libres, accepter qu'ils se trompent et qu'ils semblent parfois un peu perdre du temps. Cela n'est en rien incompatible avec une évaluation bien comprise et au total efficace de leur activité. Il faut davantage valoriser la qualité d'imagination, la maîtrise des connaissances et la rigueur avec lesquelles les recherches sont conduites. On doit également veiller à repérer en permanence les domaines où s'ouvrent des perspectives prometteuses et encourager de manière concertée l'exploitation des découvertes à des fins technologiques ou en vue d'explorer de nouveaux champs d'étude.

Partie II

DE LA CELLULE ORIGINELLE
À LA MULTICELLULARITÉ

Si ce livre a commencé par la régénération, c'est parce que cette propriété de recourir sans cesse à la source de jouvence que sont les cellules souches, capables de tout faire tout en restant semblables à elles-mêmes, relie les deux formes du monde vivant : l'état unicellulaire – le plus ancien et le plus répandu – où les cellules se perpétuent par simple division ; et celui, pluricellulaire, où les cellules, en s'étant organisées pour vivre ensemble, ont permis l'émergence de formes d'organisation plus complexes. Ce processus a entraîné d'autres modes de reproduction ainsi que des moyens nouveaux pour assurer l'*homéostasie*, c'est-à-dire la constance de la composition cellulaire des organes et des tissus. C'est pour remplir cette fonction qu'entrent en jeu les cellules souches dont on a vu, dans la première partie de ce livre, que lorsqu'elles sont abondantes et très actives, comme dans les planaires ou dans les hydres, elles pouvaient aller jusqu'à permettre à ces animaux de se reproduire de manière asexuée.

Au cours de l'évolution du monde vivant, l'apparition de la multicellularité constitue un événement d'une importance majeure puisqu'il a conduit à l'explosion de la biodiversité et à son achèvement le plus spectaculaire, la construction du cerveau humain.

On conçoit désormais de plus en plus clairement comment la forme la plus évoluée des cellules, celles des eucaryotes, s'est progressivement élaborée par la fusion de plusieurs formes de bactéries. Le mode de fonctionnement et les besoins de la cellule, unité de base du vivant, sont mieux appréhendés que jamais auparavant grâce à une connaissance croissante de l'activité des gènes.

Cette deuxième partie envisage, avec l'origine des cellules, la manière dont on pense aujourd'hui qu'elles se sont associées pour constituer les êtres multicellulaires. Plusieurs tentatives ont eu lieu pour mener de l'uni- à la multicellularité. Celle qui a été sélectionnée par l'évolution fait alterner, dans la vie de chaque organisme, l'œuf (réminiscence de l'état ancestral où seules des cellules isolées peuplaient le monde), avec un moment multicellulaire, caractéristique des animaux (ou métazoaires) et des plantes.

Le prix à payer pour l'existence d'un organisme complexe dans ses capacités d'action et d'adaptation est sa mort inéluctable, à terme, en tant qu'individu et, au cours même de sa vie, la mort d'une quantité innombrable de ses éléments constitutifs.

Nous l'avons vu, la mort des cellules est une des composantes aussi essentielle de l'existence des organismes multicellulaires que l'est leur multiplication. L'une et l'autre assurent l'homéostasie des tissus nécessaire à leur survie depuis les stades les plus précoces du développement des métazoaires jusqu'à la fin de leur existence.

Le but de cette partie, qui donne un aperçu de l'histoire de la vie sur la planète, est de mettre en évidence le rôle des cellules souches comme potentiellement immortelles, dans les différentes phases du cycle vital. On fera ainsi apparaître les avantages sélectifs conférés aux êtres pluricellulaires par la différenciation des cellules qui les constituent.

Les ressources et l'inventivité du vivant sont surprenantes. Si la spécialisation des cellules les prive le plus souvent de la capacité de se multiplier, un autre mécanisme assure la pérennité de leur fonction : l'organisme conserve la capacité de les remplacer sans cesse grâce à l'activité des cellules souches.

CHAPITRE PREMIER

Faire un organisme : comment les cellules s'associent ?

Une plongée au cœur du vivant

D'une formule, on pourrait affirmer que les *cellules souches* sont « une invention de la multicellularité » : autrement dit, la production et le renouvellement de cellules de divers types au sein d'un organisme complexe suppose la présence d'autres cellules capables à la fois d'assurer ces deux fonctions et de s'autoreproduire indéfiniment. C'est pourquoi il est indispensable, si l'on veut percer le mystère des cellules souches, de revenir à leur genèse, lors du passage de l'uni- à la pluricellularité.

La régénération, loin de n'être qu'un mythe, nous apparaît dorénavant comme une disposition essentielle de la vie. Elle assure à la fois la survie des individus et l'intégrité de leur organisme dont elle renouvelle la substance tout en en maintenant la structure. Bien sûr, elle n'a pas toujours le caractère spectaculaire qu'elle prend chez l'hydre mais, comme on a eu l'occasion de le montrer, les tissus qui constituent les animaux sont, le plus souvent, soumis à un renouvellement constant, plus ou moins rapide. Ce renouvellement est assuré, dans la plupart des cas, par des cellules mises en réserve au cours du développement, qui ont conservé des caractères embryonnaires. Mais il arrive aussi que le « rajeunissement » soit induit par des cellules qui, déjà différenciées, se montrent aptes à retrouver les propriétés de leurs propres progéniteurs : dans ce cas, elles se « dédifférencient » pour « remonter le cours de leur détermination », en quelque sorte, jusqu'à récupérer la pluripotence qui leur permettra d'engendrer plusieurs types cellulaires.

Il existe, certes, des organismes qui, à l'état adulte, échappent presque complètement à cette règle. Ils possèdent, dans la plupart de leurs tissus, un nombre défini de cellules qui ne semblent pas susceptibles de se renouveler. C'est le cas d'un grand nombre d'insectes comme les diptères (mouches, moustiques) dont la grande majorité des cellules (à l'exception des cellules du sang et des cellules germinales) ne se divisent plus chez l'adulte. Il en va de même pour certains vers, tel *Caenorhabditis elegans* dont il a déjà été question.

Il faut remarquer, cependant, que ces animaux ont en général une durée de vie courte, au contraire de ceux qui, doués de capacités de régénération importantes, confinent à l'immortalité. Comme si l'individu dont les constituants sont fixés une fois pour toutes devait mourir à brève échéance tandis que celui dont la substance se renouvelle rapidement pouvait prétendre se rapprocher de l'immortalité. Bref, l'être qui a intégré la mort au sein même de sa vie (sous la forme de la destruction et du remplacement continu de ses cellules) survit plus longtemps que celui qui l'a exclue de son existence quotidienne.

Les cellules de type embryonnaire capables de régénérer les cellules détruites ou de remplacer celles qui sont arrivées au terme naturel de leur vie sont aptes, on s'en souvient, non seulement à fournir des cellules différenciées mais aussi à se reproduire telles qu'en elles-mêmes. Chez les organismes doués d'un grand pouvoir de régénération, elles paraissent capables de perpétuer à l'infini, par reproduction asexuée, non seulement la vie mais aussi le plan d'organisation que leur confère leur patrimoine génétique.

L'embryon lui-même est capable, chez de nombreuses espèces, d'une plasticité remarquable due au pouvoir dont disposent ses cellules d'engendrer des types cellulaires variés selon l'environnement dans lequel elles se trouvent placées. C'est donc au sein de la cellule elle-même qu'il faut rechercher le secret d'une telle capacité d'adaptation.

La cellule est la réalisation fondatrice du vivant dans sa complexité. La connaissance que la science nous en donne peut seule nous fournir la clé dont nous avons besoin pour accéder aux mécanismes du développement, au fonctionnement des cellules souches et aux applications technologiques ou thérapeutiques dont ils sont porteurs.

C'est pourquoi nous allons nous intéresser ici à la cellule, à son histoire évolutive, à ses propriétés en même temps qu'au passage de l'état de cellule unique et indépendante à celui, bien plus complexe, d'organisme.

À l'instar de Jean-Jacques Rousseau qui entreprit d'imaginer ce qu'auraient pu être des individus isolés de leur histoire pour mieux analyser ensuite les causes et les effets de leur réunion en société, nous allons d'abord nous attacher à mieux connaître les cellules en tant que telles avant d'envisager les problèmes posés par leur association. Comme Rousseau, nous ne devons pas nous cacher que cette démarche, si elle permet de gagner en clarté, n'est pas exempte d'artifice : séparer les éléments des ensembles qu'ils peuvent constituer ne va pas de soi. Au moins n'avons-nous pas à douter de l'existence de cellules isolées en grand nombre, contrairement au philosophe qui, traitant de l'homme dans l'état de nature, devait reconnaître qu'il parlait d'un être « qui n'avait peut-être point existé, qui n'existe pas et qui probablement n'existera jamais ! ».

En suivant cette méthode, nous serons à même d'identifier progressivement l'enchaînement des causes dont découlent quelques-uns des mécanismes les plus fondamentaux du vivant. Comment sont apparus les divers types de cellules ? Comment celles-ci se sont-elles structurées, quelles fonctions assurent chacune de leurs parties et quels effets en résultent ? D'où proviennent les transformations qui allaient permettre à certaines familles de cellules de se fédérer au sein d'organismes pluricellulaires ?

Répondre à ces questions, et à quelques autres qui leur sont liées, c'est entreprendre une plongée au cœur de la vie, propre à susciter un émerveillement comparable, sinon supérieur, à celui que suscitent les chefs-d'œuvre de l'art : ici comme là, on est ébloui par la façon dont la combinaison foisonnante de petits faits et de phénomènes variés génère un univers profondément uni, pourtant riche d'une diversité quasi infinie.

Omnis cellula e cellula : « *Toute cellule est issue d'une autre cellule* »

Cet aphorisme résume l'une des plus grandes découvertes de tous les temps en biologie, celle de la cellule. Il fut formulé en 1858 par Rudolf Virchow pour qui les cellules, structures de base de la matière vivante, ne se forment pas *de novo*. Au contraire disait-il : « Là où apparaît une cellule, il doit y avoir eu une autre cellule auparavant, tout comme un animal ne peut venir de rien d'autre qu'un animal et une plante de rien d'autre qu'une plante[1]. » Ainsi l'idée de génération spontanée qui, à l'époque, jouissait encore d'un crédit certain, se trouvait battue en brèche. La révélation que la cellule est l'unité de base des êtres vivants remonte, nous l'avons vu, à vingt ans auparavant lorsqu'à la suite des travaux de Mathias Schleiden[2] et de Theodor Schwann[3] fut formulée la « théorie cellulaire » selon laquelle tous les êtres vivants sont constitués d'un assemblage de cellules.

On sait maintenant que la structure même de la cellule ainsi que son fonctionnement sont conditionnés par l'ADN. Ainsi se pose à nouveau, mais d'une tout autre manière que celle avancée par l'idée de la « génération spontanée » des premiers biologistes, la question de l'origine de la vie et de la biogenèse de la cellule originelle.

On pense aujourd'hui que l'ARN, doué de propriétés enzymatiques, serait apparu le premier parmi les acides nucléiques. Il possédait la capacité de catalyser sa propre reproduction et, de ce fait, la caractéristique exclusive du vivant. L'ADN, qui compose notre génome, serait apparu plus tard. Son grand avantage est d'être plus stable que l'ARN et donc mieux protégé des risques de transformations accidentelles. La formation de cette structure hautement organisée qu'est la cellule est l'objet de conjectures diverses mais, pour l'instant, demeure une inconnue. La cellule est, en effet, une construction organisée pour fonctionner seule pourvu qu'elle trouve dans son environnement les éléments de base nécessaires au renouvellement et à la croissance de sa matière propre. Eau, sels minéraux, gaz carbonique et oxygène suffisent pour les cellules végétales qui savent transformer le gaz carbonique de l'air et l'eau en substances organiques, sucres, lipides puis, avec un apport d'azote, protéines. Celles-ci sont les substances les plus importantes pour l'exécution des fonctions vitales, après l'ADN qui en contrôle la production. Le qualificatif d'« autotrophes » qu'on attribue aux plantes traduit leur autonomie vis-à-vis des autres formes de vie, autrement dit leur capacité à se nourrir à partir de substances minérales (eau, sels minéraux, gaz carbonique) qu'elles transforment elles-mêmes en substances organiques. Le pouvoir remarquable de métamorphoser la « matière » physique ou chimique en « substance vivante » les distingue des animaux et des champignons qui, pour vivre, doivent se nourrir de composés organiques issus d'autres êtres vivants (ils sont dits, de ce fait, « hétérotrophes »). Ainsi, les premiers restes vivants, trouvés dans les profondeurs des temps géologiques, sont des cellules qui devaient être munies de pigments photosynthétiques, c'est-à-dire capables d'utiliser l'énergie lumineuse pour la synthèse de composés organiques, comme la chlorophylle des végétaux actuels. Ils étaient semblables aux *cyanobactéries* abondantes de nos jours.

Alors que, vers le milieu du XIXe siècle, l'existence de la cellule avait été reconnue, la théorie de l'évolution apportait l'idée que la vie sur la planète avait probablement été représentée à son origine par des êtres unicellulaires, puis s'était extraordinairement enrichie et diversifiée lorsque les cellules se mirent à vivre socialement et « apprirent » à coopérer en vue d'un but commun : construire ensemble et faire fonctionner un organisme beaucoup plus complexe.

Cette vie communautaire a entraîné de multiples changements dans la structure même de la cellule et dans plusieurs aspects de son fonctionnement. Le problème est de savoir jusqu'à quel point la complexité atteinte par les organismes tels que les mammifères que nous sommes, ainsi que la spécialisation parfois extrême de beaucoup de leurs cellules, les ont privés de la plasticité observée dans les organismes plus primitifs décrits précédemment. C'est en ce sens que l'on peut se demander si l'individualité hautement complexe de certains êtres vivants a pour contrepartie la diminution de leurs potentialités de réparation.

La reproduction sexuée, mode de propagation des métazoaires, inconnu chez les bactéries qui ne savent que se cloner, a certes, chez les plus « perfectionnés » d'entre eux, aboli la possibilité de peupler leur milieu par simple division, mais elle n'a pas exclu pour autant le pouvoir de réparation ou de régénération qui, chez les plantes et même chez certains groupes animaux, est remarquablement développé.

Il nous faudra revenir sur ces thèmes pour approfondir les questions qu'ils soulèvent. Pourquoi des cellules se sont-elles fédérées en organismes pluricellulaires plutôt que de rester autonomes ? Quels sont les avantages et les inconvénients de cette socialisation ?

Mais, avant d'aborder le problème fondamental de la plasticité cellulaire chez les métazoaires les plus évolués, revenons à la cellule. Il est vrai que les cellules, qu'elles soient embryonnaires ou adultes, sont toutes construites sur le même plan. Cependant, bien qu'apparemment semblables lors des premières phases de la segmentation de l'œuf, elles se diversifient rapidement pour acquérir les caractères structuraux qui les rendront aptes à accomplir des fonctions distinctes dans l'organisme achevé.

L'ancêtre commun de tous les êtres vivants

Unité puis diversification caractérisent donc de concert l'évolution des cellules au cours du cycle vital de chaque organisme. Leur unité structurale est évidente : elles possèdent toutes un noyau renfermant l'ADN, support du patrimoine génétique, entouré de cytoplasme où s'effectue, sous le contrôle des gènes, la synthèse des protéines et la production d'énergie nécessaire au maintien de la vie. Toutes sont limitées par une membrane dite plasmique, de nature essentiellement lipidique, qui assure les échanges de signaux et de substances entre l'intérieur de la cellule et son environnement. Ces arguments, et bien d'autres, accréditent aujourd'hui l'idée que les organismes vivants, qu'ils soient uni- ou pluricellulaires, descendent d'une même et unique cellule originelle qualifiée d'« ultime ancêtre commun universel » (ou LUCA pour *Last Universal Common Ancestor*).

La première cellule, ancêtre de tous les êtres vivants, n'était toutefois pas aussi élaborée dans son organisation que n'importe laquelle des cellules qui constituent notre propre corps. Elle ressemblait, au contraire, à certaines des bactéries qui vivent encore de nos jours. Le corps central ou noyau présent dans chacune de nos cellules (excepté les globules rouges qui le perdent au cours de leur maturation) manque chez les bactéries où l'ADN, sous forme d'un filament annulaire, est directement immergé dans le cytoplasme. Les bactéries sont dépourvues de noyau et, de ce fait, désignées par le terme de *procaryotes*. La structure cellulaire plus complexe rencontrée chez les protozoaires (constitués d'une seule cellule) et les métazoaires (constitués de plusieurs cellules associées) est apparue plus tard au cours de l'évolution. Leurs cellules, munies d'un noyau (ou *eucaryotes*) ont connu un grand succès évolutif. Elles ont été à l'origine des êtres multicellulaires : plantes, champignons et animaux. Les procaryotes, bien qu'apparus plus tôt, ont subsisté en grand nombre jusqu'à nos jours où ils occupent largement de nombreux sites écologiques sans avoir subi, au cours de l'évolution, les transformations spectaculaires survenues dans le monde des eucaryotes.

En somme, le grand événement qui a marqué l'origine des êtres vivants sur cette planète a été l'apparition des premières bactéries. Que sait-on de l'avant et du comment de cet épisode essentiel ? On ne peut ici se livrer qu'à des conjectures qui sortent du cadre de cet ouvrage. J'évoquerai plus loin cependant ce qu'on pense aujourd'hui de la transition entre procaryotes et eucaryotes, c'est-à-dire entre bactéries et cellules munies d'un noyau.

Cellules avec ou sans noyau : deux structures distinctes, deux stratégies évolutives

Les données actuelles sur l'histoire de la Terre permettent de situer l'apparition de conditions compatibles avec la vie à environ 3,8 milliards d'années. Les premières traces fossiles dont on dispose, et qui datent d'environ 3,5 milliards d'années, sont des micro-organismes filamenteux rappelant des bactéries actuelles munies d'un pigment photosynthétique et appelées *cyanophycées* (ou cyanobactéries).

La période d'expansion des *procaryotes* (cellules dépourvues de noyau) se situe entre 2 500 et 500 millions d'années avant notre ère. Certains des êtres qui vivaient à cette époque ont formé, au Protérozoïque, des tapis épais qui, fossilisés, ont subsisté jusqu'à nous. Ils paraissent proches des organismes qui prolifèrent encore de nos jours sur certains rivages marins et forment des amas appelés *stromatolites*. La comparaison des stromatolites actuels avec ceux de l'Archéen et du Protérozoïque rencontrés dans de nombreux sites, comme dans le Glacier Park du Montana aux États-Unis, révèle une ressemblance frappante. Ainsi ces organismes très anciens semblent avoir subsisté sans changements apparents jusqu'à nos jours.

Le passage des procaryotes aux eucaryotes s'est produit après que les mécanismes qui sont à la base du fonctionnement du vivant aient été établis puisqu'ils sont communs à ces deux groupes d'organismes. Il en est ainsi de la réplication de l'ADN, du code génétique, de la transcription et de la traduction qui conduisent à la synthèse des protéines, des réactions chimiques génératrices d'énergie et de l'ensemble des processus biosynthétiques. On estime que 50 % des gènes de la bactérie Escherichia coli ont des homologues** chez les eucaryotes.*

Le fait que certaines formes de procaryotes, comme les cyanophycées, aient persisté sans grand changement jusqu'à nos jours, suggère qu'elles avaient acquis très tôt des capacités qui leur ont permis de s'adapter aux variations de l'environnement survenues au cours de cette très longue période de l'histoire de la Terre. Il semble bien en effet que les procaryotes n'aient évolué que très lentement depuis leur apparition. Les procaryotes actuels sont, en effet, dotés de spécialisations biochimiques d'une grande richesse qui leur confèrent une versatilité métabolique remarquable grâce à laquelle ils peuvent coloniser des milieux variés, parfois très défavorables. Ainsi, certaines bactéries résistent aux températures élevées des sources thermales, à de très fortes pressions, à des doses de radiations ionisantes létales pour les cellules des eucaryotes. Elles peuvent utiliser pour leur énergie des sources chimiques telles que les sulfures ou le méthane, comme substitut de l'oxygène.

Cette aptitude métabolique à s'adapter à des conditions variées leur ont évité de subir les extinctions massives qui ont marqué l'évolution des eucaryotes. Elle s'est aussi accompagnée d'une faible diversification morphologique et d'une absence quasi totale d'évolution vers la multicellularité. En effet, dans les rares espèces de procaryotes comme les stromatolites qui ont évolué dans ce sens, les spécialisations cellulaires sont absentes ou rudimentaires.

---

* *Escherichia coli* est le collibacile, hôte habituel de l'intestin.

** Les gènes sont dits homologues lorsque leurs séquences nucléotidiques sont suffisamment semblables pour qu'on puisse considérer qu'ils dérivent d'un gène ancestral commun.

Davantage de gènes et d'ADN
chez les eucaryotes pour plus de diversité
et de complexité

Les cellules des eucaryotes renferment un nombre de gènes plus grand que celles des procaryotes. Plusieurs dispositifs, on va le voir, permettent à ces êtres dotés de cellules à noyau de tirer parti de ce surcroît de gènes pour diversifier leurs aptitudes et développer leur complexité. Cependant, une part importante de leur ADN ne remplit pas la fonction principale dévolue à cette molécule fondamentale du vivant : celle de permettre la production des effecteurs de la vie cellulaire, les protéines. Il s'agit d'ADN dit non codant dans lequel les bases ne sont pas réparties en segments (ou *codons*) qui déterminent la séquence des acides aminés dans les protéines. Une partie de cet ADN non codant joue un rôle chez les eucaryotes comme chez les procaryotes. On sait qu'il existe, pour chaque gène, une région commandant sa mise en activité ou « en sommeil ». Elle est située en amont de la région codante et appelée le « promoteur » du gène. L'enzyme (ARN-polymérase), dont dépend la synthèse d'ARN messager qui transcrira l'information portée par le gène et en commandera la synthèse, ne peut entrer en activité que si elle se fixe au promoteur : elle doit, pour y parvenir, s'associer à des protéines qui reconnaissent, au sens chimique du terme, la séquence des bases propres à ce promoteur. Celle-ci étant différente pour chaque gène, les protéines qui jouent ce rôle d'intermédiaire sont d'une grande importance, du fait même de leur spécificité. Elles permettent le départ de la transcription, ce qui leur a valu d'être appelées *facteurs de transcription*.

En d'autres termes, les gènes ne sont transcrits et donc actifs dans une cellule donnée que si les facteurs qui permettent de déclencher leur transcription sont produits ou présents dans cette cellule.

S'il est vrai que la régulation de l'activité des gènes se fait par l'intermédiaire d'un promoteur chez les procaryotes comme chez les eucaryotes, ces derniers possèdent une particularité qui leur est propre : celle d'avoir des gènes fragmentés, à la différence de ceux des eubactéries dont chaque gène est constitué d'une simple suite de segments codants (ou codons). Il faut se représenter les gènes des eucaryotes comme des séquences de codons (les *exons*) interrompues par des segments composés de suites de bases non codantes (les *introns*). L'ARN-polymérase copie la totalité du gène, exons et introns compris. Cet ARN-natif doit subir l'excision sélective des segments non codants afin que les transcrits des exons, seuls à avoir un sens pour la synthèse ultérieure de la protéine, soient réunis en une molécule continue, l'ARN messager. Celui-ci sera transféré dans le cytoplasme où il se fixera aux sites appropriés pour la synthèse de la chaîne protéique.

Pourquoi tant de complexité ? La fragmentation des gènes augmente d'une manière importante la diversité des protéines produites à partir d'un même gène. Elle permet, en effet, différentes associations de ces fragments par un processus dit d'« *épissage alternatif* ». Si, par exemple, un gène est constitué de 5 exons, les protéines formées respectivement par les exons 1-2-3-4-5 ou seulement par une sélection d'entre eux (exons 1-2-4 ou 1-3-5 ou 3-4-5, etc.) seront différentes. La sélection de ce mécanisme au cours de l'évolution a l'avantage de créer une diversité génétique nouvelle sans augmentation du nombre de gènes.

Enfin, les eucaryotes possèdent une quantité d'ADN qui ne paraît intervenir dans aucune des activités connues du génome. Elle est qualifiée péjorativement de *junk DNA*, nous dirons d'« ADN inutile ». On sait maintenant que certaines régions de ce *junk DNA* ont cependant une ou des fonctions dans la régulation du fonctionnement des gènes. Cette qualification d'« inutile » (ou *junk*) n'est très probablement que provisoire et traduit notre actuelle ignorance. Des séquences, parfois éloignées du promoteur du gène, jouent un rôle important sur la transcription. Si elles sont supprimées par génie génétique, la production d'ARN messager est diminuée. Ces régions portent le nom d'*enhancers* (ou « augmenteurs ») de l'activité du gène. L'étude des génomes dont on connaît maintenant la séquence complète permettra de résoudre le problème du rôle éventuel de l'ADN réputé inutile.

Il est intéressant de constater que, chez certains animaux, la quantité d'ADN non codant est nettement plus réduite que chez des espèces voisines. C'est le cas par exemple du poisson fugu dont la quantité totale d'ADN est beaucoup plus faible que celle d'un autre poisson téléostéen comme le poisson zèbre. La réduction de l'ADN du fugu concerne l'ADN non codant et non l'ADN des gènes ou de leurs régions régulatrices.

L'augmentation considérable du volume du génome des eucaryotes par rapport à celui des bactéries a nécessité la fragmentation de leur ADN en chromosomes. Au sein des chromosomes, l'ADN est associé à des protéines basiques, les histones, pour former la chromatine. Lorsque la cellule entre en division, le filament de chromatine s'enroule sur lui-même et devient compact en formant plusieurs hélices superposées. La compaction de l'ADN rend les chromosomes visibles au microscope lors des divisions cellulaires, moments où ils sont inaccessibles à la transcription et donc « inactifs ». Nous reviendrons sur ce mécanisme d'enroulement et de déroulement partiel des chromosomes qui permet de rendre sélectivement accessibles certains gènes à l'instant où ils doivent s'exprimer dans une cellule donnée.

La cellule, une usine « structurée » par un squelette qui y délimite des zones aux fonctions distinctes

Une autre différence fondamentale entre les deux types de cellules (avec ou sans noyau) est la présence, chez les eucaryotes, d'une architecture intérieure à la cellule qui peut atteindre un niveau élevé d'organisation. Elle se manifeste par un système de membranes internes dont la composition (comme celle de la membrane externe) est essentiellement lipidique. Ainsi sont délimités des compartiments intracellulaires : le noyau, où se trouve l'ADN ; les mitochondries également pourvues d'ADN, dont le rôle est essentiellement dévolu au métabolisme oxydatif, producteur d'énergie ; le réticulum endoplasmique, site principal de la synthèse des protéines ; et d'autres organites dont les fonctions sont bien définies. La cellule s'apparente à une usine dont les différents compartiments ont une activité biochimique spécialisée mais communiquent sans cesse les uns avec les autres. Le transport des molécules d'un organite à l'autre de la cellule s'effectue à travers le réseau des membranes lipidiques qui les délimitent. Ces échanges sont soumis à une régulation sélective par des mécanismes subtils consommateurs d'énergie.

On voit là une autre source de la complexité de formes et de fonctions dont sont capables les eucaryotes.

Le patrimoine génétique, on le sait, est le même dans toutes les cellules d'un même organisme. Le nombre de chromosomes est identique dans toutes les cellules d'une espèce donnée. La découverte de la structure de la molécule d'ADN, qui renferme le code génétique de l'être vivant, a eu une portée d'autant plus considérable qu'elle a permis de comprendre comment cette molécule peut se reproduire semblable à elle-même lors de chaque division cellulaire.

La molécule d'ADN, dont la forme en double hélice constituée de deux chaînes complémentaires a été largement popularisée, est composée de 4 nucléotides qui diffèrent par la nature de la base azotée qu'ils renferment : A (adénine), G (guanine), C (cytosine) ou T (thymine). Mais chacune de ces bases, lorsqu'elle apparaît sur une chaîne, appelle toujours la même base complémentaire sur l'autre : A a nécessairement T pour partenaire ; à G correspond C ; à C, G ; et à T, A.

De là, le mode de réplication semi-conservative décrit par Watson et Crick en 1953 : lors de la division de la cellule (par mitose), chacun des deux brins d'ADN sert de support à la reproduction de son complément (ses bases A sont associées sur l'autre brin à des bases T ; les bases G à des bases C ; les C aux G ; et les T aux A). Les chromosomes sont ainsi répliqués à l'identique dans les deux cellules filles issues de la division, qui portent donc en elles le stock chromosomique de l'espèce.

Le principe de cette transmission a beau être connu depuis cinquante ans, il ne cesse de nous étonner par l'extraordinaire économie de moyens avec laquelle il assure à la fois la reproduction et la conservation du patrimoine génétique mais aussi le développement et l'existence des organismes les plus complexes, ou encore, *via* des mutations soumises à la sélection naturelle, l'évolution et la diversification des espèces depuis la cellule originelle jusqu'à nos jours.

Lors de la division d'une cellule (par mitose), la distribution des chromosomes dans les cellules filles s'accomplit grâce aux fibres du squelette cellulaire (*cytosquelette*).

Le squelette de la cellule est en effet composé de protéines dites de structure formant des filaments doués de propriétés contractiles (comme l'actine) et de microtubules formés par l'arrangement d'unités de base constituées par la tubuline. Les molécules de tubuline peuvent se trouver dispersées dans le cytoplasme ou s'agréger pour former des filaments rigides, véritables squelettes intracellulaires. Cela confère aux microtubules le caractère de structures squelettiques *modulables* qui sont adaptées aux caractéristiques de la cellule, à ses besoins et à son état fonctionnel. Ainsi, lors de la division, ils forment les fibres d'un fuseau qui fonctionne comme des rails le long desquels les chromosomes se déplacent.

Dans des cellules spécialisées comme les neurones, les microtubules forment l'armature d'un des prolongements du corps cellulaire, l'axone, le long duquel s'effectuent les échanges entre le corps cellulaire et l'arborisation terminale qui établit un contact (ou synapse) avec un muscle ou un autre neurone. L'association des microfilaments du cytosquelette avec la membrane plasmique est essentielle pour assurer les relations des cellules avec leur voisinage et pour maintenir chez certaines cellules spécialisées une forme compatible avec leur fonctionnement. C'est en particulier le cas des neurones dans lesquels le prolongement, ou axone, permet la formation des nerfs. À côté des filaments d'actine et de tubuline, la cellule des eucaryotes renferme aussi des protéines structurales formant des filaments dont le diamètre est intermédiaire entre celui des deux types de protéines précédentes. Ces *filaments intermédiaires* sont d'une remarquable diversité et sont parfois utilisés comme marqueurs de certains types cellulaires. Ainsi la *desmine* caractérise les cellules des muscles lisses alors que la *vimentine* se trouve dans les cellules mésenchymateuses[*]. La *villine* constitue l'armature des sortes de cils ou villosités portés par les cellules de l'épithélium interne de l'intestin.

Le cytosquelette est étroitement impliqué dans le transport rapide de vésicules d'un compartiment à l'autre de la cellule. Il joue un rôle dans la motilité des cellules isolées et dans l'architecture des tissus chez les êtres multicellulaires.

Ce squelette permet à la cellule des eucaryotes, en lui fournissant une armature interne, d'avoir une taille plus grande que celle qu'ont pu atteindre les bactéries.

Toutefois, les bactéries ne sont pas dépourvues de tout cytosquelette, contrairement à ce qu'on affirmait encore il y a peu[4].

---

* Cellules mésenchymateuses constituant le tissu conjonctif.

L'application des techniques modernes de biologie moléculaire et de microscopie vient de révolutionner les conceptions concernant l'organisation subcellulaire de ces organismes. Ils possèdent en effet (cela est démontré au moins chez les eubactéries) des homologues fonctionnels de la tubuline et de l'actine codés respectivement par les gènes *Ftsz* et *Mreb* qui, bien qu'ayant un assez faible degré de similarité de séquence avec leurs homologues eucaryotes, paraissent bien jouer des rôles dynamiques semblables dans les deux types de cellules. Ces nouvelles données confirment encore une fois l'unité du monde vivant. Certaines bactéries, cela est bien connu, ont des formes compliquées, hélices ou vibrions (par exemple la bactérie responsable des ulcères de l'estomac, l'*Helicobacter pylori*, ou le vibrion cholérique). On a récemment découvert qu'elles le doivent à des protéines de structures proches des filaments intermédiaires des eucaryotes comme la *crescentine* découverte chez *Caulobacter crescentus*. Si, par génie génétique, on empêche le gène responsable de la production de crescentine de fonctionner, le *Caulobacter crescentus* adopte la forme d'une baguette droite[5].

La loterie de la reproduction sexuée, source de diversité génétique

Une des caractéristiques des eucaryotes est que, contrairement aux procaryotes, ils se multiplient par reproduction sexuée. Il est essentiel de saisir comment ce type de reproduction favorise une extraordinaire variabilité de la descendance, donc, *via* la sélection naturelle, une formidable diversification des êtres vivants.

La reproduction des procaryotes procède par simple division de la cellule, accompagnée de la duplication à l'identique de la molécule d'ADN détentrice de l'information génétique. Ainsi, la descendance d'une bactérie donnée est un clone et les seuls échanges géniques possibles dans ces êtres vivants sont effectués par transferts de gènes entre individus, qualifiés de *transferts horizontaux*, qui ne se produisent qu'à un taux relativement faible.

Chez les eucaryotes, l'apparition de la reproduction sexuée entraîne un brassage génique considérable qui se produit à plusieurs niveaux.

On s'en souvient, les chromosomes des cellules qui forment les organes et les tissus (cellules somatiques) vont toujours par paires : par exemple, les humains en possèdent 23 paires, soit 46 chromosomes. Lors de la méiose, cette division particulière dont sont issues les cellules sexuelles, le nombre de chromosomes, qui était de $2n$ (2×23 chez les humains) dans les cellules somatiques, passe à n dans les ovules et les spermatozoïdes[*].

Lors de la fécondation qui caractérise la reproduction sexuée, la fusion du noyau de l'ovule et du spermatozoïde rétablit le nombre de $2n$ chromosomes caractéristique des cellules diploïdes de l'espèce.

Le cycle de vie des eucaryotes comporte donc deux états : l'un, représenté par le *soma* où toutes les cellules de l'individu portent $2n$ chromosomes (c'est l'état *diploïde*) ; l'autre, représenté par les gamètes produits par cet individu qui ne recèlent que n chromosomes (c'est l'état *haploïde*). Les chromosomes de l'individu proviennent donc pour moitié de son père et pour l'autre de sa mère. La distribution des chromosomes paternels et maternels dans chacun des gamètes se fait au hasard. Il en résulte pour l'homme, dont le nombre n de chromosomes est 23, 2^{23} combinaisons possibles, c'est-à-dire que chaque être humain peut en principe produire par ce seul mécanisme $8,4 \times 10^6$ gamètes génétiquement différents. En outre, lors de la méiose, les chromosomes similaires d'origine paternelle et maternelle s'apparient étroitement et échangent entre eux des segments. Il en résulte que chaque chromosome qui échoit dans un gamète donné porte un mélange de gènes paternels et maternels. On a pu établir que chaque paire de chromosomes est le site de deux à trois événements de recombinaison à chaque méiose. Par conséquent, la variabilité des gamètes produits par un individu donné est immense. Sachant

---

[*] La méiose est un processus comportant en fait deux divisions cellulaires successives. La première (ou phase I) permet la répartition de n (23 chez l'homme) chromosomes dédoublés et étroitement associés dans deux cellules distinctes. Elle est suivie d'une phase II (non précédée d'une synthèse d'ADN) au cours de laquelle les n chromosomes dédoublés de chacune des deux cellules ainsi formées se séparent et se répartissent à nouveau dans deux cellules distinctes qui, *in fine*, ne contiendront que n chromosomes. Cela produit donc 2×2, soit 4 cellules qui pourront ensuite se différencier en gamètes.

que la rencontre des gamètes se produit au hasard, on voit que la probabilité qu'un couple donne naissance à deux enfants exactement identiques est pratiquement nulle. Cela ne concerne évidemment pas les vrais jumeaux, c'est-à-dire deux individus issus d'un même œuf. Notons que le patrimoine génétique de frères ou sœurs est plus proche que celui de deux individus n'ayant aucune parenté. Les premiers partagent en effet des gènes issus de leurs ascendants. Les « empreintes génétiques » permettent ainsi de distinguer les individus d'une même famille de ceux qui appartiennent à des lignées différentes.

Chaque être humain possède ses caractéristiques génétiques propres dues au mélange original des variants (ou *allèles*) de chacun des gènes de l'espèce provenant de ses ancêtres et que ses parents lui ont transmis. Cette originalité réside dans la séquence des bases qui constituent la partie codante de ses gènes. En déchiffrant cette séquence on pourrait donc connaître la signature génétique de chacun d'entre nous. Il est évident que cette démarche est longue et difficile. Pourtant, dans la pratique judiciaire, on a maintenant recours à des tests génétiques qui permettent d'identifier les individus avec un très grand niveau de certitude. Par analogie avec les empreintes digitales qui sont utilisées pour innocenter des suspects ou confondre des coupables depuis le début du XXe siècle, on les qualifie d'« empreintes génétiques ».

Une particularité du génome mise à profit pour l'identification des individus par les empreintes génétiques

Pour marginale qu'elle soit par rapport à notre sujet, la mise au point des empreintes génétiques mérite qu'on s'y arrête un instant, non seulement en raison de son intérêt propre, mais par la lumière qu'elle projette sur la structure du génome et de l'usage que le génie humain peut en tirer.

La méthode utilisée pour révéler l'empreinte génétique d'un individu exploite une caractéristique de l'ADN humain (qui existe aussi chez d'autres espèces de vertébrés) : l'ADN des gènes proprement dit, ou ADN-codant, n'y représente qu'une petite part du génome, n'excédant pas, d'après les estimations actuelles, plus de 1,5 à 3 % de l'ADN total.

On évalue, chez l'homme, le nombre de gènes à environ 25 000. Lorsque des mutations se produisent dans les gènes eux-mêmes, elles sont éliminées par la sélection naturelle si elles sont délétères. Par contre, la plupart des mutations qui surviennent dans l'ADN non codant sont « neutres » : n'ayant aucun effet sur les structures ou le fonctionnement de l'organisme, elles ne subissent pas de pression sélective. Cela explique qu'elles puissent s'accumuler dans le génome. Il en résulte que les régions non codantes de l'ADN présentent des variations importantes d'un individu à l'autre.

Trente à 40 % de l'ADN non codant sont constitués de séquences répétées les unes à la suite des autres (appelées *tandem repeat DNA*). Il en existe trois catégories selon le nombre de bases formant chaque séquence : les microsatellites (dont les séquences répétées sont les plus courtes : de 2 à 6 nucléotides) ; les minisatellites (qui en comprennent de 30 à 40) ; et l'ADN « satellite » dont les séquences répétées peuvent associer de 300 à 400 bases.

En 1985, un jeune biologiste de l'Université de Leicester en Grande-Bretagne, Alec Jeffreys, publia avec deux collaborateurs[6] un article intitulé « *Hypervariable minisatellite regions in human DNA* » qui a marqué le début des recherches sur la variabilité de l'ADN non codant chez l'homme.

Jeffreys et ses collaborateurs montraient qu'une part importante de l'ADN non codant du génome humain (et aussi des mammifères) contient des séquences de nucléotides répétées un nombre de fois très variable d'un individu à l'autre et dispersées très largement dans le génome. Il a désigné ces séquences par le sigle VNTR pour *Variable Number of Tandem Repeats*. Ces séquences, qui appartiennent aux minisatellites, sont le siège d'un taux de mutations particulièrement élevé, qui consistent dans le gain ou la perte d'un nombre important de ces répétitions et qui se produisent essentiellement dans les cellules de la lignée germinale lors de la formation des gamètes.

L'un des mécanismes proposés pour expliquer l'existence des VNTR est le suivant : lorsque, au cours de la formation des cellules sexuelles, les fragments d'ADN à échanger sont constitués de longues répétitions du même motif, la machinerie de recombinaison ne détermine pas correctement la correspondance exacte entre les séquences des deux chromosomes. Il en résulte que les fragments échangés peuvent être de longueurs inégales. D'où la genèse d'une variabilité génétique. Une fois inscrites dans le génome, ces mutations de longueur des minisatellites seront transmises à sa descendance. Elles peuvent donc être utilisées dans des tests de filiation, jusqu'à ce que, évidemment, de nouvelles mutations ne les modifient à nouveau.

La publication princeps de Jeffreys et collaborateurs de 1985 montrait comment le polymorphisme dû à la variabilité des minisatellites pouvait être révélé d'une manière à la fois rapide et fiable.

L'idée était de repérer, au sein du génome total, les longueurs différentes de certains fragments d'ADN non codant particulièrement sujets à variabilité individuelle. Une technique, associant des sondes radioactives et un gel d'électrophorèse ségrégeant les fragments d'ADN en fonction de leur taille, permet d'y parvenir. La possibilité de trouver deux individus identiques dans la population est très faible et se situe, selon Jeffreys, entre 1/100 000 (10^{-5}) et 1/100 000 000 (10^{-8}).

L'article de Jeffreys a suscité un très grand intérêt. Pour la première fois, il fournissait une méthode relativement simple pour identifier un grand nombre de régions hautement variables dans l'ADN humain. Celle-ci permettait de disposer de marqueurs pour la recherche en génétique humaine et ouvrait en même temps le domaine du génotypage de l'ADN en médecine légale. On pouvait, dès ce premier travail, apercevoir les applications possibles de ce qui fut alors breveté sous le terme d'« empreintes digitales génétiques » (en anglais *DNA fingerprints*) pour l'identification des individus et pour l'établissement des relations de parenté.

La signature de chaque personne se présentait un peu comme un code-barres du commerce. Ce caractère n'a pas été étranger à la facilité avec laquelle le procédé a acquis une remarquable crédibilité. Cette méthode, sortie directement des laboratoires où se pratiquaient les techniques les plus modernes de la biologie moléculaire, fut d'emblée accueillie comme une révolution. Alec Jeffreys reçut les honneurs publics et fut fait chevalier par la reine.

Le protocole de Jeffreys, assez délicat à mettre en œuvre en routine judiciaire, a été remplacé par une technique qui fait appel à la possibilité de recopier à l'identique, et virtuellement en quantités illimitées, n'importe quel fragment d'ADN grâce à l'utilisation d'une enzyme, l'ADN-polymérase. Ce nouveau procédé a été formalisé au début des années 1990 par Kary Mullis : il est couramment désigné par les initiales PCR (*Polymerase Chain Reaction*).

Cette méthode, très utilisée à des fins multiples d'étude de l'ADN, a valu à son auteur d'être couronné par le prix Nobel de chimie en 1993. Appliquée à l'identification génétique des personnes, elle présente sur la technique d'Alec Jeffreys de nombreux avantages : elle est plus simple à exécuter, plus rapide et surtout, elle nécessite des quantités d'ADN plus réduites. Elle peut en effet être réalisée sur des prélèvements aussi ténus que 50 à 100 cellules. Un seul cheveu peut suffire à produire un test fiable. Elle est basée comme la précédente sur l'évaluation du nombre des séquences répétées qui sont, dans ce cas, des microsatellites.

Les cellules à noyau sont-elles des « chimères bactériennes » ?

Avant même de s'interroger sur l'apparition de la multicellularité, il faut tenter d'expliquer comment certaines cellules ont pu se doter d'un noyau.

Les traces les plus anciennes disponibles de fossiles eucaryotes remontent à 1 800 millions d'années avant notre ère. Il s'agit d'un ensemble hétérogène d'organismes aquatiques (les *acritarches*) qui se sont répandus au cours des périodes qui ont suivi jusqu'à au moins 500 millions d'années avant notre temps[7]. Ils étaient entourés d'une membrane rigide qui rappelle celle des dinoflagellés actuels et paraissent avoir été proches d'algues vertes primitives toujours présentes de nos jours.

Bien que les acritarches ne soient peut-être pas les premiers eucaryotes apparus sur la planète, il semble bien qu'ils en aient été pendant un milliard d'années les formes les plus répandues. Il faut remarquer que nos connaissances à ce sujet dépendent de phénomènes contingents : la présence de conditions favorables à la conservation de traces interprétables de la vie de micro-organismes dans les sédiments anciens et le hasard qui amène des paléontologues à les découvrir.

Nous avons, en revanche, la certitude que les eucaryotes sont apparus bien après les procaryotes. Il est donc légitime de se demander s'ils en dérivent. Les éléments de base pour assurer la vie et la reproduction de la cellule ayant été rassemblés dans la bactérie, se pourrait-il que la complexité accrue des cellules eucaryotes ait eu son origine dans la fusion de plusieurs bactéries qui auraient ainsi constitué une nouvelle cellule munie de compartiments distincts destinés à accomplir séparément les fonctions essentielles ? De nombreux arguments génétiques, biochimiques et paléontologiques convergent en faveur de cette idée, c'est-à-dire de l'hypothèse symbiotique de la formation des cellules eucaryotes.

Les méthodes modernes de phylogénie moléculaire, qui consistent à comparer les séquences de gènes très conservés au cours de l'évolution, permettent d'évaluer le degré de parenté entre les espèces et même le temps qui s'est écoulé depuis qu'elles ont divergé à partir d'un ancêtre commun hypothétique. Les phylogénies moléculaires associées à celles qui découlent des méthodes morphologiques classiques permettent de construire l'« arbre universel du vivant ». On voit alors que les bactéries, qui ont longtemps paru être un groupe unique, sont plus hétérogènes qu'on ne le pensait et peuvent être divisées en *archéobactéries* et *eubactéries*. Ces méthodes confortent, en outre, l'hypothèse selon laquelle les bactéries des deux types, ainsi que les eucaryotes, proviennent d'un ancêtre commun. Les archéobactéries, dont les gènes, comme ceux des eucaryotes, sont interrompus par des séquences non codantes, les introns, ont initialement paru plus proches des eucaryotes que les eubactéries, qui en sont dépourvues. Des études plus approfondies ont montré que les eucaryotes possèdent aussi des traits communs avec les eubactéries.

On pourrait imaginer que des transferts de gènes entre espèces (dits transferts horizontaux) soient responsables des similitudes observées. Cependant, l'hypothèse qui a actuellement la faveur des évolutionnistes est que la cellule eucaryote est née de la fusion d'une eubactérie et d'une archéobactérie. L'un des symbiontes ayant pénétré à l'intérieur de l'autre serait devenu le noyau, et sa membrane, la membrane nucléaire. Cela implique que l'ADN des deux bactéries se soit localisé dans le noyau unique devenant ainsi le génome de la cellule eucaryote. Les structures membranaires et le cytosquelette qui caractérisent cette dernière auraient été acquis ensuite par le symbionte.

Le terme de *symbiose* est en général utilisé pour décrire une association à bénéfice réciproque. Ici l'association s'est réalisée parce que l'un des organismes initiaux a pu pénétrer dans l'autre, sans doute par un mécanisme proche de la phagocytose. On peut imaginer que l'organisme ingéré a pu survivre et se reproduire à l'intérieur du cytoplasme de l'hôte et de ses descendants. Pour que cette association perdure, il a fallu qu'elle soit favorable ou au moins neutre pour l'hôte. Dans la compétition pour la survie, une nouvelle entité est ainsi apparue. Pour se maintenir elle aura dû être avantagée par rapport aux cellules dépourvues de symbiontes. En général, des mutations du symbionte favorables à l'hôte seront sélectionnées positivement, alors que les mutations défavorables seront finalement éliminées.

Après cette première étape, la nouvelle cellule, résultant de la fusion, possédait un noyau où se trouvait concentré le matériel génétique. Une complexité supplémentaire est survenue lorsque la cellule eucaryote s'est munie d'organites nouveaux, les mitochondries. Il est admis que leur présence dans le cytoplasme tire son origine d'une fusion très ancienne entre un eucaryote primitif et une eubactérie. Enfin, les chloroplastes des cellules végétales, responsables de l'assimilation chlorophyllienne, dérivent de cyanobactéries (c'est-à-dire les procaryotes les plus primitifs comme nous l'avons vu plus haut) qui se sont associées avec des cellules eucaryotes.

L'association d'organismes pour constituer une seule entité donne naissance à une chimère. Mais, s'agissant de l'apparition des eucaryotes, nous devons concevoir la fusion particulièrement intime de 3, voire de 4 (dans le cas de la cellule végétale) organismes, engendrant une entité entièrement originale dans laquelle les dérivés de chacun des symbiontes initiaux remplit une fonction spécifique au profit de la cellule eucaryote dans son ensemble. La conséquence de cette coopération est que chacun des éléments primitifs a, au cours de l'évolution, perdu son autonomie. En effet, ni une mitochondrie, ni un chloroplaste, ni le noyau cellulaire ne peuvent survivre s'ils sont extraits de la cellule.

Au cours de l'histoire de la vie, l'apparition des cellules complexes des eucaryotes a constitué un événement d'une importance considérable. Elle a ouvert la voie à la multicellularité et à l'avènement des mondes animal et végétal.

Si tant est que la théorie symbiotique de l'origine de la cellule eucaryote soit vraie, ce qui paraît de plus en plus probable, il est intéressant de constater que cet événement ne s'est accompagné d'aucune création réellement nouvelle : il provient d'un simple réarrangement de formes vivantes déjà existantes. En s'associant, les différentes formes bactériennes ont changé le mode de fonctionnement qu'elles avaient à l'état individuel, pour participer à un

« tout » doué de fonctions originales et de capacités d'évolution radicalement différentes de celles de chacun de ses composants initiaux. C'est ce que F. Jacob a appelé le *bricolage de l'évolution* ou encore « faire du neuf avec du vieux ». Ces formules représentent une notion si souvent vérifiée qu'elles ont connu un remarquable succès. Même dans la littérature anglo-saxonne, le *Tinkering of Evolution* de François Jacob se rencontre dans de nombreux écrits.

La « créativité évolutive » des eucaryotes fait leur force et leur fragilité

L'évolution des eucaryotes et notamment des métazoaires a impliqué une succession d'innovations accompagnées de phases d'expansion de certaines formes qui ont connu à un moment donné un grand succès évolutif. Ces phases de radiation ont été suivies à plusieurs reprises d'extinctions massives portant sélectivement sur certains groupes. Celles des ammonites et des dinosaures sont particulièrement bien connues. La vaste distribution des populations bactériennes est sans doute un rempart contre les extinctions massives qu'ont connues les eucaryotes et les métazoaires dont la distribution géographique, selon leurs différentes formes, a toujours été plus réduite que celle des procaryotes. Le mode de vie et les aptitudes des métazoaires sont écologiquement spécialisés, c'est-à-dire qu'ils sont adaptés à un habitat particulier et sont donc plus sensibles que les bactéries, largement répandues, aux variations locales des conditions du milieu.

Ainsi les stratégies de survie des procaryotes et des eucaryotes sont-elles bien différentes. S'il est vrai que les premiers ont pu, comme les cyanobactéries, subsister sans grand changement sur la planète pendant deux milliards d'années, la paléontologie nous montre que les différentes espèces de métazoaires n'ont guère survécu plus de 4 millions d'années en moyenne. Pour parvenir à ce chiffre, basé sur l'analyse des restes fossiles, on ne tient compte nécessairement que des populations les plus abondamment représentées, ce qui peut, à l'évidence, conduire à une estimation biaisée en leur faveur car les espèces qui ont rencontré un succès moindre ont laissé peu ou pas de trace et donc n'entrent pas en ligne de compte.

Les avantages de la vie sociale pour les cellules eucaryotes

Après l'apparition des procaryotes puis des eucaryotes, l'avènement des organismes multicellulaires a représenté la troisième étape majeure dans l'évolution de la vie à la surface du globe. Il faut remarquer que, comme les bactéries, apparues les premières, certaines cellules eucaryotes vivant à l'état isolé ont subsisté sous cette forme jusqu'à nous. Le monde des eucaryotes unicellulaires – ou protistes – s'est en effet richement diversifié et occupe de nombreuses niches écologiques dans le monde actuel. Les êtres multicellulaires ne sont apparus que relativement tard dans l'histoire de la Terre. Trois grands groupes d'organismes : les champignons, les plantes et les animaux ont évolué indépendamment et trouvé leur origine à partir de différentes formes de protistes.

Les plantes proviennent d'ancêtres similaires aux algues vertes unicellulaires qui subsistent encore. L'origine des animaux serait à rechercher dans des protozoaires munis d'un flagelle.

Les algues unicellulaires ont été aussi à l'origine d'organismes aquatiques multicellulaires, tous autotrophes, porteurs de pigments diversifiés : les algues vertes, rouges et brunes comme les fucus et les laminaires. Elles constituent des colonies de cellules présentant un certain niveau de spécialisation et peuvent atteindre de grandes tailles. Des algues multicellulaires fossiles ont été trouvées dans des sédiments datant de 600 millions d'années alors que les premiers restes d'animaux connus remontent à – 590 millions d'années. Les formes animales trouvées dans ces sédiments sont si diversifiées que leur origine est certainement plus ancienne. C'est d'autant plus probable que les premiers animaux apparus étaient de petite taille, dépourvus de toute structure squelettique et, par conséquent, peu susceptibles d'avoir laissé des traces fossiles.

Les premières plantes, qui ont conquis le milieu terrestre, dites vasculaires parce que leurs tiges et leurs racines sont munies de vaisseaux dans lesquels circule la sève, sont apparues au cours de l'ère primaire (Silurien, Dévonien). Il s'agissait de plantes sans fleurs comme les fougères et les conifères actuels. L'origine des plantes à fleurs est plus récente et remonterait à – 120 millions d'années.

Les champignons forment un groupe particulier dont le rôle principal, partagé avec les bactéries, est de décomposer les tissus des autres végétaux dans les sols. Ils se sont beaucoup diversifiés et ont, dans de nombreux cas, établi des relations symbiotiques avec les plantes vasculaires, notamment au niveau de leurs racines*.

En somme, à côté de la vie solitaire menée par les protistes, l'évolution des êtres vivants a été marquée par une propension des cellules à s'associer. Si cette tendance à la multicellularité a pu se développer pour créer l'extraordinaire biodiversité qu'on connaît aujourd'hui (à laquelle s'ajoutent les nombreuses formes vivantes disparues au cours de l'évolution), c'est qu'elle présente des caractères adaptatifs avantageux. Par exemple, les colonies les plus grandes risquent moins d'être mangées que les êtres unicellulaires. On a pu montrer que, dans certains cas, les colonies sont plus aptes à se nourrir et ont développé des méthodes de dispersion plus efficaces que les cellules isolées.

L'augmentation de volume semble en effet avoir été une force évolutive essentielle dans le développement de la multicellularité. Une de ses conséquences est la séparation des tâches entre les cellules, entraînant leur différenciation morphologique. Parmi les tâches à remplir par l'espèce pour se perpétuer, celles liées à la reproduction sont les plus importantes. Alors que chez les êtres unicellulaires la propagation de l'espèce se produit par simple division (donc par clonage), la reproduction sexuée des animaux évolués est strictement réservée à un groupe de cellules qui, au cours du développement embryonnaire, ne subissent pas le sort commun de leurs consœurs qui est de se différencier pour participer au fonctionnement de l'organisme. Le biologiste allemand August Weismann fut le premier à faire d'une manière claire la distinction entre la lignée des cellules *germinales* (ou *germen*) destinées à produire les gamètes (ovules et spermatozoïdes) et celle des cellules dites *somatiques* qui constitueront le corps lui-même. Celui-ci

---

* L'association symbiotique entre les racines des plantes et les champignons forme les *mycorhizes*.

(aussi appelé *soma*) n'étant, selon Weismann, que le simple véhicule des cellules qui perpétueront l'espèce. *Le germen est donc potentiellement immortel alors que le soma, atteint par la sénescence, n'a qu'une existence limitée.*

Cela dit, dans le cas des êtres sexués, il faut noter que c'est un germen renouvelé et différent, issu de l'œuf, lui-même unique, en ce qu'il représente une combinaison génétique originale qui est portée par chaque descendant. La thèse d'August Weismann marque cependant une étape décisive dans l'étude du vivant : elle traduit la prise de conscience du fait que le germen est largement indépendant et protégé des contingences de l'existence de l'individu.

Cette division très nette entre *soma* et *germen* ne s'est sans doute pas établie sous sa forme actuelle en une seule étape. L'exemple du protozoaire cilié *Zoothamnium* est, à cet égard, suggestif car il pourrait être considéré comme une forme intermédiaire entre la production clonale par division des êtres unicellulaires et la spécialisation reproductrice du *germen* des multicellulaires.

Les « associations de cellules indépendantes » : un témoignage des premiers essais de pluricellularité

Zoothamnium est constitué d'une colonie de cellules en forme de coupelle s'épanouissant à l'extrémité d'une tige (Figure 2.1.1). Lorsqu'elles se divisent, ces cellules restent unies par leurs tiges, formant un ensemble muni d'un axe central autour duquel s'épanouissent plusieurs branches. Seules certaines cellules ont la faculté de se détacher de la colonie pour fournir des éléments libres capables de disséminer l'espèce et de fonder de nouvelles colonies. Ces cellules « libérées » perpétuent l'espèce par une reproduction asexuée et sont donc potentiellement immortelles[8]. Au contraire, celles qui demeurent dans la colonie ont une durée de vie limitée.

Une étape supplémentaire dans la spécialisation reproductrice est représentée par le *volvox* où la propagation de l'espèce

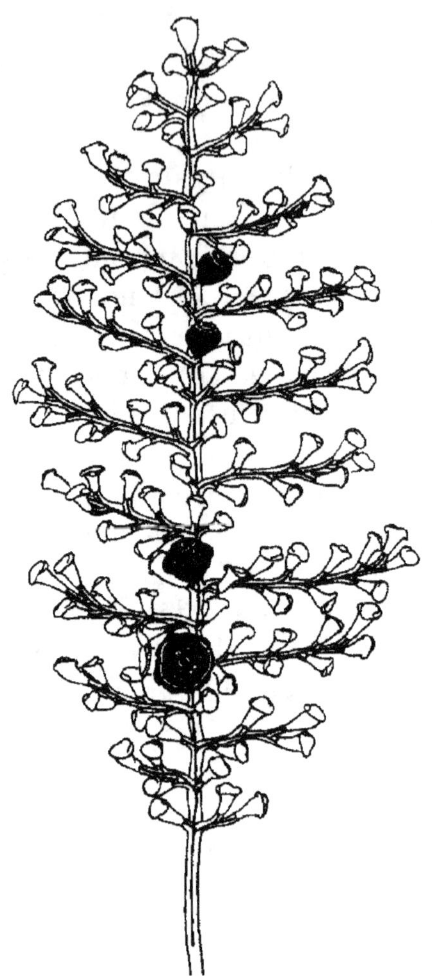

Figure 2.1.1 *Zoothamnium* se présente comme une colonie de cellules ciliées. Les colonies se forment à partir d'un individu fondateur qui se divise. Chacune des cellules de la colonie est également apte à se diviser. Les cellules restent unies entre elles par un prolongement et forment une structure ramifiée. Seules certaines cellules (en noir sur la figure) produisent des individus libres qui se détachent de la colonie et peuvent en fonder de nouvelles. Chaque colonie à une durée de vie limitée (d'après K. G. Grell, 1968, *Protozoologie*, Berlin, Springer Verlag, in Tom Fenchel, *Origin and Early Evolution of Life*, Oxford, Oxford University Press, 2002).

s'effectue par reproduction sexuée alors que les cellules somatiques ne subissent aucune différenciation. Il s'agit de colonies sphériques formées d'algues vertes agrégées les unes aux autres par une matrice extra-cellulaire. Certains éléments de la colonie se différencient en gamètes, migrent au centre de la sphère, fusionnent et les œufs qui en résultent se développent en une multitude de petites colonies. Le soma, c'est-à-dire la colonie mère, se sacrifie alors pour libérer les jeunes, qui propagent l'espèce.

Parmi de multiples essais tentés au cours de l'évolution pour produire des êtres multicellulaires, celui des *Dictyostelium*, dits aussi amibes grégaires, mérite une attention particulière. Il s'agit, en effet, d'un organisme dont le cycle vital fait alterner une phase unicellulaire et une autre pluricellulaire tout comme chez les métazoaires. Mais le passage de l'un à l'autre de ces états est bien différent dans ces deux types d'organismes. L'état pluricellulaire du *Dictyostelium* ne provient pas, comme c'est le cas chez les métazoaires, de la prolifération d'une cellule initiale (l'œuf), génératrice d'un embryon puis d'un adulte. Il résulte au contraire de *l'agrégation de cellules* libres qui ressemblent à des amibes (les myxamibes), se multiplient à l'état isolé et se nourrissent de bactéries. Lorsque la nourriture se raréfie, ces myxamibes se regroupent pour former une sorte de magma multicellulaire rampant capable de se déplacer sur le substrat grâce à des mouvements d'ensemble coordonnés, un peu à la manière d'une limace. Ces agrégats cellulaires, qui peuvent regrouper jusqu'à 100 000 cellules, émettent des fructifications constituées d'une tige et d'un réservoir rempli de spores. Celles-ci sont à l'origine de nouvelles myxamibes et le cycle recommence (Figure 2.1.2). L'agrégat des myxomycètes est le siège de la différenciation d'au moins deux types cellulaires : l'un forme la tige des fructifications, constituée de cellules qui se vacuolisent puis meurent ; l'autre est représenté par les spores elles-mêmes. Outre la différenciation, le cycle du *Dictyostelium* fait intervenir des mouvements orientés de cellules lorsque les myxamibes s'agrègent, puis des réarrangements cellulaires nécessaires à la formation des fructifications.

Ces processus sont aussi à l'œuvre dans l'embryon lors du développement des métazoaires où cependant ils sont plus nombreux, plus intriqués les uns dans les autres et donc plus complexes. C'est la simplicité apparente des transformations subies par le *Dictyostelium* au cours de son cycle vital qui a conduit certains chercheurs à utiliser cet organisme comme modèle pour tenter de découvrir les mécanismes élémentaires du développement des êtres multicellulaires.

Une des caractéristiques remarquables de ces organismes est que le regroupement des amibes fournit régulièrement des agrégats de taille définie. Tout se passe donc comme s'il existait un

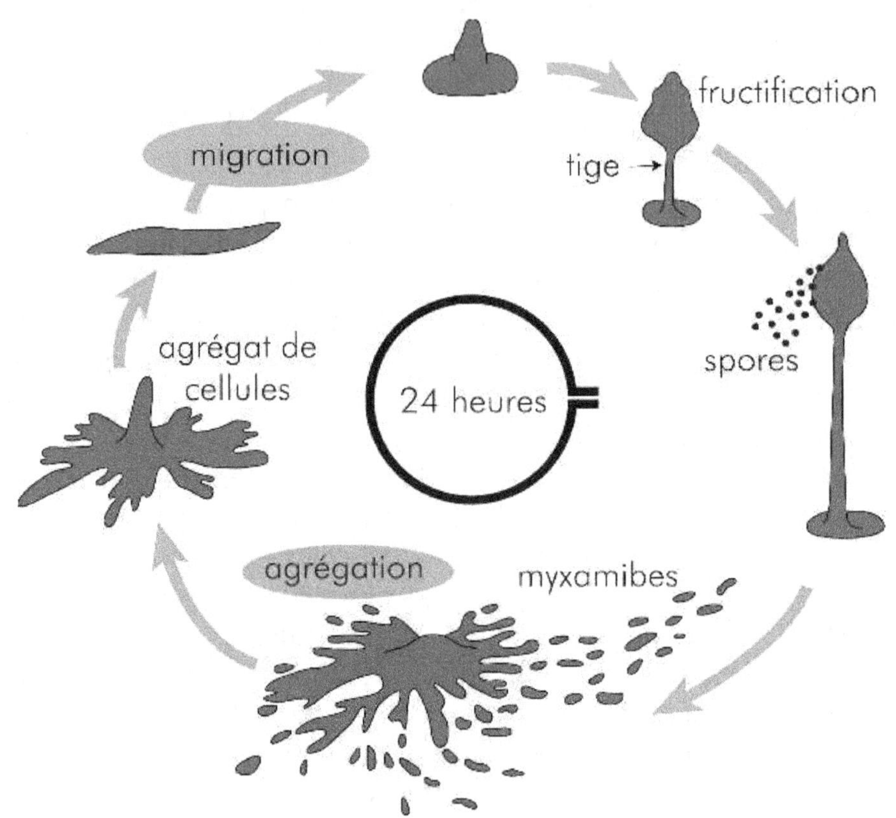

Figure 2.1.2 *Pluricellularité par agrégation : le* Dictyostelium
Cycle vital (s'étalant sur 24 heures ou plus) d'un myxomycète (*Dictyostelium discoïdeum*). Les cellules ou myxamibes s'agrègent et forment une masse capable de se mouvoir par reptation sur un substrat. Cette masse s'organise bientôt pour former une fructification dont la partie terminale contient des spores. Les spores libérées deviennent des myxamibes à partir desquelles le cycle recommence.

mécanisme par lequel les cellules regroupées pouvaient se compter. Le nombre maximum étant atteint, les « forces » à l'œuvre pour l'attraction de nouvelles myxamibes cessent leur activité. Cela rappelle d'une manière frappante le fait que la taille des individus d'une même espèce ne varie qu'entre des limites étroites. De plus, au sein de l'organisme, chaque organe a une place et une taille qui lui sont strictement assignées. Même si, au cours du développement, chaque organe connaît une phase de croissance rapide qui se ralentit puis s'arrête. Les mécanismes qui régulent la prolifération des cellules de chacun des tissus de l'embryon, du fœtus et du jeune chez les métazoaires sont des éléments essentiels du développement. Leur nature cependant est encore très mal connue : d'où l'intérêt de chercher à comprendre les mécanismes de régulation de la taille chez les myxomycètes.

Chez ces derniers, un gène, appelé *smlA*, a été identifié pour son rôle dans la régulation de la taille des agrégats d'amibes. Certains mutants produisant en excès la protéine extra-cellulaire codée par *smlA* n'atteignent qu'une taille qui peut être inférieure au dixième de la taille normale. D'autres, chez qui la protéine est produite en trop petite quantité, fournissent des agrégats géants.

Rappelons que la taille des agrégats est atteinte non pas par suite de la prolifération des myxamibes mais par le fait qu'elles se réunissent. On a découvert le signal biochimique qui les induit à ce regroupement : l'AMP-cyclique (AMPc[*]). L'amibe est capable de répondre à une concentration croissante d'AMPc en émettant un pseudopode. Une amibe émettant dans le milieu extérieur une dose d'AMPc attire vers elle les cellules avoisinantes. Cette production a la particularité d'être non pas continue mais pulsatile et de se propager d'une cellule à l'autre. L'AMPc se lie à des récepteurs membranaires présents sur les amibes prêtes à l'agrégation. La réponse de la cellule à l'AMPc est donc non seulement de se mouvoir vers la source mais d'émettre elle-même un signal. Lorsqu'une cellule a émis une dose d'AMPc, elle est réfractaire à ce produit pendant un certain temps. Cela assure que le signal se propage toujours dans la même direction, en vagues successives, vers l'extérieur de l'agrégat[**].

Bien que de tels mécanismes (dits chimiotactiques) aient été évoqués pour rendre compte du déplacement des cellules dans de nombreux systèmes biologiques, aucun n'a reçu une explication aussi complète que celui des myxomycètes. Au demeurant, ce mécanisme de propagation du signal chimiotactique par un système de relais d'une cellule à l'autre n'a encore jamais été observé en dehors des myxomycètes. Il apparaît donc que ces organismes comportant, comme les métazoaires et les plantes, une phase unicellulaire dans leur cycle vital représentent un essai de multicellu-

---

* L'AMPc est un composé biologique, l'adénosine monophosphate cyclique, qui joue un rôle dans de nombreux processus physiologiques.
** L'enzyme phosphodiestérase qui détruit l'AMPc maintient un niveau du chimioattractant tel que le système n'atteint pas une saturation qui s'opposerait à l'agrégation des cellules.

larité qui, au cours de l'évolution, s'est perpétué jusqu'à nous sans se diversifier.

Par ailleurs, les voies utilisées pour atteindre la multicellularité sont différentes chez les myxomycètes et les métazoaires ou les plantes. Dans le premier cas, il s'agit d'un regroupement de cellules qui se multiplient exclusivement lorsqu'elles sont à l'état libre. L'augmentation de la taille de l'« organisme » résulte ici d'un regroupement cellulaire et non, comme pour les autres êtres pluricellulaires, de la prolifération d'une cellule originelle, l'œuf et les cellules qui en sont issus.

Les myxomycètes représentent donc un « essai » évolutif intéressant, mais qui est nettement distinct du modèle métazoaire.

La « dialectique » du patrimoine génétique et de l'individu

De cette évocation de quelques essais de multicellularité engendrés par l'évolution on peut dégager quelques principes.

Au point où nous en sommes de nos connaissances, les êtres unicellulaires apparaissent comme potentiellement immortels puisque capables de se reproduire indéfiniment par division. La régulation de la taille de leurs populations s'effectue par la restriction de nourriture ou par l'altération des conditions de leur environnement. Mais la multicellularité a apporté des possibilités nouvelles de diversification aux êtres vivants. Cependant, elle a été acquise au prix du renouvellement périodique du soma soumis au processus de vieillissement.

La reproduction des êtres multicellulaires s'accompagne toujours d'un retour périodique à l'état unicellulaire. Il est vrai que des cas de reproduction asexuée par bourgeonnement ou par scissiparité rencontrés par exemple chez l'hydre et la planaire échappent à cette règle. Cependant, chez les métazoaires, la reproduction sexuée implique qu'à chaque génération un nouveau soma se reforme à partir d'une seule cellule, l'œuf issu de la fusion des gamètes. Bien qu'il soit éliminé à chaque génération, c'est l'organisme multicellulaire qui est la cible sur laquelle s'exerce la sélection naturelle. L'avantage sélectif que possède le soma constitue donc un élément essentiel pour le maintien et la propagation de l'espèce. Il constitue un rempart protecteur pour le germen vis-à-vis des variations des conditions de l'environnement.

Mais dès lors que la conquête de l'*individualité* a pour contrepartie la mortalité, c'est l'*espèce* qui se perpétue au fil des générations (avec les diverses variantes potentielles de son patrimoine génétique) et non plus un germen immuable qui se transmet indéfiniment.

La voie vers la constitution des métazoaires

Les volvox, comme les ciliés coloniaux (par exemple *Zoothamnium* ou les *Dictyostelium*), constituent des essais vers la multicellularité qui, bien qu'ayant subsisté jusqu'à nos jours, ne représentent pas un succès évolutif. Ils ne se sont pas diversifiés et n'ont pas, comme les métazoaires, créé une multitude de formes animales capables de coloniser les niches écologiques les plus variées de la planète.

Les métazoaires ont connu cette extraordinaire expansion grâce à un certain nombre d'adaptations cellulaires qui ont permis aux cellules de fonctionner d'une manière collective. En effet, pour que les cellules s'associent afin de former un organisme, il est tout d'abord nécessaire qu'elles *adhèrent* les unes aux autres et qu'elles « inventent » des moyens sélectifs de communication. Ceux-ci sont divers : ils comprennent des stimulations et inhibitions par le passage d'un courant électrique ou par la transmission de substances chimiques d'une cellule à l'autre. Dans certains cas, le signal chimique ne pénètre pas dans la cellule cible. Il est perçu à sa surface par un récepteur qui, par une cascade de réactions chimiques internes, transmet le signal au cœur du moteur cellulaire : les gènes.

L'abandon de la membrane rigide
des bactéries

Pour que les cellules eucaryotes puissent adhérer les unes aux autres il était essentiel que leurs membranes plasmiques (constituées de lipides et de protéines) entrent en contact direct. Il fallait donc qu'elles se débarrassent de la membrane rigide qui entourait les cellules des bactéries. Or cette membrane rigide bactérienne permet à la cellule (placée dans un environnement aqueux) de conserver une pression osmotique compatible avec son fonctionnement et de résister à l'absorption d'eau à partir du milieu extérieur qui, sans ce frein, provoquerait leur gonflement et leur éclatement. Le passage à l'état eucaryote a été possible grâce à l'acquisition par la membrane plasmique du pouvoir de contrôler d'une manière active le passage des ions. Les membranes des cellules dépourvues de paroi externe rigide possèdent des molécules qui agissent comme des pompes et maintiennent dans la cellule une pression en équilibre avec le milieu extérieur en réduisant la concentration ionique intracellulaire.

Une complication s'est ajoutée à ce processus de transport d'ions à travers la membrane cellulaire. Elle vient de ce que les cellules ont besoin d'une concentration élevée en ion potassium (K) pour que leurs réactions métaboliques aient lieu dans des conditions optimales. Ainsi, les cellules sont-elles confrontées au double problème de maintenir la pression de la cellule en équilibre avec le milieu extérieur et de concentrer les ions potassium. Les cellules munies d'une membrane rigide peuvent pomper le potassium vers l'intérieur de la cellule, alors que celles qui en sont dépourvues doivent simultanément rejeter du sodium alors qu'elles absorbent du potassium. Les cellules des métazoaires possèdent une famille de protéines transmembranaires, les ATPases, qui jouent un rôle clé dans ce processus. L'une d'entre elles, la Na-K-ATPase transporte le sodium (Na) hors de la cellule diminuant ainsi la pression osmotique tandis qu'elle entretient un courant entrant de potassium (K). La quantité de potassium entrant est supérieure à celle du sodium sortant, de sorte que cette enzyme contribue à maintenir à la fois l'équilibre osmotique avec le milieu et l'enrichissement en potassium intracellulaire.

L'invention d'un langage intercellulaire

Sans membrane squelettique externe, les cellules eucaryotes peuvent adhérer aux substrats qu'elles rencontrent. Leur cytosquelette, ainsi que des molécules d'adhérence insérées dans leur membrane (comme les *intégrines*), leur permettent de se fixer aux surfaces qu'elles rencontrent et particulièrement à des molécules sécrétées hors de la cellule et formant une matrice extra-cellulaire. Celle-ci est composée de fibres (collagène, fibronectine par exemple) et de protéines globulaires formant un gel. Des protéines contractiles, telles que l'actine, permettent les mouvements des cellules sur ces substrats car elles sont liées aux récepteurs qui les font adhérer au matériel extra-cellulaire. Elles peuvent dès lors, comme le font les amibes actuelles, entourer des proies bactériennes, les séquestrer dans des vésicules de digestion (les phagosomes) riches en enzymes et s'en nourrir. Ce processus fut décrit pour la première fois par Élie Metchnikoff à l'Institut Pasteur chez des cellules sanguines, les macrophages, et désigné sous le terme de *phagocytose*.

Au cours de l'évolution, les cellules ont appris à distinguer leurs proies grâce à des protéines transmembranaires jouant le rôle de « senseurs » ou de molécules de reconnaissance aptes à distinguer des « signaux moléculaires » présents à la surface de leur proie. On peut raisonnablement concevoir que les systèmes de reconnaissance dont sont abondamment pourvus les organismes pluricellulaires actuels résultent de l'évolution et de la diversification de ces récepteurs membranaires primitifs. Ainsi, progressivement, s'est mis en place un langage intercellulaire par le moyen duquel les cellules ont appris à échanger des signaux entre elles.

Une autre conséquence de la perte par les cellules animales de la membrane externe des bactéries a été de permettre leur arrangement en monocouches limitant des cavités internes, appelées *épithéliums*. Un épithélium est une couche continue formée d'une seule épaisseur de cellules qui peuvent être remarquablement jointives et ne laisser passer librement que l'eau et des substances de faible volume moléculaire (Figure 2.1.3). À l'intérieur d'une vésicule limitée par un épithélium se crée alors un milieu qui lui est propre et qui est distinct du milieu extérieur. Les jonctions intercellulaires des épithéliums (dites jonctions serrées) sont assurées grâce à des éléments particuliers du squelette interne des cellules. La membrane plasmique de la cellule épithéliale est alors subdivisée en différents domaines, l'un faisant face au « milieu intérieur » et l'autre en contact avec l'extérieur, ce qui a pour effet de leur conférer une *polarité*. Cette polarité est importante car elle conditionne la directionalité du flux de substances entrant et sortant des cellules ainsi que l'organisation interne des organites intracellulaires.

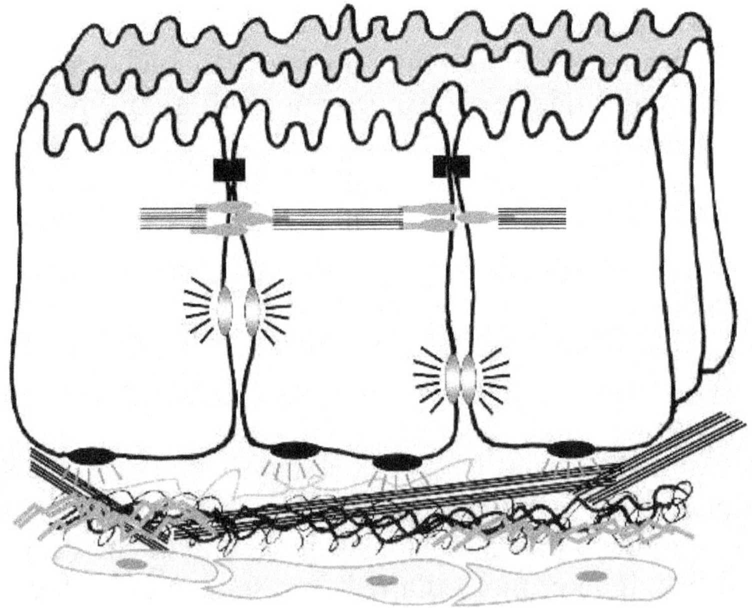

Figure 2.1.3 *Épithélium*
Schéma montrant la structure d'un épithélium formé de cellules jointes les unes aux autres par des « jonctions serrées » imperméables aux molécules de grande taille. Les cellules épithéliales sont polarisées avec une face apicale dirigée vers la cavité interne et une face baso-latérale. La face basale des cellules épithéliales repose sur une membrane basale constituée de molécules extra-cellulaires.

La multiplication des êtres vivants a modifié l'atmosphère terrestre, favorisant ainsi l'apparition de nouvelles formes de vie

L'embryologiste allemand Ernst Haeckel est célèbre pour l'aphorisme « l'ontogenèse récapitule la phylogenèse » qui résume sa conception de l'évolution du monde vivant. Par cette formule, il entend que les différents stades du développement des embryons des formes animales les plus complexes représentent les étapes successives de l'évolution des métazoaires au cours des temps géologiques. Or la division de la cellule œuf produit, dans la plupart des espèces, une forme embryonnaire constituée de deux couches épithéliales emboîtées. L'une sert de revêtement externe (futur ectoderme) et l'autre limite une cavité interne qui sera le tube digestif de l'organisme futur, c'est l'endoderme. Cette *gastrula*[*] est comparable, pour Ernst Haeckel, à un organisme ancestral hypothétique qu'il appelait *gastrea* et qu'il considérait comme l'ancêtre de tous les métazoaires. Pour lui, tous les métazoaires passent donc, au cours de leur développement embryonnaire, par un stade rappelant la *gastrea*. Cette forme de base, diblastique (car constituée de seulement deux feuillets de cellules), est maintenue à l'état adulte chez certains métazoaires comme les éponges et les coelentérés. Un exemple, déjà évoqué, de cœlentéré est l'hydre d'eau douce. La plupart des métazoaires cependant acquièrent tôt dans l'embryogenèse un troisième feuillet, le mésoderme. Leur diversification au cours des temps géologiques a été considérable. On estime que les métazoaires eucaryotes ont trouvé des conditions favorables à leur expansion à partir de 600 à 700 millions d'années (MA) avant notre ère. Vers le Vandien (entre – 600 et – 550 MA), les organismes photosynthétiques avaient eu une influence suffisante sur la composition atmosphérique pour rendre la teneur en oxygène de l'air compatible avec le développement des êtres vivants hétérotrophes. Ceux-ci sont, contrairement aux autotro-

---

[*] *Gastrula* ou « petit estomac ».

phes munis de chlorophylle, incapables de photosynthèse et rejettent du CO_2 dans l'atmosphère. Ils ont à leur tour favorisé l'activité des autotrophes en leur fournissant la source de carbone gazeux nécessaire à l'activité photosynthétique et à la synthèse des substances organiques qui entrent dans la composition des êtres vivants.

Il est vraisemblable que la couche d'ozone stratosphérique se soit épaissie suffisamment vers cette période pour que toutes les formes de vie des surfaces océaniques aient été protégées des radiations ionisantes. Déjà dans leurs formes les plus primitives, les êtres vivants ont donc influencé d'une manière importante l'environnement terrestre au point de rendre possible l'apparition des métazoaires.

* *
*

Ainsi, l'évolution de la vie à la surface du globe a-t-elle commencé par des cellules isolées les unes des autres, formant des populations qui se sont perpétuées par simple division. Au sein de ces populations, des échanges d'information génétique entre individus s'effectuaient, d'une manière horizontale, par passages d'acides nucléiques d'une cellule à l'autre.

Au cours du temps, ce monde s'est diversifié. En dépit de la complexité de la cellule elle-même, il paraît simple si on le compare à celui qui a émergé par la suite, lorsque les cellules eucaryotes se sont assemblées pour produire les êtres multicellulaires, plantes, champignons et animaux. Ces espèces se sont constituées selon un plan d'organisation et leurs cellules se sont spécialisées afin d'exécuter des tâches spécialisées au bénéfice de l'ensemble, c'est-à-dire de l'individu. Celui-ci, dont la durée d'existence est finie, se perpétue par la reproduction sexuée en transmettant à sa descendance le patrimoine génétique qu'il a lui-même reçu de la cellule œuf à partir de laquelle il s'est développé.

La multicellularité, en dépit de la complexité extrême à laquelle elle aboutit dans certaines formes vivantes, n'est qu'une étape dans leur cycle de vie qui comprend toujours un retour à l'état unicellulaire initial.

CHAPITRE 2

La construction d'un organisme

Maintenant que nous avons parcouru les grandes étapes qui ont permis l'apparition des êtres vivants multicellulaires et évoqué quelques-uns des processus mis en œuvre dans cette évolution, nous disposons des repères indispensables pour aborder le problème de la construction d'un organisme complexe et de la différenciation de ses cellules à partir de l'œuf. Ce cadre fera mieux ressortir le rôle joué par les cellules souches au sein de l'organisme tant au cours de sa construction que dans sa vie adulte. On verra en même temps comment l'inventivité des chercheurs a permis d'éclairer la remarquable sophistication de cette « orchestration du vivant ».

La vie des organismes pluricellulaires est, par le jeu de la reproduction sexuée, une alternance ininterrompue de deux états : l'un, de courte durée, tient tout entier en une unique cellule, l'œuf ; l'autre, plus long, se caractérise par l'organisation selon un programme propre à chaque espèce des cellules issues de la multiplication des cellules issues de l'œuf.

Ainsi, un mammifère, un oiseau ou une mouche sont le produit du pouvoir organisateur contenu à l'origine dans une cellule unique. On ne peut qu'être frappé par la complexité extrême de ce qui est probablement la manifestation la plus spectaculaire du vivant. Le destin programmé dans l'œuf, dès lors que les deux gamètes mâle et femelle se sont rencontrés, constitue un des problèmes les plus fascinants posés aux biologistes.

Le mystère qui entoure la genèse de chaque être, répétée fidèlement de génération en génération, a frappé l'esprit des hommes depuis les temps les plus reculés. Les différentes explications proposées pour en rendre compte, bien qu'ayant varié depuis l'Antiquité, tournent toujours autour des deux mêmes problèmes fondamentaux, avec une constance significative tant elle est rare dans l'histoire des sciences : d'une part, la nécessité qu'il y ait une mémoire transmise d'une génération à l'autre afin que soit assurée la permanence des caractères de l'espèce ; d'autre part, le processus complexe qui conduit à la construction de l'organisme dans sa perfection et ses détails les plus fins. Le processus de construction attira d'abord l'attention des Anciens et particulièrement d'Aristote qui créa le terme d'*épigenèse* pour le désigner. La transmission sans changement d'une génération à l'autre des caractères de l'espèce s'imposa ensuite et trouva, pendant plusieurs siècles, une explication satisfaisante dans la notion de *préformation*. Celle-ci avait l'avantage, dans un contexte où prévalait la dimension religieuse, de faire intervenir Dieu qui, une fois pour toutes, avait créé, dans Ève ou dans Adam (selon les goûts du moment), la cohorte des humains qui devaient apparaître jusqu'à la fin des temps[*]. Ils s'y trouvaient forcément sous une forme réduite et emboîtés les uns dans les autres d'une manière telle que l'imagination même la plus fertile avait peine à se représenter.

Les sciences biologiques, qui ont connu un développement considérable après que la structure et l'autoreproductibilité du matériel héréditaire, l'ADN, aient été élucidées, ont permis de concilier les deux nécessités : un nouvel être est fidèlement reconstruit à chaque génération sur le modèle de ses ancêtres grâce à une mémoire présente dans la molécule d'ADN du noyau cellulaire et indéfiniment recopiée à chaque division cellulaire.

Il en résulte un principe fondamental : les gènes contrôlent le développement parce qu'ils sont responsables à la fois du comportement des cellules et de leur différenciation. Ils le font par l'intermédiaire des protéines dont ils dirigent la production. Ils déterminent la nature, la quantité des protéines produites, autant que le moment auquel survient leur synthèse.

---

* Plus de détails sur l'évolution de la pensée biologique peuvent être trouvés dans N. Le Douarin, *Des chimères, des clones et des gènes*, Odile Jacob, 2000.

Le programme de développement

Comment l'information nécessaire pour construire un nouvel organisme à partir de l'œuf fécondé est-elle mise en œuvre au cours du développement embryonnaire ? Rien ne serait plus trompeur que de l'imaginer sous la forme d'un plan comparable à celui que dessine un architecte pour construire une maison. Plutôt qu'un programme descriptif où tous les détails de l'être à réaliser seraient inscrits, le génome fournit des instructions qui se suivent et qui, si elles sont séquentiellement mises en œuvre, aboutissent à la réalisation finale d'un nouvel individu de l'espèce considérée. Le programme génétique est donc une suite d'instructions découlant l'une de l'autre et non un plan détaillé comprenant le descriptif complet de l'être à réaliser. D'où le terme d'*épigenèse* donné par Aristote à ce processus dans lequel le temps joue un rôle majeur.

Les progrès considérables accomplis en biologie depuis les années 1950 ont permis l'avènement d'une embryologie moléculaire dont le but est de rendre compte, par la chimie du vivant, des phénomènes cellulaires qui président à la construction de l'embryon. Il s'agit de mettre en évidence les molécules, et donc les gènes impliqués dans les interactions cellulaires qui induisent la *morphogenèse*, c'est-à-dire de l'élaboration de la forme des cellules, de celle des tissus, des organes et *in fine* du corps qui caractérisent chaque espèce.

Ces mécanismes sont si complexes, si nombreux et subtils qu'on ne peut supposer que la seule action directe des quelque 25 000 gènes dont nous disposons (seulement 10 000 de plus que la mouche drosophile) suffise à en rendre compte.

Il est vrai que le triomphe de la biologie moléculaire permet de répondre à la question de la nature chimique des gènes par lesquels les caractères héréditaires sont transmis d'une génération à l'autre. Il a aussi apporté une explication à l'évolution des formes vivantes : si, par des mutations survenant au hasard, les séquences des « lettres » qui constituent le code génétique sont modifiées, il en sera de même des protéines dont il détermine la nature et les propriétés. De nouvelles variantes de l'espèce (c'est-à-dire de nouveaux *phénotypes*) s'ensuivront, sur lesquels s'exercera la sélection naturelle. Cependant, ces deux acquis majeurs de la biologie moléculaire ne constituent pas une réponse suffisante à la question de savoir *comment* les gènes déterminent les caractères de l'organisme achevé.

On échoue jusqu'ici à expliquer complètement les formes, l'organisation des animaux dans leur immense complexité si l'on se contente de chercher à les déduire des règles qui régissent la structure tridimensionnelle des protéines, base des interactions moléculaires à l'œuvre dans les cellules vivantes.

C'est pourtant l'organisation des cellules, de leurs composants propres comme de leurs associations fonctionnelles qui déterminent des structures aussi complexes que celles du cerveau humain et *in fine* l'émergence de la conscience.

Pouvoir expliquer en termes de génétique moléculaire la construction du cerveau humain, son fonctionnement et son histoire évolutive est, on s'en doute, un des rêves que poursuit le biologiste.

Les recherches réalisées au cours de la seconde moitié du XXe siècle sur le fonctionnement des gènes ont montré que l'unité du monde vivant et l'origine commune de tous les animaux pluricellulaires (métazoaires) se manifestent par l'existence d'un nombre limité de réseaux géniques retrouvés dans tout le règne animal et utilisés dans tous les organismes pour accomplir des tâches, sinon identiques, du moins voisines. Ainsi les gènes dits *homéotiques* sont-ils trouvés chez tous les *bilateria*[*] où ils accomplissent la même fonction : l'organisation du corps et de ses appendices selon l'axe antéro-postérieur et proximo-distal respectivement.

Le développement des membres et de structures très diverses comme les bourgeons qui sont à l'origine de la face, les ébauches des phanères et de nombreux autres organes, fait intervenir des réseaux de gènes identiques. Leur mise en œuvre spatio-temporelle est cependant différente d'un organe à l'autre et d'une espèce à l'autre.

C'est donc dans la régulation de l'activité des gènes qu'il faut rechercher le secret de la diversité et de la complexité des processus du développement.

Les recherches poursuivies au cours de ces dernières décennies ont apporté des éléments d'explication majeurs à cet égard.

---

[*] Animaux à symétrie bilatérale.

On sait dorénavant que chaque gène peut donner naissance à plusieurs protéines (parfois même à un nombre considérable d'entre elles) par des mécanismes divers.

L'activité des gènes et celle de leurs produits font intervenir des réseaux d'interactions qu'on commence seulement à déchiffrer. Ces relations s'exercent entre les protéines elles-mêmes, mais aussi entre celles-ci et les gènes dont elles règlent l'activité. La régulation de l'activité des gènes s'effectue par l'intermédiaire de leur promoteur en permettant ou en empêchant l'ARN-polymérase de fonctionner. Il s'agit d'une enzyme qui permet la transcription en ARN messager de l'information génétique codée dans le gène lui-même. Les protéines régulatrices qui permettent ou inhibent le fonctionnement de l'ARN-polymérase (ou *facteurs de transcription*) jouent un rôle essentiel dans l'orchestration du vivant. Le terme d'« orchestration » me paraît le plus propre à traduire les cascades coordonnées d'activités géniques qui s'enchaînent pour assurer la vie des cellules et des organismes métazoaires. Ces régulations complexes jouent un rôle crucial lors du développement embryonnaire.

Envisageons comment, au niveau cellulaire, s'édifie, étape par étape, la forme des organes et du corps au cours de l'embryogenèse.

Ce processus très complexe fait intervenir une sorte de *langage chimique* par le moyen duquel les cellules échangent entre elles les informations qui leur permettent de construire un organisme identique de génération en génération, conformément au patrimoine génétique de l'espèce.

Les cellules communiquent entre elles

Les relations mutuelles qui s'établissent entre les cellules de l'embryon constituent un des mécanismes fondamentaux du développement. Elles sont à l'origine des changements spectaculaires qui affectent la forme du germe. Non seulement ces relations contrôlent la prolifération et la mort de cellules, mais elles sont aussi responsables de leur arrangement et de leur ordonnance au sein de l'embryon, du fœtus et de l'adulte. Les cellules produisent des substances, qu'elles exposent à leur surface ou qu'elles excrètent autour d'elles. Ainsi peuvent-elles adhérer les unes aux autres. Cette adhérence peut n'être que transitoire et laisser la place à la migration, parfois massive et lointaine, de certaines catégories cellulaires.

La démonstration de ces migrations de grande ampleur de certaines cellules chez l'embryon des vertébrés a été une acquisition des dernières décennies du XXe siècle. Leur contrôle demeure un problème encore imparfaitement résolu mais d'un intérêt majeur : sa compréhension peut éclairer certains processus liés au cancer et aux métastases. Il s'agit également de saisir par quels mécanismes, une fois l'embryogenèse achevée, un emplacement déterminé est dévolu à chacune de nos cellules. Elles sont alors dans une « niche », c'est-à-dire dans un environnement qui assure la stabilité de leur comportement. Les contraintes auxquelles les cellules sont ainsi soumises conditionnent le fonctionnement de leurs gènes. Que cet équilibre soit rompu et la cellule peut changer de phénotype fonctionnel.

Les travaux, réalisés au cours de ces dernières années, sur les cellules souches ont amplement illustré ce phénomène de versatilité cellulaire susceptible d'être exploité à des fins thérapeutiques. Nous y reviendrons.

Le langage des cellules

Les échanges d'information entre les cellules sont d'une importance considérable, tant lors de l'élaboration de l'organisme que tout au long de sa vie.

La communication intermoléculaire se fait par l'intermédiaire de messages chimiques. Ceux-ci, élaborés par les cellules elles-mêmes, peuvent être des protéines ou des peptides (c'est-à-dire des chaînes protéiques de petite taille), mais ils peuvent aussi être des molécules diverses comme les hormones stéroïdes dérivées du cholestérol ou les vitamines apportées par l'alimentation (ainsi l'acide rétinoïque, dérivé de la vitamine A).

Prenons l'exemple très répandu d'une communication cellulaire par l'intermédiaire d'une protéine. Supposons qu'une cellule A, inductrice, sécrète une protéine (a) agissant sur une autre cellule B, dite effectrice, et déclenchant chez celle-ci l'activation d'un gène spécifique. La cellule effectrice sera en mesure de répondre au facteur (a) si elle porte à sa surface un récepteur capable de se lier avec lui. Ainsi, récepteur* membranaire (b) et ligand (a) formeront un complexe qui aura pour fonction de déclencher dans la cellule une suite de réactions impliquant la phosphorylation en chaîne d'une série de protéines.

À l'extrémité de cette chaîne de phosphorylations, une protéine pénètre dans le noyau et contribue à la constitution du complexe d'initiation de la transcription d'un gène. Le signal extracellulaire déclenché par le ligand a aura été *transduit* jusqu'aux gènes de la cellule B.

Un autre exemple d'activation d'un gène par un signal d'origine extérieure à la cellule concerne l'action d'hormones bien connues dérivées du cholestérol. Il s'agit d'un groupe diversifié de substances liposolubles que sont les hormones stéroïdes. Elles comprennent les hormones sexuelles (œstrogènes, progestérone et androgènes) ainsi que les corticostéroïdes (cortisone et glucocorticoïdes) sécrétés par la glande corticosurrénale. Ces petites molécules sont capables de traverser la membrane plasmique de nature lipidique. Les cellules capables de répondre aux hormones stéroïdes possèdent, dans leur cytoplasme et non sur leur membrane comme dans l'exemple précédent, une protéine réceptrice spécifique d'un stéroïde donné (que nous désignons comme étant son ligand). La protéine réceptrice est liée à une autre protéine (que nous appellerons protéine accessoire) qui a pour rôle principal de la retenir dans le cytoplasme. Lorsque ligand et récepteur se rencontrent, le complexe du récepteur avec la protéine accessoire se dissocie. Deux récepteurs liés à leur ligand stéroïdien s'associent alors pour former un dimère qui pénètre dans le noyau où il se lie aux régions régulatrices du gène cible sensible aux hormones stéroïdes. Il participe au complexe d'initiation de la transcription de ce gène qui sera alors activé (Figure 2.2.1).

Un exemple de gène cible des œstrogènes est celui qui code pour l'ovalbumine de l'œuf de poule. Il est activé dans les cellules

---

* Le récepteur (souvent formé de deux protéines associées formant un dimère) est inséré dans la membrane plasmique. Sa partie extra-cellulaire se lie à un ligand qui lui est spécifique alors que la partie intracellulaire a un rôle enzymatique qui se révèle seulement lorsque le récepteur est lié au ligand.

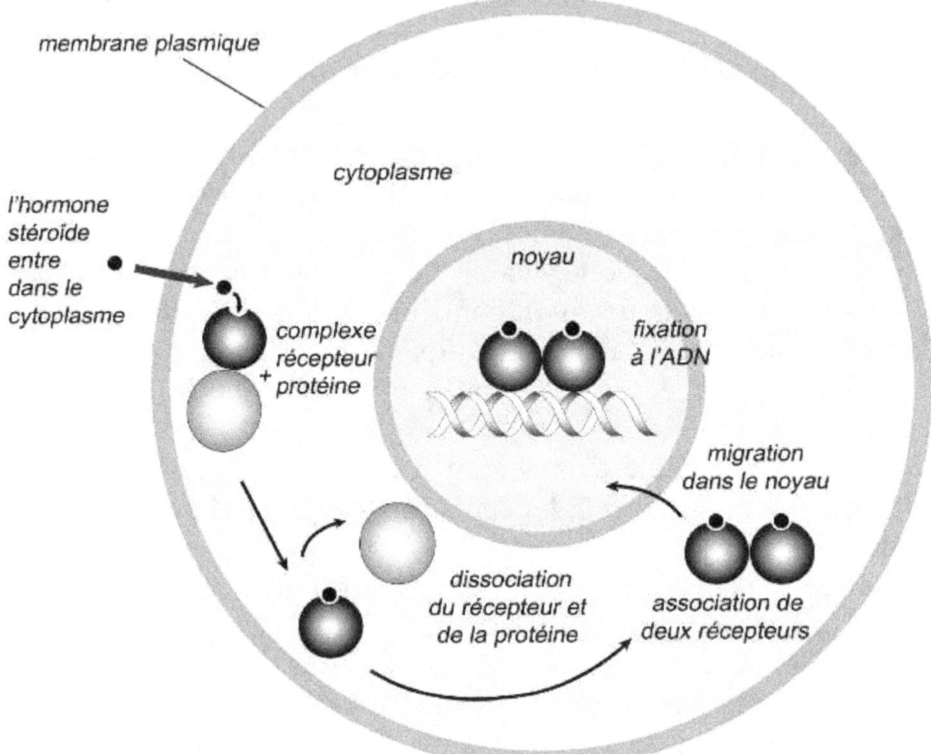

Figure 2.2.1 *Mode d'action des hormones stéroïdes*
Les hormones stéroïdes sont capables de traverser la membrane plasmique lipidique de la cellule. Dans le cytoplasme, elles se lient à un récepteur complexé à une autre protéine. Cette liaison provoque la dissociation du complexe et la libération du récepteur qui ensuite forme un
dimère avec un autre récepteur identique. Le dimère peut alors pénétrer
dans le noyau et se fixer sur le promoteur de gènes cibles de l'hormone
stéroïde.

de l'oviducte qui sécrètent abondamment cette substance formant
l'essentiel du blanc de l'œuf. Celui-ci est un élément important de
la nutrition de l'embryon lors de son développement dans l'œuf. Sa
production est donc sous la dépendance de l'activité endocrine de
l'ovaire.

Le même mécanisme entre en jeu pour les hormones thyroïdiennes et un dérivé actif de la vitamine A (fournie par l'alimentation), l'acide rétinoïque. Comme le font les hormones stéroïdes et
thyroïdiennes, l'acide rétinoïque, qui joue un rôle essentiel au
cours du développement, intervient dans la régulation de plusieurs
gènes cibles en se liant à des récepteurs intracytoplasmiques.

Les cellules de l'embryon adhèrent
les unes aux autres de manière sélective

Le début du développement embryonnaire est marqué par un changement majeur dans le cycle de vie des organismes : le passage de l'état unicellulaire à la pluricellularité. En effet, la fécondation est immédiatement suivie par la division de la cellule œuf en cellules (ou blastomères) de plus en plus petites au cours des cycles successifs de clivage. Les synthèses biologiques qu'implique cette phase, dite de *segmentation*, concernent essentiellement la duplication de l'ADN des chromosomes et la production des protéines nécessaires à la division de la cellule (ou mitose). Pendant la segmentation, la taille du germe reste la même que celle de l'œuf[*].

À l'issue de la segmentation, les œufs des différentes espèces sont peu reconnaissables les uns des autres. Leur morphologie dépend surtout du contenu du gamète femelle en réserves nutritives (ou *vitellus*). L'œuf des oiseaux et des reptiles fait exception car il se présente comme une cellule géante, de plusieurs centimètres de diamètre. Dans l'œuf de poule, par exemple, l'essentiel est le jaune, ou vitellus, à la surface duquel se trouve le cytoplasme nucléé, formant une petite tache blanche, à peine visible à l'œil nu. La *segmentation*, dans ce cas, fournit un disque de cellules, le blastodisque, qui s'étend progressivement à la surface du jaune.

Les œufs de grenouille ou d'oursin, qui contiennent une quantité plus modeste de vitellus, se segmentent totalement en fournissant une *morula*, petite masse de cellules qui rappelle une mûre. Il en va de même pour l'œuf des mammifères, dépourvu de réserves nutritives[**].

---

[*] Les cellules produites par la segmentation sont appelées *blastomères* et la forme embryonnaire qu'elle produit est une sphère creuse appelée *blastula* dans la plupart des espèces, sauf chez les mammifères où on la désigne sous le nom de *blastocyste*. Chez les oiseaux, la segmentation donne lieu à un disque de cellules (*blastodisque*) situé à la surface du jaune de l'œuf.

[**] Ce cas, cependant, est particulier dans le règne animal car les mammifères descendent d'ancêtres reptiliens et leur œuf a perdu secondairement son vitellus au cours de l'évolution, quand ils ont adopté la viviparité. C'est

Qu'elle soit totale ou partielle, la segmentation fournit des cellules généralement identiques et qui, dans certaines espèces comme les mammifères, conservent la totipotence de l'œuf lui-même. C'est-à-dire que leur devenir n'est pas restreint à fournir un type cellulaire particulier. Elles ont en elles, comme l'œuf, la potentialité de fournir dans leur descendance toute la variété des cellules contenues dans l'organisme adulte, à condition qu'on les place dans des conditions où cette potentialité peut se concrétiser.

Le développement embryonnaire a pour effet de canaliser ces potentialités multiples, de les réduire progressivement pour aboutir à la formation de tissus et d'organes spécialisés dans leurs fonctions propres, distribués dans l'organisme selon le plan caractéristique de l'espèce. Il s'agit pour commencer d'établir un *pattern*, terme emprunté à l'anglais et imparfaitement traduit en français par « patron », peut-être par référence à ce qu'utilise le tailleur pour fabriquer un vêtement. L'ordre qui présidera à la distribution des tissus et organes ainsi qu'à la définition de leur taille respective s'établit par étapes successives : la première consiste à définir dans l'œuf ou l'embryon des « axes de polarité ».

N'est-il pas essentiel, en effet, qu'au sein de cette petite masse de matière vivante qu'est l'œuf soient très tôt définis l'emplacement de la tête et celui de l'extrémité caudale de l'être à venir ? Ainsi sont mis en place l'axe antéropostérieur (AP), puis les axes dorso-ventral (DV) et médio-latéral (ML), dès un stade du développement qui, chez certaines espèces, se situe au moment de la fécondation, voire au sein du gamète femelle lorsqu'il se forme dans l'ovaire. Il est frappant de constater que ces axes font presque toujours entre eux des angles de 90°, ce qui permet de définir, dans le germe en développement, un système de coordonnées (Figure 2.2.2).

La polarité de l'œuf ou du germe déjà segmenté correspond à la localisation sélective de déterminants biochimiques (acides nucléiques ou protéines) qui jouent, le moment venu, un rôle dans l'activité génique des cellules embryonnaires dans lesquelles ils se localisent.

---

pourquoi les premiers stades du développement de l'œuf humain et de la souris s'apparentent davantage à celui de l'œuf de poule qu'à celui de la grenouille par exemple.

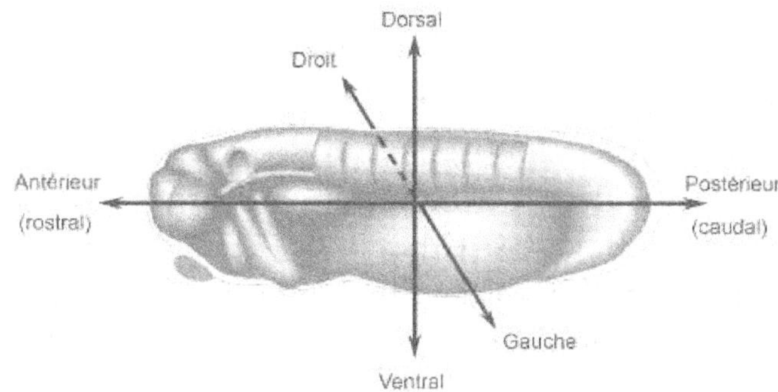

Figure 2.2.2 Embryon de xénope (crapaud africain *Xenopus laevis*) sur lequel sont représentés les axes antéro-postérieur, dorso-ventral et droite-gauche. Ces axes sont disposés à angle droit les uns par rapport aux autres comme dans un système de coordonnées.

*Une étape majeure
du plan d'organisation de l'embryon :
le regroupement des cellules en feuillets*

La notion de feuillets embryonnaires remonte au début du XIXe siècle lorsque von Baer, après avoir observé le développement de nombreuses espèces animales, formula la *théorie des feuillets germinatifs* que nous avons déjà eu l'occasion d'évoquer.

Selon von Baer, on observe chez tous les métazoaires que les cellules issues de la segmentation de l'œuf s'organisent en couches distinctes dont le devenir est à partir de ce moment restreint à certains phénotypes. *L'ectoderme* (ou séreuse), le plus externe, est à l'origine de la peau et de ses annexes ainsi que du système nerveux ; *l'endoderme* tapisse la cavité digestive et fournit les poumons et les glandes associées à l'intestin. Entre les deux, le *mésoderme* est à l'origine du sang, des vaisseaux, des muscles, du tissu conjonctif, des reins, des gonades et, chez les vertébrés, du squelette. Certains animaux, comme l'hydre (et les autres cœlentérés comme les coraux) ou les éponges, se construisent à partir de deux feuillets et sont dépourvus de mésoderme ; mais la plupart des métazoaires sont triblastiques.

En somme, selon ce point de vue qui fut longtemps considéré comme un dogme absolu, la formation des feuillets, ou « gastrulation », représente un stade décisif et irréversible quant à la restriction des potentialités initiales des cellules embryonnaires.

Nous verrons que des recherches récentes sur les cellules souches de l'adulte tendent à porter atteinte à ce dogme au moins en ce qui concerne le caractère irréversible du destin des cellules qui en constituait un des points forts.

Les cellules constituant les différents feuillets sont, au départ, apparemment semblables ou très peu différentes les unes des autres. Des différences, cependant, existent entre elles : d'une part, elles adhèrent les unes aux autres d'une manière spécifique au sein de chacun des feuillets ; d'autre part, elles auront, dans l'embryon, des destins différents selon qu'elles appartiennent à l'ectoderme, au mésoderme ou à l'endoderme. Dès leur formation, les cellules qui constituent les feuillets présentent des activités géniques qui leur sont propres.

L'adhérence des cellules entre elles est assurée par des molécules spécifiques

Les feuillets s'apparentent donc à des « compartiments » entre lesquels, au stade « gastrula », il n'y a pas d'échanges cellulaires. Dans certains systèmes, on a pu montrer que, si les cellules de différents feuillets d'un embryon sont dissociées puis mélangées, elles se regroupent en fonction de leur appartenance à l'un ou l'autre de ces feuillets.

Cette « reconnaissance cellulaire », d'abord mise en évidence comme un fait surprenant, a maintenant reçu une explication : les cellules produisent des molécules qui recouvrent leur surface[*] et les amènent à s'agréger grâce à une affinité biochimique. Autrement dit, la spécialisation cellulaire au sein d'un feuillet s'accom-

---

[*] Ces molécules d'adhésion intercellulaire sont insérées dans la membrane plasmique lipidique et sont constituées d'une partie intracellulaire (qui, dans certains cas, peut être à l'origine d'une signalisation intracellulaire comparable à celle d'un récepteur membranaire) et d'une partie extracellulaire associée à des glucides. Il s'agit donc de glycoprotéines impliquées dans les phénomènes de contact entre cellules.

pagne de la production de molécules d'adhérence cellulaire particulières qui assurent la cohérence du nouvel organe qui s'ébauche.

L'exemple le plus frappant en est l'apparition de l'ébauche neurale au sein de l'ectoderme. Ce phénomène coïncide avec la production d'une molécule d'adhérence cellulaire (la première à avoir été identifiée) appelée N-CAM (*Neural-Cell Adhesion Molecule*), différente de celle qui recouvre et caractérise les autres cellules du feuillet ectodermique à ce stade dit de la neurulation.

Plusieurs molécules assurant l'adhérence ou la non-adhérence des cellules les unes aux autres ont été identifiées à ce jour. Elles appartiennent essentiellement à deux grandes familles. D'une part, celles qui assurent leur fonction de « colle » intercellulaire en présence d'ions Ca^{2+}. Ce sont les *cadhérines* découvertes par un chercheur de l'Université de Kyoto, Masatoshi Takeichi[2]. D'autre part, celles qui ne requièrent pas la présence de Ca^{2+} pour assurer la cohérence des cellules qui les portent à leur surface. Elles sont désignées par le sigle de CAM (*Cell adhesion molecules*[3]).

Les cellules produisent une matrice extra-cellulaire

Les cellules produisent aussi des molécules sécrétées dont le rôle est de former un feutrage moléculaire qui constitue la matrice extra-cellulaire. Elles sont de deux catégories principales selon qu'elles ont une structure fibrillaire ou globulaire. Les premières, comme le collagène, la fibronectine, la laminine, jouent un rôle important dans la rigidité des tissus. Elles entrent dans la constitution des membranes basales sur lesquelles reposent les épithéliums. Les secondes ont la propriété de fixer les molécules d'eau et conditionnent les propriétés du milieu extra-cellulaire dans lequel baignent les cellules.

Les cellules sont en contact avec la matrice extra-cellulaire par l'intermédiaire de molécules associées à la membrane, parmi lesquelles les *intégrines* jouent un rôle important. Les intégrines traversent la membrane lipidique, ce qui signifie qu'elles peuvent jouer le rôle de facteur de signalisation. En d'autres termes, le fait que la cellule soit fixée à un substrat par l'intermédiaire des intégrines peut agir sur son activité génique.

Ces mécanismes, qui instruisent les cellules sur leur environnement immédiat, sont des éléments de ce qu'on appelle la « niche », c'est-à-dire l'environnement immédiat de la cellule qui exerce un contrôle sur son fonctionnement.

Notons enfin que la matrice extra-cellulaire est le milieu dans lequel transitent des facteurs de signalisation sécrétés qui agissent sur leurs cellules cibles possédant les *récepteurs* capables de les lier par affinité moléculaire. Certains de ces facteurs sont véhiculés par le sang, comme les hormones par exemple, d'autres agissent d'une manière « paracrine », c'est-à-dire qu'ils sont produits par des cellules situées à faible distance de leur cible. Il en est ainsi par exemple des FGF (*Fibroblast Growth Factor*) qui sont parmi les molécules de signalisation les plus actives au cours de l'embryogenèse.

C'est après la constitution de ces feuillets que la forme de l'embryon futur s'élabore, puis que les organes apparaissent et se mettent en place. La genèse de la forme est l'un des problèmes les plus complexes de la biologie du développement.

Comment la forme vient au corps : l'organisation des cellules en tissus et organes

La croissance du germe commence au début de la gastrulation, deuxième phase de l'embryogenèse, au cours de laquelle se forment les feuillets. Après ce stade, la forme de l'embryon se modifie d'une manière spectaculaire. Chez l'oursin, on voit que les cellules issues de la segmentation s'ordonnent autour d'une cavité centrale en un épithélium. Très rapidement, la couche externe de cellules s'invagine comme un doigt de gant dans le blastocèle, donnant naissance à l'organisme diblastique mythique de Haeckel, la *gastrea*. Les cellules formant des épithéliums élaborent par leurs mouvements des formes nouvelles et font par exemple apparaître le futur tube digestif de l'oursin ou le tube nerveux de l'embryon des vertébrés.

On voit aussi, dans la gastrula d'oursin, des cellules se détacher de l'endoderme et migrer dans la cavité nouvelle formée par la gastrulation. Ces éléments prendront part à la formation du feuillet mésodermique. En effet, à ces stades précoces du développement, les épithéliums ne sont pas des structures stables. Ils peuvent donner naissance à des cellules libres, qui se détachent puis forment des tissus composés de cellules peu denses et peu jointives formant le *mésenchyme* à partir duquel naîtront plus tard des tissus très variés comme l'os ou le tissu conjonctif.

Alors qu'elle impose au germe une compartimentalisation, la gastrulation le prépare à la sculpture des organes et à la différenciation cellulaire.

Dès que les trois feuillets sont formés dans le germe de la grenouille, on voit apparaître un embryon, c'est-à-dire la préfiguration imparfaite de ce que sera le têtard, avec la tête, les yeux, l'esquisse du cerveau, le tronc montrant des amas répétitifs situés de part et d'autre de l'axe médian qui annoncent la colonne vertébrale, prolongé par le bourgeon de la queue. Ainsi, les constituants principaux du corps sont en place : ils ne sont cependant représentés que par des « ébauches » car les cellules qui les composent ne possèdent pas encore toutes les caractéristiques morphologiques et fonctionnelles de celles qui, plus tard, formeront les centres nerveux, les muscles, le foie, les organes digestifs... Il s'agit d'organes et de tissus « en devenir » et les cellules qui les constituent sont étonnamment hétérogènes. *Certaines, indifférenciées, serviront de réserve ou de « souches » pour la croissance de l'organe chez l'embryon et le fœtus. Chez l'adulte, elles en assureront le constant renouvellement. D'autres sont déjà engagées dans le processus de différenciation. Il existe une hétérochronie marquée dans le développement des différents types de cellules. Par exemple, des globules rouges du sang, premières cellules à devenir fonctionnelles chez l'embryon des vertébrés, sont déjà pleinement aptes à remplir leur fonction physiologique alors que l'embryogenèse n'est encore qu'à peine ébauchée.*

Outre cette mise en place des cellules par la formation des feuillets, dont K. E. von Baer eut en 1828[4] le mérite de montrer qu'elle constituait un caractère commun à tous les métazoaires, d'autres mécanismes assurent la mise en ordre des cellules et la genèse de structures nouvelles.

Les épithéliums changent de forme sous l'influence de forces de tension difficiles à analyser. Un des exemples les plus spectaculaires en est la formation de la gouttière et du tube neural de l'embryon des vertébrés à partir duquel se développent ensuite la moelle épinière et le cerveau.

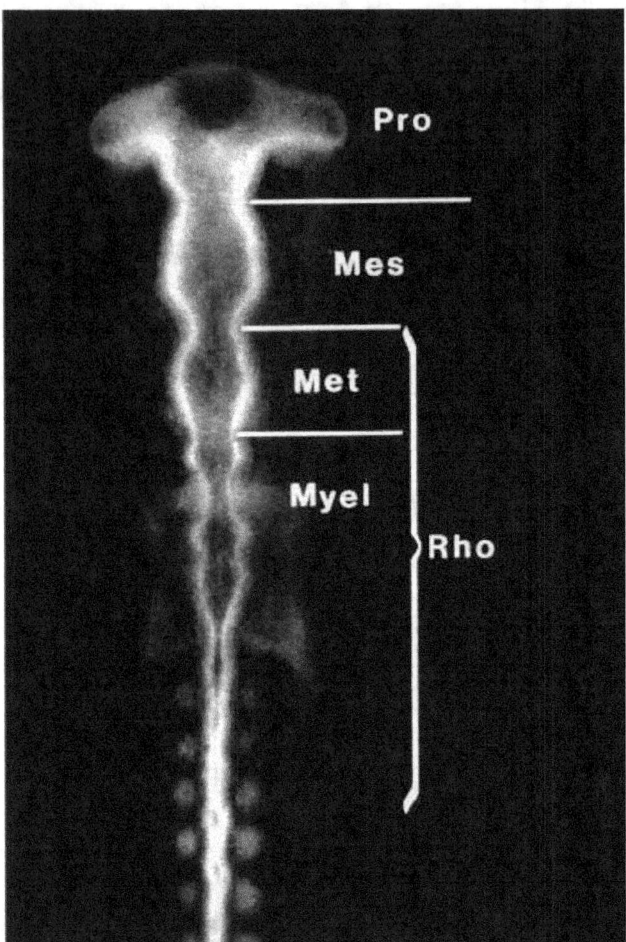

Figure 2.2.3 Le développement de l'encéphale commence par l'élargisse-ment du tube neural dans la région rostrale de l'embryon. Au niveau de la future moelle épinière, le tube garde un diamètre similaire sur toute sa longueur. On voit progressivement se dessiner dans la partie anté-rieure du tube neural, l'ébauche des différentes parties du cerveau :
Pro : prosencéphale ou cerveau antérieur qui se scinde ensuite en télencéphale qui fournira les hémisphères cérébraux et le diencéphale, futurs thalamus et hypothalamus
Mes : mésencéphale ou cerveau moyen
Rho : rhombencéphale ou cerveau postérieur à partir duquel se formeront le cervelet « métencéphale ») et le bulbe rachidien (myélencéphale – Myel). Le rhombencéphale est une structure segmentée en 8 rhombomè-res : r1 à r8.

Une étape intermédiaire entre le simple tube neural et le sys-tème nerveux central dans toute sa spécificité est la formation de vésicules qui s'échelonnent d'avant en arrière et qui préfigurent les différents étages du cerveau de l'adulte. L'évolution du cerveau implique la croissance différentielle de ces différentes vésicules. Ainsi les territoires destinés à former le cervelet et les hémisphères cérébraux sont rapidement reconnaissables par leur croissance plus marquée (Figure 2.2.3).

Migrations cellulaires et formation des organes chez l'embryon

Les épithéliums ne sont pas seulement l'objet de remodelages spectaculaires : dans de nombreux cas, ils sont à l'origine de cellules qui s'en détachent et essaiment pour former des cellules migratrices. C'est ainsi, nous l'avons vu, que s'effectue la formation du mésoderme de l'oursin. La production de cellules migrantes peut avoir lieu plus tard au cours du développement. Ces cellules perdent leurs attaches avec les cellules voisines parce qu'elles ne produisent plus les molécules d'adhésion qui les maintenaient au sein du tissu auquel elles appartenaient : elles deviennent libres. Elles échappent au feutrage des filaments de la matrice extra-cellulaire auquel elles n'adhèrent désormais que d'une manière fugitive, par des prolongements vite rétractés sur lesquels elles prennent appui pour se mouvoir au sein de l'embryon !

Les recherches visant à suivre les déplacements des cellules au cours du développement ont montré qu'ils jouent un rôle considérable dans la construction des organes. Il est apparu que ceux-ci, loin de se former exclusivement à partir de territoires bien définis des feuillets embryonnaires, naissent souvent de la rencontre de cellules provenant de sites initialement éloignés les uns des autres. Il existe donc, dans l'embryon, des cellules qui voyagent, puis s'arrêtent à certains points de leur périple pour s'installer dans une « niche » particulière. Elles trouvent un environnement où elles se stabilisent. Celui-ci conditionnera d'une manière décisive leur évolution. Cet arrêt des cellules migrantes dans un site déterminé de l'organisme embryonnaire ou adulte est désigné en anglais par *homing*, un terme imagé qui montre bien l'affinité réciproque du site d'arrêt et des cellules qui le choisissent. Il est à noter que les cellules qui ont choisi un site d'arrêt n'en sont pas nécessairement des « occupants » définitifs. Dans le système sanguin notamment, les cellules peuvent se localiser temporairement dans un organe, y subir des transformations qui les amènent à se différencier, puis reprendre leur migration.

Le rôle clé joué par les migrations cellulaires dans la morphogenèse est resté longtemps insoupçonné. Cela tient au pouvoir qu'a eu sur la pensée scientifique de l'époque la théorie généralisatrice de K. E. von Baer. La théorie des feuillets germinatifs avait certes le grand mérite de décrire un phénomène réel et de révéler un aspect frappant de l'unité fondamentale du vivant : tous les animaux élaborent des compartiments cellulaires à partir desquels se forme un ensemble d'organes bien déterminé et identique chez tous les métazoaires. Cependant, cette doctrine a longtemps été acceptée comme un dogme rigide, au point de retarder la prise en considération d'autres faits qui en atténuaient les conséquences et la validité. Ainsi, l'un des mécanismes essentiels pour la formation des tissus ou des organes consiste dans le fait que nombre de cellules embryonnaires, après s'être distribuées en feuillets, s'en détachent, migrent et, dans bien des cas, se mélangent. Bref, la conception de von Baer avait fini par passer du statut d'intuition féconde à celui, sinon de préjugé, du moins d'« obstacle épistémologique » au sens où l'entendait Gaston Bachelard : cette certitude fermait les esprits à toute autre éventualité.

L'embryologiste américaine Julia Platt[5] en fit les frais. Elle publia pourtant, en 1893 et 1897, les résultats de ses études sur le développement de la tête du triton *Necturus*. Ses observations minutieuses montraient clairement que des cellules, qu'elle voyait, sous un microscope, se détacher de l'ectoderme dorsal de la tête, migraient ventralement et venaient s'agréger dans les futures mâchoires pour y former le squelette. Mais ses travaux ne furent pas pris en considération car la théorie des « feuillets germinatifs » enseignait que le mésenchyme, le cartilage et l'os ne pouvaient provenir que du mésoderme !

La seconde raison pour laquelle les migrations cellulaires avaient pour une très large part échappé à la sagacité des embryologistes relève d'un problème d'ordre technique. Les déplacements effectués par les cellules au sein de l'embryon sont généralement très difficiles à suivre. Il a fallu que des méthodes fiables de marquage cellulaire soient mises en œuvre pour les rendre visibles. Il est vrai qu'il existe des organismes, utilisés comme modèles d'étude par les embryologistes, qui se prêtent à l'examen direct des mouvements cellulaires dans l'embryon en développement : tel est le cas, par exemple, du ver nématode *Caenorhabditis elegans* dont on a pu suivre, nous l'avons vu, le devenir de chaque cellule depuis l'œuf jusqu'à la larve. L'embryon du poisson zèbre, modèle de choix pour les recherches en génétique du développement chez les vertébrés, convient aussi à l'observation des mouvements cellulaires mais seulement pendant une période très précoce du développement. Chez les vertébrés supérieurs, le nombre de cellules embryonnaires est rapidement très grand et les cellules qui migrent le font à un stade où elles ne présentent généralement aucun caractère morphologique qui permette de les distinguer de celles des tissus au sein desquels elles se déplacent.

Comprendre les processus qui président aux migrations cellulaires, ainsi que l'influence de l'environnement immédiat sur le destin et la détermination des cellules est évidemment essentiel si l'on veut saisir les potentialités des cellules embryonnaires et l'intervention des cellules souches dans l'économie de l'organisme. Il s'agit aussi d'appréhender la réalité et les limites de la plasticité cellulaire. Notons que les recherches en ce domaine éclairent aussi certains aspects du dérèglement du fonctionnement des cellules lorsqu'elles deviennent tumorales.

*Le choix d'un modèle
pour suivre le voyage des cellules*

L'embryon d'oiseau, dont le développement est proche de celui des mammifères, constitue un modèle particulièrement favorable pour l'étude de la dynamique cellulaire au cours du développement. Il est en effet possible non seulement d'opérer l'embryon dans l'œuf aux stades où les organes se constituent, où les tissus s'individualisent et où les cellules se différencient, mais d'observer en continu l'évolution des embryons sous le microscope. Parmi les méthodes qui ont été mises en œuvre pour suivre les déplacements et connaître le destin des cellules, celle qui a été la plus utilisée au cours des trois dernières décennies est basée sur la construction de chimères entre embryons de deux espèces d'oiseau : le poulet et la caille. Elle découle d'une observation que j'ai faite en 1968 sur les cellules d'embryon de caille. Le poulet était, en effet, le matériel d'élection de nombreux laboratoires d'embryologie. Bien que l'œuf de caille contienne beaucoup moins d'albumine que celui du poulet et soit donc d'une taille plus réduite, la taille de l'embryon lui-même est à peu près identique dans les deux espèces aux stades précoces du développement. L'embryon d'oiseau se prêtant facilement aux manipulations embryonnaires, il est relativement aisé de construire des embryons chimères entre deux espèces. On remplace chez l'embryon d'une espèce (par exemple le poulet) un territoire donné par l'équivalent provenant d'un embryon de l'autre espèce (la caille) au même stade de développement. On obtient alors une chimère viable qui peut même, dans la plupart des cas, franchir l'épreuve de l'éclosion et survivre après la naissance. L'intérêt de réaliser ces êtres composites, dans lesquels sont associées des cellules possédant deux génomes distincts, m'est apparu après que j'ai observé que les cellules de caille possèdent un caractère génétique stable qui permet de les distinguer, en toutes circonstances (qu'elles soient ou non différenciées et quel que soit leur phénotype), de celles du poulet. En effet, entre deux divisions, la distribution de la chromatine au sein du noyau de caille est particulière : qu'elles soient embryonnaires ou adultes, les cellules de caille ont un noyau qui renferme de volumineuses condensations chromatiniennes absentes dans le noyau des cellules de poulet. Il suffit donc d'appliquer aux tissus des embryons chimères des techniques histochimiques qui mettent en évidence la chromatine pour distinguer du premier coup d'œil les cellules de chacune des deux espèces (Figure 2.2.4).

Le développement par Köhler et Milstein, en 1975[6], de la technique des anticorps monoclonaux a permis par la suite de préparer facilement des anticorps reconnaissant des antigènes spécifiques de la caille et non représentés chez le poulet. L'usage de ces anticorps applicables non seulement à des coupes de tissu mais à des embryons entiers a beaucoup apporté à la technique des chimères caille-poulet[7].

Les résultats obtenus sur le modèle aviaire peuvent, dans leurs grandes lignes, être extrapolés aux mammifères. Cependant, il est utile de pouvoir suivre le destin des cellules dans différentes espèces. Chez la souris, on sait désormais marquer sélectivement les cellules d'un type cellulaire donné, caractérisé par l'expression sélective d'une protéine spécifique. Grâce au génie génétique, on construit un gène hybride dont le promoteur correspond à la protéine en question et dont la partie codante a été remplacée par un gène « rapporteur » facile à mettre en évidence. On utilise souvent le gène de l'enzyme ß-galactosidase d'*Escherichia coli* ou celui qui

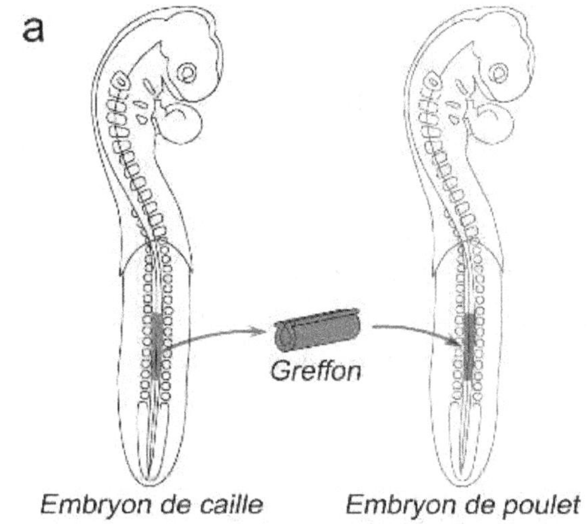

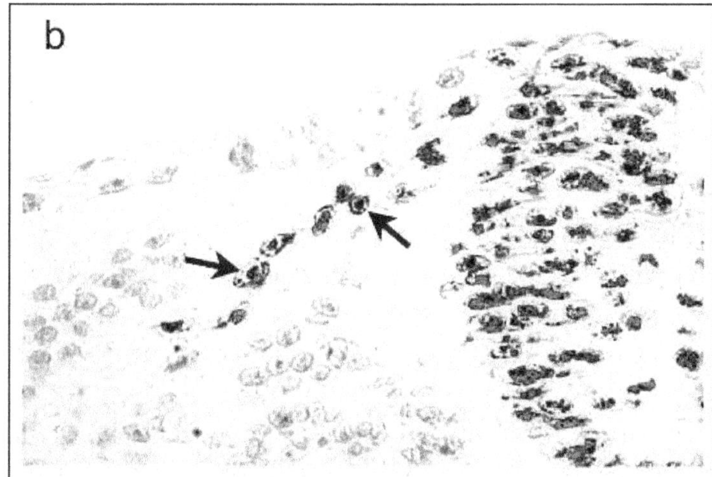

Figure 2.2.4 *« Voir » les cellules de la crête neurale migrer dans l'embryon*
Le principe est de construire des embryons chimères où des cellules de
deux génotypes différents coexistent. Ici, celui du poulet (embryon hôte)
sur lequel on greffe un fragment de l'ébauche neurale provenant d'un
embryon de caille (donneur) du même stade à la place du fragment équivalent du poulet préalablement excisé. Il s'agit donc d'une greffe « isotopique »
et « isochronique » car les deux embryons sont au même stade de leur développement. Les cellules de caille possèdent dans leur noyau une masse
d'hétérochromatine qui les rend reconnaissables de celles du poulet hôte.
a) la greffe b) les cellules de la crête neurale contenues dans le greffon se
déploient chez l'embryon hôte où l'on peut suivre leur progression en
observant celui-ci à des temps croissants suivant la greffe. On peut ainsi
connaître les voies empruntées par les cellules ainsi que leur destin final
dans l'embryon puis l'adulte. Les flèches montrent les cellules de la crête
neurale du greffon (le tube nerveux de caille) migrant au sein de cellules
de poulet.

code pour une protéine fluorescente en lumière UV provenant d'une méduse, la GFP (*Green Fluorescent Protein*). Le gène hybride est introduit par transgenèse dans l'œuf de souris et n'est exprimé que dans les cellules de l'embryon où se trouvent les facteurs de transcription qui reconnaissent le promoteur utilisé. Ces cellules sont celles qui normalement produisent la protéine choisie.

Cette technique, utilisée par exemple pour suivre la migration des cellules de la crête neurale[8], a permis d'obtenir de nombreux résultats qui doivent cependant être soumis à des contrôles rigoureux car l'expression du transgène est parfois aléatoire.

Les migrations cellulaires dans l'organisme adulte

Les problèmes biologiques liés aux migrations cellulaires dépassent le cadre des mécanismes intervenant au cours du développement embryonnaire : ils touchent aussi à la stabilité des tissus dans l'organisme adulte, une propriété essentielle à son bon fonctionnement. Une fois achevée la mise en place de leurs éléments constitutifs, les tissus ne sont en principe pas l'objet d'échanges cellulaires entre eux. Dans l'organisme, chaque cellule est dans un environnement qui lui est propre, une « niche » qui tend à assurer la stabilité de son état différencié. Comme nous le verrons plus loin, soustraire les cellules à leur niche et les soumettre à un autre environnement peut être de nature à changer profondément leur destin, même chez l'adulte. Les cellules sanguines échappent à cette règle car elles se différencient essentiellement dans des organes spécialisés (ou hématopoïétiques), le thymus, la moelle osseuse et la rate[*]. Les cellules sanguines nucléées (les leucocytes) sont déversées dans le sang par ces organes et peuvent

---

* Chez l'embryon, le premier tissu producteur de cellules sanguines est une annexe embryonnaire destinée à disparaître, le sac vitellin. Chez les mammifères, l'hématopoïèse vitelline est suivie par une phase transitoire où les cellules sanguines se forment dans le foie fœtal. Lorsque la moelle osseuse est assez développée pour prendre le relais, l'hématopoïèse hépatique s'éteint.

demeurer un temps dans le flot circulatoire ou quitter les vaisseaux et se loger dans d'autres tissus (les ganglions lymphatiques, la rate, les amygdales, l'appendice, les plaques de Peyer de l'intestin) où elles sont stockées. De nombreux leucocytes se trouvent aussi dispersés dans les tissus de l'organisme. Dans ces différents sites, ils jouent le rôle de sentinelles prêtes à être mobilisées pour lutter contre les infections.

Ce trafic cellulaire ne concerne, dans l'organisme sain, que les cellules du système sanguin. La transformation tumorale des cellules entraîne souvent une altération de cette stabilité tissulaire et l'essaimage des cellules cancéreuses à travers l'organisme. Elles y forment des métastases qui envahissent d'autres organes. L'étude des mécanismes qui sous-tendent les mouvements cellulaires, qu'ils impliquent des cellules normales ou tumorales, présente donc un intérêt non seulement pour la biologie du développement et pour la physiologie du système sanguin mais aussi pour la cancérologie fondamentale. Si l'on comprend pourquoi et comment les cellules s'individualisent, puis migrent, on peut envisager de trouver un moyen de les stabiliser et par conséquent de lutter contre la dissémination des métastases cancéreuses.

Migrations cellulaires dans le développement de la crête neurale et du thymus

Les exemples les plus significatifs du rôle joué par les migrations cellulaires lors de la construction de notre organisme sont ceux de la *crête neurale* et de la formation des organes où se différencient les cellules sanguines.

La crête neurale à l'origine de cellules migrantes qui participent à de nombreux tissus et structures au sein de l'organisme des vertébrés est en fait une composante très modeste quant à son volume initial dans l'ébauche neurale primitive. À partir de celle-ci se forment le cerveau et la moelle épinière ainsi que les nerfs et ganglions dispersés dans nos organes et nos tissus. D'origine ectodermique, la « plaque neurale » n'est, au début, qu'une couche épithéliale épaisse située sur la face dorsale de l'embryon. Elle se replie pour former un tube clos par la fusion des deux bourrelets qui la limitent et qui subissent une évolution singulière : ils sont à l'origine de la crête neurale, une structure éphémère dont *les cellules perdent rapidement leur cohérence, s'individualisent et migrent dans l'embryon, selon un plan bien déterminé tant du point de vue temporel que spatial.*

La crête neurale est à l'origine des ganglions du système nerveux périphérique, des cellules gliales qui accompagnent les nerfs périphériques, des mélanocytes (cellules pigmentaires qui colorent la peau et les cheveux). Elle induit également la formation de cellules glandulaires endocriniennes comme celles qui constituent la médullo-surrénale, productrice d'adrénaline. C'est encore d'elle que proviennent les cellules qui sécrètent la calcitonine, une hormone importante pour la physiologie de l'os, car elle permet la fixation du calcium sur le tissu osseux.

Ainsi la crête neurale est-elle une structure hautement pluripotente. Ses cellules envahissent la totalité de l'organisme ne serait-ce qu'en accompagnant les nerfs, dont elles composent la gaine protectrice, dans leurs ramifications les plus ténues qui envahissent virtuellement tous nos tissus.

Une des révélations qu'a permise l'utilisation du système des chimères dans l'exploration du devenir des cellules de la crête neurale est le rôle majeur qu'elle joue dans la genèse de la tête chez les vertébrés.

La crête neurale et la genèse de la tête

La participation des cellules de la crête neurale à la construction du squelette facial, déjà entrevue par Julia Platt en 1893 et contestée à cette époque, a pourtant été confirmée plus tard par des travaux réalisés tout d'abord chez les embryons d'amphibiens[9]. Ce n'est que dans les années 1970 que l'on a compris, grâce à des recherches menées chez l'embryon d'oiseau[10], que la totalité du squelette de la face provient exclusivement de cellules qui émanent du *primordium* du cerveau lui-même, *via* la crête neurale. Les cellules mères du squelette facial effectuent une migration massive depuis la face dorsale du tube neural jusqu'à la face ventrale de la tête et aux ébauches des arcs branchiaux. Ceux-ci évoluent chez les poissons pour fournir la mâchoire et le squelette des arcs branchiaux tandis que, chez les vertébrés aériens, ils ont une autre destinée. Ils forment la mâchoire pour l'arc branchial le plus rostral (arc branchial 1) alors que les suivants fournissent l'os hyoïde, différemment développé selon les groupes et essentiellement dévolu à fournir les osselets de l'oreille interne chez les mammifères. Les cellules de la crête neurale forment aussi la plus grande partie de la boîte crânienne. Elles entourent très précocement l'ébauche du cerveau antérieur destiné à fournir les hémisphères cérébraux et forment ensuite le frontal, le pariétal et les deux squamosaux (Figure 2.2.5).

La démonstration de l'origine neurale de l'ossature de la tête a pu être réalisée grâce à la stabilité et à la précision du marquage cellulaire fourni par les chimères où la crête neurale céphalique de l'embryon de poulet est remplacée par celle provenant d'un embryon de caille.

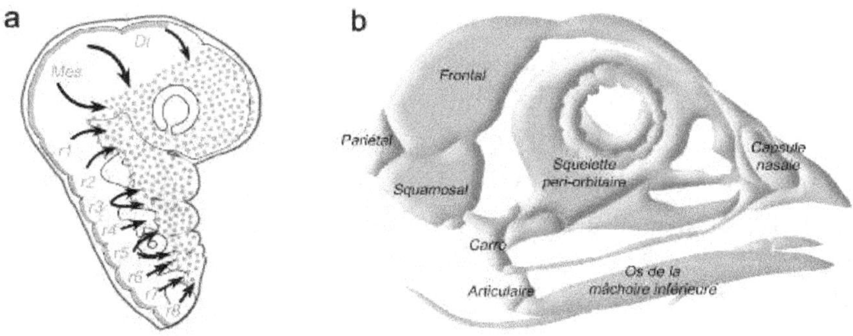

Figure 2.2.5 *Illustrations des informations fournies par les chimères caille-poulet*
Des greffes du bourrelet neural de caille à un stade précédant le départ des cellules de la crête neurale ont été réalisées aux niveaux respectifs du diencéphale (Di.), du mésencéphale (Mes) et des différents rhombomères (r1, …, r8). Les cellules de la crête neurale migrent pour recouvrir le prosencéphale (cerveau antérieur) ainsi que pour coloniser les arcs branchiaux. Le destin de ces cellules a pu être analysé au stade où l'embryon est développé en un poussin, grâce à la stabilité du marqueur cellulaire porté par le noyau des cellules de caille. On voit que la totalité des os de la face et la plupart de ceux du crâne (à l'exception de la région occipitale et d'une partie de la capsule otique qui sont d'origine mésodermique) sont dérivés de la crête neurale céphalique (pour plus de détails, voir N. Le Douarin et C. Kalcheim, *The Neural Crest*, 1999, Cambridge University Press).

Le thymus : la rencontre de cellules de trois origines distinctes

D'autres organes se construisent par la rencontre de cellules provenant de plusieurs territoires embryonnaires distincts. Il en est ainsi de ceux où se forment les éléments du sang. Grâce à l'utilisation de marquages cellulaires qui permettent de suivre les mouvements des cellules dans l'organisme en développement, on a vu que la moelle des os, où se développent les globules rouges et divers types de globules blancs, se forme grâce à l'invasion du tissu osseux par des cellules provenant d'autres régions de l'embryon. L'exemple le plus frappant à cet égard est le thymus où se crée, au cours de l'embryogenèse, un environnement propice à la différenciation de cellules qui jouent un rôle crucial dans la défense de l'organisme contre les infections : les lymphocytes T. Il y a cent ans, on ne voyait dans le thymus qu'un tissu assez énigmatique ; une sorte de glande se développant à partir du tube digestif (dans la région du pharynx), comme le font les glandes salivaires, mais dans laquelle se différenciaient les petits lymphocytes, munis d'un volumineux noyau et de peu de cytoplasme, qu'on trouvait aussi dans le sang, dans la rate et dans les ganglions lymphatiques.

Ce n'est qu'au début des années 1960 que des expériences d'ablation précoce du thymus chez la souris[11] ont permis d'attribuer au thymus un rôle particulier dans la fonction immunologique. En effet, les souris privées de leur thymus à la naissance ne pouvaient lutter contre les infections (elles étaient immuno-incompétentes) : elles étaient inaptes à rejeter les greffes de peau provenant d'un donneur de la même espèce ou d'une espèce voisine. De plus, de larges zones de la rate et des ganglions lymphatiques normalement occupées par des lymphocytes se trouvaient vides. Il est alors apparu que le thymus est le site de la différenciation d'une catégorie de lymphocytes exportés hors du thymus lorsqu'ils sont matures : pour une part, ils se localisent dans la rate ou les ganglions lymphatiques (y compris les amygdales et l'appendice) ; pour une autre part, ils se trouvent dans le sang circulant ou dispersés à faible concentration dans les tissus de l'organisme.

On se souvient que ces cellules doivent être mobilisables à tout moment pour défendre l'organisme contre les micro-organismes et les virus.

Les lymphocytes T (ainsi appelés parce que leur production dépend du thymus) partagent la fonction immunitaire avec d'autres catégories de cellules sanguines, comme les macrophages ou les cellules productrices d'anticorps, les lymphocytes B. Ces derniers se différencient dans la moelle osseuse[*]. On considère donc le thymus et la moelle osseuse comme les organes lymphoïdes « primaires » au sens où ils constituent les sites incontournables de la différenciation des lymphocytes. Au contraire, les ganglions lymphatiques et la rate sont des organes lymphoïdes secondaires car ils ne sont que des sites de stockage de cellules produites ailleurs.

Le thymus est originellement composé d'un bourgeon épithélial issu d'une extension du tube digestif antérieur, ou poche branchiale, partie interne de la branchie servant à la respiration chez les poissons et conservée à l'état embryonnaire comme un héritage de l'évolution chez les vertébrés supérieurs (oiseaux et mammifères). Ce bourgeon épithélial (endodermique) est associé étroitement à du mésenchyme fourni par l'ectoderme et provenant de la crête neurale.

Ni l'une ni l'autre de ces composantes initiales du thymus ne sont capables de fournir des lymphocytes. Ceux-ci sont dérivés de cellules sanguines indifférenciées amenées par le sang qui rentrent dans l'ébauche thymique à un stade précis du développement et s'y installent[12].

C'est donc l'association de cellules de trois origines distinctes qui permet au thymus de se développer. L'environnement du thymus apporte aux cellules sanguines encore indifférenciées des signaux qui les amènent tout d'abord à s'y arrêter, puis à s'y transformer en lymphocytes. Les acteurs moléculaires qui sont responsables de ces phénomènes cellulaires complexes ne sont encore que très imparfaitement connus.

On voit ici que les êtres vivants sont la résultante d'une subtile harmonisation de paramètres très divers, hétérogènes, venant de sources multiples. Le degré de plasticité des cellules, leurs déplace-

---

* Chez les oiseaux, il existe un organe appendu au tube digestif qui est l'unique site de différenciation des lymphocytes B : la bourse de Fabricius.

ments, le moment et le lieu où elles s'engagent dans une voie ou une autre de différenciation sont de nature à influencer leur destin. Les gènes et les protéines demeurent les effecteurs de ces processus.

** **
***

Simultanément à la genèse de la forme des organes et à la construction des tissus qui les composent, les cellules de l'embryon se diversifient, puis acquièrent des caractéristiques qui leur permettent de remplir les fonctions qui leur sont propres. Une coordination de l'ensemble de ces fonctions est accomplie plus tard par le système nerveux, le sang et divers messagers chimiques : les uns exercent une action de proximité autour des cellules qui les produisent selon un mode « paracrine » ; les autres agissent à distance selon le mode « endocrine » caractéristique des hormones.

CHAPITRE 3

Comment
les cellules se spécialisent

Si l'on veut saisir la spécificité des formes de vie multicellulaires, c'est bien sûr à la différenciation des cellules qu'il faut en priorité s'intéresser : comment en viennent-elles, au cours du développement embryonnaire, à acquérir les caractères qui leur permettent de remplir des fonctions déterminées au sein de l'organisme ? Celui-ci devient de plus en plus complexe au cours de l'embryogenèse. De même, l'évolution des êtres vivants à la surface du globe conduit à l'apparition d'espèces dont l'organisation atteint un degré extrême de sophistication.

Les mécanismes cellulaires et moléculaires qui sont responsables de la spécialisation des cellules constituent un des problèmes les plus importants posés par le développement des êtres pluricellulaires. C'est au XIXe siècle que la réflexion sur cette question a pris son véritable essor. August Weismann fut le premier à le formuler en termes clairs.

Vers la fin du XIXe siècle, les progrès considérables réalisés dans le domaine de la cytologie avaient permis de comprendre que le support matériel de l'hérédité se trouvait dans le noyau de la cellule : il renfermait les chromosomes et cela le rendait détenteur du patrimoine héréditaire.

Lorsqu'ils eurent formulé la théorie cellulaire dans les années 1838-1839, Schwann et Schleiden étaient loin d'avoir compris toutes les implications et le sens de leur découverte. Alors même que Theodor Schwann écrivait : « Il existe un principe universel de développement pour les parties élémentaires des organismes et ce principe est la formation des cellules », il considérait, tout comme Schleiden, que les cellules pouvaient apparaître par génération spontanée à partir d'un « blastème primitif » inorganisé. Quant à la structure même de la cellule, Schleiden défendait l'idée que le noyau apparaissait *de novo* dans chaque cellule par un processus de cristallisation.

En 1883, l'observation des événements cytologiques de la fécondation chez le ver ascaris par le cytologiste belge Édouard Van Beneden[1] allait faire franchir un pas considérable vers la compréhension du rôle des chromosomes dans la cellule. Cet organisme, qui n'en contient que 4 par cellule, allait permettre de découvrir que le nombre de chromosomes est le même dans toutes les cellules des individus d'une espèce donnée. De plus, il est pair (2n) et se réduit à n dans les gamètes, ovules et spermatozoïdes. La fusion des gamètes, qui sont *haploïdes*, rétablit dans l'œuf le nombre *diploïde* caractéristique de l'espèce. Il s'ensuivait que chaque division cellulaire devait entraîner la duplication à l'identique des 2n chromosomes afin que leur nombre et leurs caractères propres soient reproduits dans les cellules issues de la division.

Encore fallait-il montrer que le noyau joue un rôle dans la transmission des caractères héréditaires. L'expérience amusante de Theodor Boveri le prouva : en secouant vigoureusement des œufs d'oursin non fécondés, on parvient à les segmenter et à obtenir des fragments de cytoplasme dépourvus de noyau. Le cytoplasme sans noyau dégénère rapidement. Mais si les fragments anucléés sont fécondés avec le sperme d'une autre espèce, un début de développement embryonnaire (parthénogénétique, avec seulement les chromosomes paternels) peut avoir lieu et fournir une larve dont les caractères phénotypiques sont ceux de l'espèce dont provient le sperme.

August Weismann, contemporain de Van Beneden et de Boveri, en concluait que le matériel nucléaire était porteur des caractères héréditaires et que « l'hérédité était transmise d'une génération à l'autre par le passage d'une substance dont la composition chimique et surtout la composition moléculaire sont bien définies ». Il désignait cette substance par le terme de *Keimplasma* ou « plasma germinal ». Les contributions de Weismann au problème de la transmission à la descendance des caractères parentaux s'échelonnent de 1876 à 1892, l'année de la publication de son traité *Das Keimplasma : Eine Theorie der Vererbung*[2].

L'apport de Weismann au problème de l'hérédité ne se borna pas à une réflexion sur la question de la transmission des caractères d'une génération à l'autre. Il s'est également intéressé à la manière dont le matériel nucléaire porteur du patrimoine génétique intervient au cours du développement de l'embryon : en termes modernes, comment le *génotype* conditionne le *phénotype*. Il eut l'intuition que la théorie de la sélection naturelle émise par Darwin quelque trente ans plus tôt ne pourrait s'imposer que si elle s'appuyait sur une théorie de l'hérédité. Deux idées directrices orientent son œuvre : le matériel génétique est contenu dans le noyau ; la théorie de la transmission des caractères acquis, promue par Lamarck (et que Darwin lui-même n'avait pas complètement abandonnée) ne peut être retenue. Selon Weismann, le plasma germinal, support des caractères héréditaires, est transmis fidèlement d'une génération à l'autre par une lignée cellulaire (le *germen*) très précocement séparée, chez l'embryon, des cellules du *soma*, qui formeront le corps de l'adulte[3]. Le germen est à l'origine des gamètes qui transmettent le message génétique d'une génération à l'autre, tandis que le corps de l'individu n'est qu'un moyen de conserver et de transmettre l'information contenue dans le noyau des cellules germinales. Il n'est donc qu'un relais éphémère dans l'histoire des espèces qui se perpétuent par le germen. Il en résulte que les modifications subies par le soma sous l'influence de l'environnement n'atteignent pas le germen qui est donc transmis intact à la génération suivante. L'hérédité des caractères acquis ne trouve pas sa place dans la théorie de la « continuité du plasma germinal ».

La nature du message ainsi transmis ne devait cependant être révélée que lorsque la structure de la molécule d'ADN fut déchiffrée au milieu du siècle suivant[4]. On a pu alors aborder avec des armes nouvelles le difficile problème que l'on peut ainsi formuler : comment l'information contenue dans le noyau (c'est-à-dire dans la molécule d'ADN) se traduit-elle au cours du développement de l'embryon afin que soient déterminées, non seulement la forme et la taille caractéristiques de l'espèce, mais encore la spécialisation des cellules si extraordinairement poussée chez les métazoaires les plus évolués. Chez l'homme, on ne dénombre pas moins de 250 types cellulaires clairement identifiés.

À l'époque de la biologie moléculaire et du génie génétique, ces problèmes sont au centre des préoccupations. Ils concernent en effet le fonctionnement du génome et sont fondamentaux pour comprendre le vivant, tant dans son harmonie que dans ses dysfonctionnements. Prolifération et différenciation des cellules sont les deux entités qui, avec la morphogenèse et la mort cellulaire déjà évoquées, rendent compte du développement des organismes ainsi que de leur physiologie. Que les mécanismes moléculaires qui sous-tendent l'une ou l'autre de ces activités cellulaires fondamentales soient perturbés et l'existence même de l'individu est menacée. Les dérèglements de la multiplication des cellules, de la mort cellulaire et de l'état différencié sont à l'origine des cancers. Les causes de ces erreurs sont multiples et elles ne pourront être maîtrisées que lorsque les mécanismes de la différenciation seront bien compris.

Évoquer ici la vision qu'avait August Weismann de la différenciation cellulaire vers la fin du XIXe siècle a un double intérêt. Celui de montrer l'originalité de la pensée de ce visionnaire qui fut le premier à poser en termes étonnamment modernes le problème de la spécialisation des cellules chez les êtres multicellulaires. La seconde raison pour laquelle il est bon de s'y arrêter est que les conclusions auxquelles ont abouti ses réflexions ont été à l'origine d'expériences réalisées, dès les années 1950, par deux chercheurs américains : Robert Briggs et Thomas King. Ces expériences ont retrouvé une actualité depuis que le clonage reproductif des mammifères s'est révélé réalisable.

Au milieu du XIXe siècle, la structure des constituants de la cellule, encore largement ignorée, était l'objet de conjectures diverses. On s'accordait en général pour penser que, dans la cellule, devaient se trouver des particules auxquelles était dévolu le double rôle d'assurer l'ontogenèse et de transmettre les caractères héréditaires. Darwin, en 1868, les désignait sous le nom de *gemmules*[5], tandis que, plus de vingt ans après (en 1892), Weismann leur attribuait celui de *biophores* et leur assignait une localisation intranucléaire. On s'accordait pour leur attribuer une capacité d'*autoreproduction*, c'est-à-dire la propriété la plus caractéristique du vivant.

Dans sa quête d'une explication de la différenciation cellulaire, Weismann considérait que les biophores étaient diversifiés et responsables des caractéristiques de chacun des types cellulaires constituant les tissus de l'organisme. Deux options se présentaient alors. L'une consistait à penser que ces déterminants étaient inégalement distribués dans les divers types de cellules résultant de la division de l'œuf. Seule celle-ci, ainsi que les cellules de la lignée germinale (le germen), détentrices des propriétés de l'espèce au complet, conservaient le jeu intégral des biophores. Les cellules du soma, au contraire, recevaient des déterminants génétiques qualitativement et quantitativement différents selon qu'elles étaient destinées à devenir un tissu ou un autre.

Weismann n'a pas manqué d'envisager une solution alternative selon laquelle les biophores seraient transmis dans leur intégralité aux cellules filles à chaque division. La différenciation cellulaire proviendrait alors de ce que les biophores seraient différemment activés selon le type cellulaire considéré.

En termes modernes, les biophores sont les gènes et les deux hypothèses qui font appel à leur « répartition différentielle » ou à leur « activation différentielle » sont longtemps restées l'objet de controverses. Weismann choisit pour sa part la première des deux solutions qu'il avait imaginées. Les faits, établis plus tard, ont montré qu'il s'était trompé : la seconde hypothèse, qu'il avait imaginée mais rejetée, était la bonne.

La différenciation cellulaire est le résultat d'un jeu subtil par lequel certains gènes codent, pour des protéines capables de réguler l'activité, d'autres gènes, générant ainsi, dans chaque type cellulaire, une activité différentielle du patrimoine génétique. Celui-ci demeure semblable dans chaque cellule du soma (sauf rares exceptions) à ce qu'il est dans les cellules germinales destinées à transmettre les traits de l'espèce aux générations suivantes. Les expériences de « clonage » et la découverte des gènes régulateurs de l'activité d'autres gènes ont permis de confirmer cette conception.

La leçon du clonage

Au début des années 1950, deux chercheurs de l'Institute for Cancer Research de Philadelphie, Robert Briggs et son élève Thomas King, ont réalisé des expériences destinées à voir si, comme le prévoyait l'hypothèse de la « répartition différentielle » de Weismann, les noyaux des cellules somatiques perdaient au cours du développement de l'embryon certaines des potentialités génétiques du noyau de l'œuf et des cellules germinales. Ils ont énucléé l'ovocyte de grenouille et introduit à la place du noyau du gamète femelle celui d'une cellule d'embryon au stade blastula. L'expérience fut un succès. Dans 27 cas sur 104 œufs soumis au transfert nucléaire, des têtards capables d'éclore et de nager se sont développés à partir de ces chimères « nucléocytoplasmiques ». Les autres œufs ainsi reconstitués ou bien n'ont pas survécu ou ont donné lieu à un début de développement abortif[6].

L'expérience montrait que, contrairement à la théorie de la répartition différentielle, le noyau des cellules embryonnaires conserve les mêmes potentialités de promouvoir un développement complet que celui de l'œuf. Lorsqu'ils ont essayé de transplanter des noyaux provenant d'embryons de grenouille plus avancés (stade de la gastrula ou de la neurula), Briggs et King n'ont obtenu aucun développement. Ils en ont donc conclu que la « totipotence » du noyau ne subsistait qu'aux stades précoces de l'ontogenèse.

Dès lors que le programme génétique de l'individu est intégralement présent dans chacune de ses cellules somatiques, la différenciation de celles-ci n'est possible que si les gènes destinés à être actifs pour produire tel ou tel tissu se présentent sous une configuration différente de ceux qui sont inaccessibles à la transcription et, de ce fait, restent silencieux. Chaque type cellulaire présentera donc un profil spécifique de gènes « fonctionnels » et de gènes « bloqués ». C'est au cours de la différenciation que se met en place le programme génétique caractéristique de chaque type cellulaire.

Pour pouvoir diriger le développement d'un nouvel être et répondre aux signaux chimiques issus du cytoplasme de l'ovocyte dans lequel il est introduit, le noyau d'une cellule différenciée doit modifier son programme génétique. On comprend que cette étape cruciale du clonage soit plus critique lorsque le noyau somatique est extrait d'une cellule bien différenciée plutôt que d'une cellule embryonnaire précoce dans laquelle le processus de programmation nucléaire est à peine commencé.

John Gurdon[7] a, d'une manière tout empirique et à une époque où peu de chose était connu des mécanismes de la programmation nucléaire, trouvé le moyen d'accomplir ce retour en arrière de l'évolution cellulaire dans le cycle de vie d'un organisme. Il a utilisé comme source de noyau, non pas des cellules d'embryons jeunes comme ses prédécesseurs, mais des cellules bien différenciées : celles de l'épithélium intestinal du têtard ou de la membrane palmaire de crapaud adulte[8], ou même des noyaux provenant de cellules musculaires bien différenciées[*]. Ses premiers essais furent infructueux : aucun des embryons obtenus ne dépassait le stade de la neurula. Il eut alors l'idée de faire des transplantations nucléaires en série : c'est-à-dire que les noyaux des

---

* Gurdon, communication personnelle, voir *Chimères*, planche 11.

embryons abortifs lui servaient pour une nouvelle série de transplantations dans des ovocytes énucléés. Ainsi, semble-t-il, les remaniements de la chromatine nécessaires à la reprogrammation des noyaux somatiques en noyaux capables de promouvoir le développement complet de l'organisme s'accomplissaient non pas en une seule, mais en plusieurs étapes au cours des transplantations successives. Marie-Antoinette Di Berardino a montré que la reprogrammation de noyaux somatiques sous l'influence de signaux émanant du cytoplasme ovulaire pouvait être suffisamment efficace pour réactiver des noyaux prélevés sur des globules rouges (érythrocytes) de crapaud adulte[9]. La différenciation de ces cellules entraîne la production massive d'hémoglobine, la protéine assurant les échanges gazeux du sang. Les globules rouges des mammifères expulsent leur noyau devenu inutile lorsque le cytoplasme est gorgé d'hémoglobine. Ils survivent dans le sang circulant à l'état énucléé pendant une durée plus ou moins longue selon l'espèce (elle est de 120 jours chez l'homme). Chez les autres vertébrés, le noyau reste dans la cellule du globule rouge différencié mais les gènes qu'il contient sont inactifs et la chromatine est à l'état condensé d'*hétérochromatine*. M.-A. Di Berardino a obtenu le développement de têtards normaux à partir d'ovocytes de crapaud dans lesquels un noyau d'érythrocyte mature avait été transplanté. Le cytoplasme de l'œuf a donc le pouvoir de réactiver les gènes rendus inactifs lors de la différenciation de la cellule en un globule rouge.

La conclusion de ces expériences est que les cellules issues de la division de l'œuf et constituant les différents tissus conservent le stock complet de gènes de l'espèce. La différenciation est donc le résultat de leur activation différente dans chacun des types cellulaires produits au cours du processus de différenciation cellulaire et d'histogenèse[*]. C'est

---

[*] Les travaux de Susumu Tonegawa (*Nature*, 1983, 302, 575-581) suivis de ceux de Mark Davis (*Nature*, 1988, 334, 395-402) sur la différenciation des lymphocytes nous amènent à rappeler que cette affirmation comporte une exception connue. Les lymphocytes B et T accomplissent leur fonction de défense de l'organisme contre l'intrusion d'agents infectieux grâce à leur capacité de reconnaître électivement les molécules (antigènes) portées par les bactéries et les virus. L'immense diversité de ces antigènes étrangers amène les lymphocytes à produire des molécules à leur surface jouant le rôle de récepteurs doués d'une forte affinité de liaison pour les ligands potentiels que ces antigènes représentent. De plus, chacun des lymphocytes T ou B produits ne possède qu'un seul de ces récepteurs.

ce qui rend possible, dans les expériences de clonage, la reprogrammation de noyaux de cellules différenciées qui leur restitue la totipotence de l'œuf. C'est également ce qui permet aux cellules souches de générer différents types cellulaires.

* *
*

Les expériences pionnières sur le clonage avaient pour but d'éclairer l'un des problèmes majeurs de la vie : comment se construisent les organismes multicellulaires dans lesquels la division du travail entre les cellules est la règle.

La curiosité des biologistes les a évidemment amenés à se poser la question de la généralité de ce phénomène. Les noyaux des cellules différenciées des organismes supérieurs tels que les mammifères sont-ils capables, comme ceux des amphibiens, d'être reprogrammés pour recouvrer l'état particulier et unique du noyau de l'œuf ?

Les méthodes expérimentales qui auraient permis de répondre à cette question n'étaient pas disponibles dans les années 1960. C'est plus tard que la culture de l'œuf et de l'embryon de mammifère est devenue possible, ouvrant ainsi des voies de recherche d'un grand intérêt. Elle a permis l'avènement de biotechnologies qui ont abouti à la procréation médicalement assistée (PMA) chez l'homme, à la production des cellules souches embryonnaires dès 1981, au clonage de la brebis Dolly en 1996 et à celui de bien d'autres espèces de mammifères depuis.

Nous reviendrons plus loin, dans la dernière partie de cet ouvrage, sur l'aventure scientifique qui a permis ces avancées spec-

---

(Suite de la note p. 159.) Le génome des vertébrés a évolué de manière à résoudre ce problème de la manière la plus « économique » possible : les anticorps ou immunoglobulines dans le cas des cellules B et les récepteurs des cellules T sont produits par des gènes composites formés par l'assemblage d'un gène codant pour une région peu variable (dite constante) avec un ensemble, original pour chaque lymphocyte, de gènes *variables*. La combinaison au hasard de ces nombreux gènes variables permet la synthèse d'un nombre très grand de molécules différentes. Cette combinaison, qui s'effectue au hasard, a pour effet d'éliminer des segments entiers d'ADN impliqués dans la production des immunoglobulines et des récepteurs T. *Dans ce cas particulier, la différenciation cellulaire implique la perte définitive d'une partie du génome.*

taculaires : nous analyserons alors leur portée théorique et les perspectives qu'elles laissent entrevoir.

Comment contrôler
l'activité des gènes ?

Les gènes, nous l'avons vu dans le chapitre précédent, contrôlent la différenciation cellulaire parce qu'ils déterminent le choix des protéines produites par chaque cellule. Selon leur nature et la quantité dans laquelle elles sont présentes, les protéines elles-mêmes déterminent la structure, la fonction et le comportement des cellules, en un mot leur phénotype. Le problème crucial est donc de savoir comment l'activité des gènes est contrôlée dans la cellule.

On comprend qu'il s'agit là d'une des questions fondamentales que pose le développement des organismes pluricellulaires. À côté de la genèse de la forme (morphogenèse) et de la régulation de la taille des organes ou de l'individu, le contrôle de la synthèse des protéines dans les différents types cellulaires apparaît déterminant pour la construction et le fonctionnement de ces organismes.

Dans chacune de nos cellules, de nombreux gènes restent silencieux. Comme je l'ai suggéré, ils sont en quelque sorte verrouillés d'une manière plus ou moins complète et, de ce fait, inaccessibles à la transcription. C'est principalement par ce moyen que se produit la régulation de leur activité. Les mécanismes susceptibles d'inhiber la transcription à ce stade sont multiples. Mais il en existe d'autres encore qui interviennent en aval de la production des ARN messagers dont le rôle est de transporter l'information codée dans l'ADN depuis le noyau jusqu'au cytoplasme où s'accomplit la synthèse des protéines.

Les recherches entreprises à cet égard furent inspirées par le dogme central de la biologie moléculaire qui repose sur la trilogie : *ADN → ARN messager → protéines*. Dans cette trilogie, l'ADN est sans conteste l'élément principal. L'ensemble des travaux réalisés découle de la connaissance de sa structure et du mode de reproduction semi-conservatif de cette molécule, support de la stabilité du patrimoine héréditaire.

Les ARN messagers occupent, dans ce schéma, une place plus modeste : celle d'intermédiaires entre le gène et la fabrication des protéines.

Les travaux menés au cours de la seconde moitié du XXe siècle ont étayé et confirmé, en les enrichissant, les propositions du dogme central. Mais nous verrons plus bas qu'il mérite d'être pondéré, en faveur d'une réévaluation du rôle propre joué par les ARN et les protéines.

Les étapes clés de la synthèse des protéines sont, rappelons-le, la *transcription* du code contenu dans la molécule d'ADN sous la forme d'ARN messager puis la traduction de ce message codé en protéines. Ainsi le code à quatre « lettres » de l'ADN se traduit-il en un code à vingt « lettres », celui des acides aminés dont l'enchaînement conditionne la nature et les propriétés des protéines.

Chacune de ces étapes est un point sensible où peuvent s'effectuer des ajustements décisifs pour la vie et la fonction des cellules. Ces régulations jouent un rôle critique non seulement lors de la différenciation, mais au cours de la vie entière.

À ce niveau (dit post-transcriptionnel), plusieurs moyens sont à la disposition de la cellule pour influer sur la synthèse protéique. D'une part, les ARN messagers produits ne sont pas tous transférés dans le cytoplasme. Certains sont dégradés dans le noyau et ne participent donc pas à la synthèse des protéines. D'autre part, les ARNm résultant d'une première transcription subissent encore d'autres transformations. D'abord, celle dite de l'épissage : elle consiste à découper des régions du gène dépourvues de codons, c'est-à-dire non codantes, appelées *introns*.

Ensuite, lors de la transcription ou au moment de l'épissage, certains exons peuvent être exclus de l'ARNm. Ainsi, un même gène peut-il être à l'origine de plusieurs protéines différentes, par un processus dit d'*épissage alternatif.*

Enfin, lorsque l'ARNm a atteint le cytoplasme, sa traduction en protéine peut être inhibée. Il peut en particulier être détruit par le mécanisme d'*interférence de l'ARN*, sur lequel nous reviendrons, car il ouvre de nouvelles perspectives. Dans certains cas, il est mis en réserve pour devenir accessible à la traduction à un stade ultérieur de la vie de la cellule. Ce phénomène est, par exemple, courant lors de l'ovogenèse : les ARNm sont traduits, après la fécondation, à des stades variables du développement de l'embryon.

Autre étape possible entre l'activité du gène et la production de la protéine correspondante : celle de la traduction de l'ARNm en une chaîne polypeptidique qui ne conduit pas toujours directement à une protéine fonctionnelle. Chez les eucaryotes, de nombreuses protéines doivent subir dans le réticulum endoplasmique l'addition de molécules glucidiques (ou sucres). Les protéines transmembranaires dont un ou plusieurs domaines se trouvent hors de la cellule sont ainsi fréquemment glycosylées. Cette glycosylation, qui fait intervenir des enzymes spécifiques, est indispensable à leur activité biologique.

De plus, la forme native des protéines, telles qu'elles se présentent à l'issue de leur synthèse dans les ribosomes, n'est pas toujours celle qui est fonctionnellement active. Par exemple, la trypsine, enzyme protéolytique du suc pancréatique, correspond seulement à un fragment de la protéine originelle, le trypsinogène, qui lui-même est inactif.

Les différents mécanismes entourant la machinerie qui conduit à la production de protéines fonctionnelles sont, on le voit, extraordinairement subtils, bien que déterminants pour la vie de la cellule. Cependant, la régulation de la transcription elle-même est le premier et le plus important des mécanismes contrôlant l'activité des gènes. C'est elle qui sélectionne les gènes qui seront actifs ou inactifs dans une catégorie cellulaire donnée.

Agir sur la transcription de l'information codée dans l'ADN : promoteurs et protéines régulatrices

La transcription d'un gène se produit lorsqu'une enzyme, l'ARN-polymérase[*], se fixe dans la région non codante du gène, au niveau du promoteur, en amont du premier codon qui correspond au site d'initiation de la lecture de l'information codée dans le gène lui-même.

---

[*] L'ARN-polymérase existe sous plusieurs formes. Chez les eucaryotes, la plupart des gènes codant pour des protéines sont transcrits par l'ARN-polymérase II.

Le contrôle de la transcription est assuré par le promoteur ainsi que par d'autres régions de la molécule d'ADN qui peuvent influencer la vitesse de la transcription ou avoir un rôle inhibiteur. Comme je l'ai déjà signalé, il existe, à des distances du promoteur qui varient selon le gène considéré, des régions capables d'augmenter la vitesse de transcription. On les appelle pour cela des « activateurs » (*enhancers*). D'autres ont, au contraire, le pouvoir de bloquer la transcription.

Lors de la transcription, l'hélice d'ADN s'ouvre et l'enzyme polymérase progresse le long du gène en synthétisant l'ARN messager. L'un des deux brins de la molécule d'ADN sert de modèle pour l'addition des nucléotides qui constituent l'ARN messager.

Pour que la transcription démarre, l'ARN-polymérase II doit être associée avec une série d'autres protéines constituant un « complexe d'initiation de la transcription ». Celui-ci comprend des facteurs généraux pratiquement communs à tous les gènes mais aussi d'autres protéines dont la combinatoire est spécifique pour un gène donné[*].

Dans certains cas, les régions activatrices (*enhancers*) sont capables d'augmenter plusieurs centaines de fois la vitesse de transcription, alors qu'elles sont situées à des distances importantes du promoteur : cela pose le problème de leur mode d'action. On admet que leur influence peut s'exercer grâce au repliement de la molécule d'ADN qui rapproche ces sites de régulation de la région promotrice à laquelle est fixé le complexe d'initiation. Les protéines constituant le complexe, aussi appelées « facteurs de transcription », sont donc essentielles pour l'*expression* de chaque gène. Celle-ci dépend en effet de l'existence dans une cellule donnée des facteurs de transcription qui permettent la fixation et le fonctionnement de l'ARN-polymérase au niveau du site d'initiation.

Une conséquence pratique de ce mécanisme est qu'on peut construire des gènes chimères et ainsi faire produire à certaines cellules des protéines que normalement elles ne produisent pas. Imaginons que l'on associe la région régulatrice du gène de souris qui code pour le trypsinogène (protéine qui, clivée, fournit la trypsine, une des enzy-

---

[*] Le complexe d'initiation de la transcription se lie à un domaine du promoteur qui, pour beaucoup de gènes, comporte une suite de nucléotides à thymine et à adénine, d'où son nom de boîte TATA.

mes produites par le pancréas) avec une région codante du gène de l'hormone de croissance humaine normalement sécrétée par l'adéno-hypophyse. Cette « construction », introduite dans le noyau d'un œuf de souris, s'incorpore à son génome puis est activée dans les cellules du pancréas qui renferment les facteurs de transcription adéquats. Ainsi, les cellules exocrines du pancréas seront-elles induites à produire, par transgenèse, une protéine qui leur est étrangère, l'hormone de croissance normalement issue de l'hypophyse.

Cette méthodologie est identique à celle qui a été décrite précédemment pour marquer génétiquement les cellules et suivre leur destin pendant la vie embryonnaire chez la souris.

Le contrôle de la transcription des gènes dans les cellules eucaryotes est d'une grande complexité. Leur promoteur présente en effet des sites de liaison pour plusieurs facteurs différents dont le rôle peut être positif ou négatif sur la transcription. Chaque facteur de transcription peut en outre n'être capable d'exercer son action que s'il est phosphorylé ou bien s'il est lui-même lié à une autre protéine.

La transcription ou l'inhibition de l'activité d'un gène donné mettent donc en œuvre un ensemble impressionnant d'interactions moléculaires. Ainsi, la substitution d'un seul acide aminé dans une des protéines constituant le complexe d'initiation, peut, dans certains cas, en altérer le fonctionnement normal et modifier le phénotype de la cellule où se trouve cette protéine mutée.

On voit que la spécificité du contrôle de l'activité des gènes tient à la fois à la nature des sites de liaison situés sur l'ADN et à la présence des protéines du complexe de transcription nécessaires à la fixation et la progression de l'ADN-polymérase II.

Un autre phénomène essentiel dans la différenciation cellulaire est que l'état différencié doit se transmettre sans changement au cours des divisions cellulaires. Ce phénomène épigénétique[*] de régulation doit, en effet, être permanent dans toutes les cellules d'un tissu donné. Ainsi s'établit au cours du développement embryonnaire le caractère stable de l'état différencié.

Les moyens utilisés par la nature pour arriver à cette fin sont restés longtemps énigmatiques. Ils font l'objet de nombreuses

---

[*] Le terme d'« épigénétique » indique bien qu'il ne s'agit pas d'une modification définitive du gène due à une mutation, mais d'une régulation fonctionnelle qui laisse le gène intact.

recherches et commencent à être décryptés. Ainsi on connaît des cas où la protéine produite par un gène donné joue le rôle de facteur de transcription positif pour son propre promoteur. On est alors en présence d'une boucle de régulation positive. Une fois que le gène A est actif, il le demeure grâce à l'activation due à son propre produit. Le même facteur de transcription (par exemple, la protéine A) peut exercer un rôle positif sur certains promoteurs et négatif sur d'autres. C'est ainsi que certains facteurs de transcription contrôlent l'activité de plusieurs gènes !

Certains gènes, au cours du développement, contrôlent à la fois plusieurs caractères, et sont appelés pour cette raison « gènes sélecteurs ». Les gènes *homéotiques* découverts chez la drosophile en font partie car ils déterminent l'identité des segments de la mouche. Ils sont ainsi responsables de la forme des segments du thorax et de la nature des appendices qu'ils portent. Par exemple, la mutation d'un de ces gènes (appelé *ultrabithorax*) a pour effet de changer l'identité du 3e segment thoracique qui devient identique au second. Il en résulte qu'au lieu d'une seule paire d'ailes, la drosophile mutée en porte deux. Ce phénomène découvert par W. Bateson en 1894[10] fut qualifié d'*homeosis*.

Un des mécanismes assurant la pérennité de l'activation d'un gène dans une catégorie de cellules au cours des divisions successives provient du fait que les protéines qui agissent sur les régions de contrôle des gènes en tant que facteurs de transcription sont, comme toutes les protéines, synthétisées dans le cytoplasme. Pour accomplir leur fonction, elles doivent donc migrer dans le noyau mais peuvent aussi s'accumuler en quantité plus ou moins grande dans le cytoplasme. Au cours de la division cellulaire, toute l'activité transcriptionnelle s'arrête. Lorsque la division est terminée, les protéines cytoplasmiques dont la fonction est d'agir sur l'ADN migrent alors dans le noyau et rétablissent l'activité transcriptionnelle de la cellule mère.

La présence de protéines régulatrices en quantité suffisante dans le cytoplasme des cellules permet ainsi de maintenir leur état différencié même lorsqu'elles se divisent.

L'épigénétique :
un domaine de recherche prometteur

Ce terme fut employé par Conrad Waddington[*] dans les années 1940 pour désigner le domaine de la biologie qui traite des relations entre les gènes et le phénotype dont ils sont responsables.

Il s'applique aujourd'hui à l'ensemble des mécanismes qui contrôlent l'expression génétique sans altérer la structure des gènes, c'est-à-dire la séquence des nucléotides qui détermine le programme génétique.

Parmi ceux-ci, l'état dans lequel se trouve l'ADN dans le noyau joue un rôle fondamental.

Pour qu'un gène soit transcrit, il est essentiel qu'il soit accessible à l'ARN-polymérase. Or le filament d'ADN, dont la longueur totale chez l'homme est estimée à 2 m environ et qui est stocké dans le noyau cellulaire dont le diamètre n'est que de quelques micromètres (millionièmes de mètres), s'y trouve dans deux états. L'*euchromatine* qui correspond à l'ADN déroulé et donc potentiellement accessible à la transcription, et l'*hétérochromatine*, constituée d'ADN associé à des protéines et replié sur lui-même. L'ADN est enroulé autour de protéines appelées *histones* pour former des *nucléosomes*. Les nucléosomes distribués comme les perles d'un collier le long du filament de l'ADN sont eux-mêmes « compactés » sous la forme d'une hélice. Lors de la mitose, les chromosomes se présentent sous une forme qui interdit toute activité transcriptionnelle.

Le chromosome X des mammifères mérite une mention particulière. Le stock chromosomique de chaque espèce, composé de 2n chromosomes, comprend, d'une part, des *autosomes*, identiques dans les deux sexes et, d'autre part, une paire de chromosomes dits sexuels parce qu'ils diffèrent chez le mâle et la femelle et jouent un rôle dans la détermination du sexe (ils sont aussi appelés *hétéro-chromosomes*).

---

[*] Conrad Waddington (1905-1975).

Le mâle des mammifères possède un chromosome X et un chromosome Y – ce dernier portant un gène déterminant la différenciation sexuelle mâle – tandis que la femelle a deux chromosomes X (les formules chromosomiques sont donc XY pour le mâle et XX pour la femelle).

Afin que le dosage génique lié aux chromosomes sexuels soit le même dans les deux sexes, l'un des chromosomes X de la femelle est inactif. On a démontré que, dans chacune des cellules des individus de sexe femelle, l'un des deux chromosomes X est inactivé au hasard. Cet état condensé est transmis sans changement de la cellule mère aux cellules filles au cours des divisions. On voit donc que l'hétérochromatisation de l'ADN est un mécanisme qui peut assurer que certains gènes soient inactivés et que cette inactivation soit transmissible à travers les divisions cellulaires.

Les recherches de génétique du développement, réalisées chez la drosophile, ont permis de découvrir un gène (le gène *Polycomb*) qui joue un rôle majeur dans ce processus. Chez les embryons mutants dans lesquels le produit de ce gène est absent ($Pc^{-/-}$) tous les segments de l'embryon portent des denticules abondants (formant des sortes de peignes, en anglais *combs*) distribués selon le même pattern. Chez l'embryon normal du même stade, ce pattern varie selon les segments au point de permettre de les identifier.

Or l'identité des segments de l'embryon, puis de la mouche, est dictée par les gènes homéotiques. Ceux-ci, au nombre de 9, sont situés sur le même chromosome dans l'ordre où ils sont activés le long de l'axe antéropostérieur de l'embryon[*]. Le gène (labial) situé à l'extrémité 3' de la molécule d'ADN est exprimé le premier et dans la partie la plus rostrale de l'embryon. Une colinéarité spatio-temporelle est ainsi établie entre l'organisation des gènes du complexe homéotique (HOM-c) et les territoires embryonnaires où ils agissent. Le mécanisme par lequel ce parallélisme est établi vient de ce que les produits des gènes homéotiques les plus postérieurs ont la capacité d'agir comme répresseurs des gènes antérieurs du complexe. Cette répression s'effectue par le maintien de l'ADN de ces gènes dans un état hétérochromatique. L'absence de la pro-

---

[*] Pour en savoir plus sur les gènes homéotiques, on peut se reporter au livre *Des chimères, des clones et des gènes, op. cit* ; et au livre de Walter Gehring, *La Drosophile aux yeux rouges*, Odile Jacob, 1999.

téine polycomb a pour effet l'expression uniforme des gènes homéotiques dans tous les segments, ce qui explique l'unité du phénotype des différents segments.

Comme c'est le cas pour de nombreux gènes clés du développement, ce système de verrouillage de l'activité génique a été conservé au cours de l'évolution. Ainsi, il existe plusieurs gènes de la famille *polycomb* chez les vertébrés. Ces gènes partagent entre eux et avec *DPc* (*Drosophila Polycomb*) des similarités de séquences assez variables. En revanche, ils ont en commun une région conservée, le *chromodomaine*, médiateur de l'association des protéines polycomb avec la chromatine qui est alors contournée en structures complexes hors d'accès de la machinerie transcriptionnelle.

La variété et l'hétérogénéité des protéines du groupe *Pc* chez les vertébrés sont telles qu'on a pu montrer, par exemple dans le système hématopoïétique, que celles qui sont présentes dans les cellules souches sont différentes de celles qui sont à l'œuvre dans les divers types de cellules sanguines différenciées[11].

Un autre groupe de gènes qui coopère à la stabilité de la répression de l'activité génique par les gènes du groupe polycomb a été identifié. Il s'agit des gènes du groupe trithorax (*TrxG*).

Les génomes paternel et maternel jouent des rôles différents dans le développement de l'embryon

Comme l'avait bien vu August Weismann, les cellules germinales sont les seules de l'organisme qui ont à transmettre intact le génome de l'espèce à travers les générations. S'il est vrai que, pour devenir un ovule et un spermatozoïde, les cellules germinales s'engagent dans un programme particulier de différenciation, leur génome n'en doit pas moins, dès la fécondation, se trouver dans un état tel qu'il puisse diriger le développement de l'embryon. On peut donc supposer que des altérations de la constitution génétique des gamètes seraient susceptibles de s'opposer à la transmission fidèle des caractères de l'espèce. Chez les mammifères on a cependant observé que les génomes paternel et maternel ne contribuent pas d'une manière équivalente à la construction de l'embryon, sous l'effet d'une modification épigénétique de certains gènes dans les gamètes mâle ou femelle.

Par transplantation nucléaire, on peut créer des œufs dont le noyau est le résultat de la fusion non pas du noyau d'un ovule et de celui d'un spermatozoïde mais de deux noyaux mâles ou de deux noyaux femelles. On a alors respectivement construit un embryon *androgénétique* ou *gynogénétique*. Bien que munis du stock chromosomique diploïde de l'espèce (2n), ces embryons ne se développent pas normalement. Les premiers (androgénétiques) ont des annexes embryonnaires (sac vitellin, placenta) normales mais l'embryon lui-même est anormal et ne dépasse pas les stades précoces de l'organogenèse. Les embryons gynogénétiques au contraire ont des annexes peu développées alors que l'embryon lui-même est bien formé. Il semble donc bien que les deux génomes paternel et maternel soient nécessaires au développement équilibré de l'embryon et de ses annexes. Ces expériences apportent une explication à l'incapacité des mammifères de se développer par parthénogenèse (c'est-à-dire avec le génome de l'ovule seul après qu'il ait été activé) comme cela s'observe dans de nombreuses espèces animales[*].

La non-équivalence des génomes maternel et paternel chez les mammifères provient de ce que, dans l'un et l'autre gamètes, certains gènes sont programmés pour subir une inactivation au cours du développement de l'embryon. Cette inactivation ou « empreinte » a pour résultat qu'ils ne sont pas transcrits dans les tissus de l'embryon puis de l'adulte alors que leur équivalent provenant du génome du sexe opposé le sera normalement.

Ainsi, certains gènes nécessaires pour le développement du placenta et du sac vitellin sont inactivés dans le génome de l'ovule. D'autres, qui sont nécessaires pour le développement de l'embryon, le sont dans le génome du spermatozoïde. Cette inactivation est reproduite d'une manière stable dans les cellules diploïdes de l'embryon. Une mémoire cellulaire de ce phénomène existe donc et elle est transmise à travers les divisions cellulaires. *Il est important de noter que cette mémoire s'efface dans les cellules germinales et qu'elle est réinstallée lors de la gamétogenèse.* En effet, le brassage chromosomique qui s'accomplit lors de la méiose a pour effet de

---

[*] Chez les pucerons, la parthénogenèse découverte par Charles Bonnet constitue le mode essentiel de la reproduction.

répartir au hasard dans les gamètes les chromosomes d'origine paternelle et maternelle. Il est donc essentiel que table rase soit faite des empreintes génétiques qui prévalaient dans les cellules parentales.

On a répertorié jusqu'à présent plus de 40 gènes soumis à l'empreinte chez la souris. Certains d'entre eux sont impliqués dans les phénomènes de croissance. Ainsi, le gène de l'*Insuline-like growth factor 2* ou *Igf2* est inactif dans le génome maternel et seul le gène paternel intervient pour la croissance de l'embryon et du jeune.

Une expérience surprenante illustre ces données : on peut construire des chimères embryonnaires entre un embryon normal qui fournit le placenta et un embryon gynogénétique qui fournit le corps de l'embryon (ici la masse cellulaire interne). Le résultat est un retard de croissance de l'embryon d'environ 50 %. La croissance faible de l'embryon est due à un fonctionnement non pas nul mais très ralenti du gène *Igf2* d'origine maternelle soumis à l'empreinte. Si on fait l'expérience inverse, où une masse cellulaire interne androgénétique est introduite dans un placenta normal, l'embryon aura une croissance de 50 % supérieure à la normale !

La signification évolutive du phénomène d'*imprinting* (terme anglais largement utilisé pour désigner l'empreinte génétique) a fait l'objet de diverses conjectures dans lesquelles on fait appel à des différences de stratégie de reproduction chez le mâle et la femelle ; chacun des sexes tirant un avantage évolutif de la transmission de ses propres gènes au plus grand nombre de descendants qui doivent être les plus robustes possibles. Pourquoi la stratégie du père favorise-t-elle la croissance alors que celle de la mère la réduit ?

Une interprétation possible est que le père a avantage à donner la vie à plus de descendants possibles, c'est-à-dire à transmettre ses gènes à des descendants gros et forts, ce qui est favorisé par la taille du placenta qui produit de l'hormone de croissance et dont la sécrétion est activée par l'*Igf2*.

La mère qui s'accouple avec plusieurs mâles a avantage à répartir ses ressources également à chacun de ses descendants pendant la gestation plutôt que d'en favoriser certains. Chez la mère, les gènes promoteurs de la croissance embryonnaire sont pour cette raison inactivés par le phénomène d'empreinte.

Le phénomène d'empreinte doit satisfaire à la double condition de mémoire dans les cellules somatiques et d'effacement dans les cellules germinales afin qu'un cycle nouveau puisse recommencer *de novo* à chaque reproduction sexuée. On sait maintenant que ce phénomène est dû au moins en partie à la méthylation des cytosines[*] du gène qui est ainsi inactivé. Une expérience très spectaculaire de transgenèse le montre : il est possible de produire des souris transgéniques où la fixation du groupement méthyle aux résidus cytosine de l'ADN ne peut se faire faute de l'enzyme qui catalyse cette réaction. Chez ces souris, le gène de l'*Igf2* et de son récepteur l'*Igf2r* ne sont plus soumis à l'empreinte.

Le choix de la différenciation

Même si on comprend comment, dans une cellule donnée, un gène est activé, on ne fait que reculer le problème de la différenciation cellulaire. Comment, en effet, s'effectue le choix des protéines régulatrices (ou facteurs de transcription) produits dans cette cellule et qui sont décisives pour l'activation ou la répression de certains gènes ?

Le ciblage des gènes qui seront activés ou inhibés dans une cellule embryonnaire et dans sa descendance peut obéir à deux mécanismes distincts.

Première alternative : la détermination[**] d'une cellule a une origine intrinsèque à cette cellule, c'est-à-dire qu'elle ne dépend

---

[*] Chez les vertébrés, on a montré que l'addition d'un groupement méthyle (CH_3) aux cytosines, dans certaines régions du gène, est associée à l'absence de transcription de ces régions. Lors de la duplication de l'ADN qui accompagne la mitose, la méthylation des cytosines se reproduit telle quelle dans les gènes résultant de la réplication semi-conservative de l'ADN.

La méthylation de l'ADN représente donc un obstacle à la transcription d'un gène sans en altérer la structure qui repose sur la séquence des bases de ses nucléotides. Elle intervient cependant sur le fonctionnement de ce gène. Il s'agit encore d'une transformation épigénétique.

[**] « Détermination » : on désigne par ce terme l'engagement de la cellule et de sa descendance, c'est-à-dire de la lignée qui en dérive, vers une voie de différenciation définie. On parle aussi de spécification.

pas de son environnement ni des signaux qui en émanent. Ainsi, lors de la division d'une cellule, des déterminants, par exemple, des facteurs de transcription présents dans son cytoplasme, seront inégalement répartis dans les deux cellules filles. De ce fait, celles-ci s'engageront dans deux voies de différenciation distinctes. Dans ce cas, la détermination des lignées cellulaires issues de chacune de ces cellules est en quelque sorte héritée à partir de la cellule mère initiale. Ce mode de spécification cellulaire est mis en œuvre au cours du développement de certaines espèces dès les stades les plus précoces de l'embryogenèse. C'est le cas chez l'ascidie, *Styela partita*, décrit par Edwin Conklin au début du XXe siècle. L'œuf fécondé de cet animal est déjà divisé en secteurs dont la destinée est fixée (d'où le qualificatif de « mosaïque » que l'on donnait à ce type de développement).

Seconde alternative : l'activation d'un gène est induite dans une cellule par un signal extérieur. Ce phénomène, de loin le plus fréquent, se rencontre même dans les œufs dits à développement en mosaïque. Ceci n'a rien de surprenant puisqu'on sait que la *différenciation cellulaire est la conséquence de la pluricellularité. C'est parce que les cellules restent associées qu'elles sont amenées à communiquer les unes avec les autres. Ces communications entre les cellules ont pour résultats leur spécialisation et la division des tâches au profit de l'ensemble : l'organisme.*

Dans ce cas, l'environnement embryonnaire où évolue la cellule joue un rôle décisif dans le choix de sa différenciation. L'expérience fondatrice qui démontra ce phénomène fut réalisée en 1924 par Hans Spemann et Hilda Mangold. Ils montrèrent que la transplantation de la lèvre dorsale du blastopore de l'embryon de grenouille (qui normalement fournit la notocorde le long de laquelle se différencient le tube nerveux et les vertèbres) était suffisante pour induire un deuxième axe neural et une colonne vertébrale sur la face ventrale de l'embryon receveur.

Ainsi se constituait un monstre double, siamois, dans lequel deux embryons presque complets, réunis par un tube digestif commun, se formaient à partir d'un seul œuf[*] !

Ce résultat spectaculaire a amené Spemann à écrire : « Nous marchons avec des parties de notre corps qui pourraient nous ser-

---

* Pour plus de détails, voir *Des chimères, des clones et des gènes*, op. cit.

vir à penser si elles s'étaient développées dans une autre région de l'embryon*. »

Cette expérience, qui valut le prix Nobel à Hans Spemann en 1935, fut à l'origine d'une somme de travaux considérable. Elle a dominé la pensée de nombre d'embryologistes jusqu'à nos jours où l'on commence à pouvoir en rendre compte en termes moléculaires. Elle a eu le mérite de mettre au jour la plasticité du développement et par conséquent des cellules embryonnaires dont le sort est très largement déterminé par les signaux qu'elles reçoivent de leur entourage. Elle montrait, au moins chez les amphibiens, que le déroulement immuable de l'embryogenèse n'implique pas que le sort de chacune des cellules produites par la division de l'œuf soit fixé dès qu'elles apparaissent. Tout se passe au contraire comme si la détermination concernait le plan global d'organisation de l'être futur plutôt qu'une assignation précise de chacune des cellules qui le constituent à l'origine.

De même, la moitié d'un embryon d'amphibien, d'oursin ou d'homme, séparée de son double à un stade précoce fournit, tout comme celui-ci, un embryon complet. Ce mode d'embryogenèse, caractérisé par une adaptabilité considérable, est dit régulatif tant est grande la capacité de réorganisation dont font preuve les cellules embryonnaires pour fournir un organisme conforme à l'espèce.

Ainsi se développent les vertébrés, y compris les souris et les hommes. On sait en effet que, dans notre espèce, un seul œuf, qui, par accident du développement, se scinde en deux parties à un stade précoce, fournit deux jumeaux *monozygotes* (ou issus d'un seul zygote) génétiquement identiques.

Pour effectuer ces régulations, les cellules doivent communiquer entre elles. Nous avons vu dans le chapitre précédent par quel moyen elles peuvent échanger des signaux chimiques.

---

* Hans Spemann (1869-1941) dans sa biographie, cité dans *Des chimères, des clones et des gènes, op. cit.*, page 446 : HORDER T. J. & WIENDLING P. J., « Hans Spemann and the Organizer », in HORDER T. J., WITKOWSKI A. & WYLIE C. C. (eds), *A History of Embryology*, British society for developmental embryology, Symposium 8, Cambridge University Press, 1986, p. 219.

L'interférence de l'ARN, une voie nouvellement découverte pour réguler l'activité des gènes

Des recherches récentes, menées d'abord sur les plantes puis sur *Caenorhabditis elegans*, ce petit ver de quelques millimètres que nous avons plusieurs fois évoqué, ont conduit à des découvertes que l'on peut qualifier de sensationnelles tant elles étaient inattendues : les mécanismes cellulaires qu'elles mettent en évidence ont modifié la vision que l'on avait des mécanismes de régulation de l'activité des gènes.

Elles révèlent l'existence et surtout la fonction, au sein de la cellule, de molécules d'acides ribonucléiques ou ARN enroulées sur elles-mêmes en une double hélice semblable à celle bien connue que forme l'ADN dans le noyau.

S'il ne s'était agi que de la présence, dans la cellule, d'ARN double brin, comme on le désigne désormais, la découverte aurait pu rester confidentielle. Mais il se trouve que ces ARN double brin sont capables d'interférer avec le fonctionnement des gènes. De ce fait, ils bousculent le dogme central de la biologie moléculaire. Nous verrons qu'ils sont de plus un moyen utilisé par de nombreux organismes pour lutter contre les infections virales et qu'ils représentent un nouvel outil pour les recherches en biologie cellulaire comme en biologie du développement.

En effet, il semble bien que la biologie moléculaire soit entrée ces dernières années dans une ère nouvelle. Un champ de recherche inattendu s'est ouvert en génétique : le schéma dans lequel l'ADN occupe une position centrale, bien que gardant toute sa validité, doit depuis quelques années réserver une place plus grande à l'autre catégorie d'acides nucléiques, *les ARN*.

Il apparaît que les ARN sont beaucoup plus diversifiés qu'on ne le pensait. À côté de l'ARN messager, il existe dans les cellules de tous les eucaryotes une grande quantité d'ARN non codants provenant de la transcription de zones d'ADN jusque-là considérées comme inutiles parce qu'elles ne participent pas directement à la synthèse des protéines. Ils jouent un rôle majeur dans la régulation de l'activité des gènes.

Le mécanisme nouvellement découvert, qu'on nomme *interférence de l'ARN*, est aussi appelé en anglais *RNA-silencing*, ce qui illustre directement l'idée que ces ARN peuvent réduire d'une manière spécifique des gènes au silence. J'y ai déjà fait allusion, mais il convient maintenant d'en mieux pénétrer le fonctionnement : c'est une dimension inattendue de la construction du vivant dont on prend peu à peu la mesure.

Leurs actions consistent, entre autres, à interférer avec le fonctionnement canonique du gène, en empêchant la traduction de l'ARN messager en protéine. Ces ARN interférents, capables de contrôler d'une manière spécifique l'activité des gènes, ouvrent des horizons nouveaux par les applications qu'ils laissent entrevoir tant en recherche fondamentale qu'en médecine.

L'interférence de l'ARN a été observée dans une grande variété d'espèces, les plantes, les vers, les unicellulaires, les insectes et les vertébrés, y compris l'homme. Ce mécanisme n'a pas été trouvé chez les bactéries (ou procaryotes). Il s'agit donc d'une innovation des eucaryotes. On estime qu'elle était déjà à l'œuvre il y a 1 milliard 600 millions d'années.

Une telle permanence au cours de l'évolution indique l'importance que l'interférence de l'ARN revêt dans la survie et le fonctionnement des organismes. En effet, elle protège ce que les espèces ont de plus précieux, leur *code génétique*. Elle est le moyen de lutte le plus efficace dont disposent les êtres unicellulaires, les végétaux, les champignons et les animaux inférieurs pour rendre inactif le matériel génétique des agents infectieux, parasites, bactéries ou virus qui s'introduisent dans leurs cellules. L'interférence de l'ARN joue en fait le rôle d'un véritable système immunitaire intracellulaire, en particulier pour les plantes.

C'est en travaillant sur les mécanismes moléculaires responsables de la coloration des fleurs de pétunia qu'en 1990 Richard Jorgensen[12] de l'Université d'Arizona fit une observation étonnante qui devait être le révélateur d'un mécanisme cellulaire inconnu jusqu'alors.

La couleur rose mauve des pétunias est le résultat de l'action d'une enzyme, la *chalcone synthase*. La perte de fonction plus ou moins complète du gène correspondant produit une perte plus ou moins accentuée de la pigmentation de la fleur. Jorgensen et ses collaborateurs ont cherché à obtenir des fleurs colorées plus vivement en ajoutant, par transgenèse, des copies supplémentaires du gène de la chalcone synthase au génome de la plante. À leur grande surprise, les fleurs des pétunias ainsi traités étaient totalement blanches. L'excès du gène et par conséquent de l'ARN messager correspondant à l'enzyme avait provoqué chez la plante hôte un phénomène correcteur qui consistait à rendre silencieux non seulement l'ADN injecté, mais aussi l'ADN endogène normal codant pour la chalcone synthase ! C'est ce que Jorgensen avait qualifié de « co-suppression » en 1990, sans pouvoir en déterminer le mécanisme moléculaire précis. Il fallut attendre 1998 et les travaux d'Andrew Fire[13] du Carnegie Institute de Washington pour qu'une explication de ce phénomène soit proposée et que la notion d'interférence par l'ARN soit introduite. Andrew Fire, qui travaillait sur *Caenorhabditis elegans*, tentait de provoquer l'extinction d'un gène particulier (le gène *par1*) dont il connaissait l'existence sans en connaître la fonction. Il utilisa pour cela une technique classique qui consiste à injecter dans l'animal l'ARN complémentaire à l'ARN messager codé par ce gène. Du fait même de leur complémentarité moléculaire, ces deux brins d'ARN s'unissent alors dans une double hélice comme le font les deux brins complémentaires de la molécule d'ADN dans le noyau. L'ARN messager ne peut alors plus remplir son rôle et aucune protéine n'est synthétisée.

Les expériences bien menées doivent comporter un contrôle qui renforce leur pertinence. La surprise vint de ce que le blocage était tout aussi efficace lorsqu'un excès de l'ARN messager lui-même était introduit alors qu'on attendait évidemment une augmentation de la production de la protéine. Plus curieux encore, l'ARN messager uni à son brin complémentaire, formant ainsi un *ARN double brin*, introduit dans l'animal s'est révélé exercer une inhibition totale du fonctionnement du gène considéré.

Il était clair qu'on avait là affaire à un phénomène nouveau, non prévu par les connaissances de la biologie moléculaire en 1998.

On a montré ensuite que l'ARN double brin, qu'il soit introduit expérimentalement dans la cellule, comme dans le cas décrit ici, ou par une infection virale, voire produit par la cellule elle-même, déclenche un mécanisme enzymatique très puissant. Celui-ci élimine tous les ARN de la même famille présents dans la cellule. Pour qu'ils soient actifs, les ARN double brin doivent être coupés en petits fragments de 21 à 24 nucléotides, appelés petits ARN interférents. Ceux-ci, dans un complexe enzymatique particulier, sont capables de reconnaître, toujours par complémentarité moléculaire, puis de détruire, l'ARN messager qui leur correspond.

Chez certains organismes, ces petits ARN interférents ne sont pas détruits après avoir accompli leur œuvre. À l'inverse, ils sont multipliés par une enzyme *ad hoc* et envahissent l'organisme entier.

C'est le cas chez les plantes où l'amplification de ce mécanisme de défense est responsable de la résistance de la plante entière à l'infection virale. Il s'agit d'une sorte d'autovaccination.

Chez le ver *Caenorhabditis elegans*, le mécanisme de la dispersion n'est pas totalement élucidé, mais on sait que ces petits ARN interférents peuvent même être transmis à la lignée germinale et, par conséquent, passer d'une génération à l'autre avec la protection antivirale qui leur est associée.

La capacité de l'ARN interférent à être transmis à la totalité de l'organisme du ver a été mise à profit par les chercheurs. On peut en effet transfecter des bactéries avec des ARN double brin capables de détruire le produit d'un gène donné. Si ces bactéries servent de nourriture à des vers, ces ARN sont libérés et infectent pratiquement toutes leurs cellules où ils inhibent l'activité du gène ciblé. Cela permet de faire, sur cet animal modèle, des expériences de transgenèse pour réduire au silence n'importe quel gène dont on connaît la séquence. On constate alors les perturbations qui résultent du silence du gène étudié, dont elles révèlent ainsi, comme en négatif, les fonctions qu'il assume lorsqu'il est actif. Étant donné que les séquences des gènes sont très conservées dans tout le règne animal, on peut obtenir par ce moyen des renseignements éventuellement transposables aux vertébrés et à l'homme. Il s'agit donc d'une méthode puissante de recherche en génétique et physiologie. Elle est actuellement utilisée non seulement dans le modèle du ver *Caenorhabditis elegans* mais aussi très largement dans d'autres espèces comme la drosophile par exemple.

À côté des ARN double brin et de l'extinction post-transcriptionnelle des gènes, ainsi démontrée, les chercheurs ont découvert d'autres petits ARN, appelés micro ARN, *qui sont fabriqués par la cellule elle-même à partir de son propre génome. Ces* micro ARN *proviennent de gènes passés jusque-là totalement inaperçus parce qu'ils font partie, là encore, de l'ADN non codant, réputé inutile.*

Les micro ARN interférents *endogènes*, qui utilisent le même système enzymatique que l'ARN double brin, ont pour rôle d'inhiber la synthèse protéique en se liant à l'ARN messager qui ne peut dès lors remplir son rôle.

Les premiers micro ARN mis en évidence sont impliqués dans la régulation de la chronologie du développement de l'embryon, chez *Caenorhabditis elegans*.

Depuis, on en a trouvé un grand nombre d'autres, non seulement chez le ver, mais dans tous les organismes multicellulaires où ils ont été recherchés. On évalue leur nombre dans le génome humain à plusieurs centaines. Leur fonction reste, pour la plupart, à élucider.

Grâce à des travaux réalisés sur la levure et les plantes, on a récemment découvert un rôle très important de ces micro ARN : ils peuvent inhiber l'expression des gènes dans certains types cellulaires d'une manière durable en agissant sur la configuration de l'ADN dans le noyau. Par ce mécanisme *épigénétique*, les ARN interviennent d'une manière jusque-là insoupçonnée dans la différenciation cellulaire en contribuant au verrouillage des gènes, qui est à la base des mécanismes de la spécialisation des cellules. Ces découvertes ont conduit à des applications dans le domaine de la recherche et de la thérapeutique.

Il est possible de synthétiser les petits ARN interférents capables de réduire au silence d'une manière spécifique des gènes choisis par l'expérimentateur. On peut alors s'en servir pour contrôler d'une manière simple et efficace l'expression génique non seulement chez les plantes, le ver ou la drosophile, mais aussi maintenant dans les cellules des mammifères cultivées *in vitro*, voire dans l'animal entier.

Cette avancée technologique a immédiatement entraîné une explosion de travaux qui apportent jour après jour des informations très importantes dans les domaines de la génomique fonctionnelle et de la médecine. Le potentiel thérapeutique des petits ARN interférents est devenu un champ de recherches dont l'importance s'accroît à une vitesse stupéfiante.

Les premières expériences d'inactivation d'un gène par l'injection d'ARN interférents dans un but thérapeutique ont été réalisées chez la souris en 2002. La possibilité d'éviter la survenue d'une hépatite fulminante, comme celles qui sont provoquées chez l'homme par la mort massive des cellules hépatiques à la suite d'une infection virale par exemple, a été démontrée chez la souris en 2003. La méthode utilisée a consisté à traiter l'animal par des ARN interférents spécifiques des gènes codant pour des protéines (le récepteur *Fas* et la *Caspase 8*) dont on sait qu'elles sont à l'origine de la mort, par apoptose, des cellules hépatiques.

Certains problèmes se posent pour l'application de cette thérapeutique chez l'homme ; en particulier celui de l'administration sélective de ces petites molécules aux tissus malades. De nombreux laboratoires travaillent à améliorer la technique de ciblage de ces « médicaments » potentiels.

Une autre limitation vient de ce que, contrairement aux plantes et aux animaux inférieurs (comme *Caenorhabditis elegans*), les mammifères ne possèdent pas la machinerie biochimique qui permet l'amplification des ARN interférents. Leur durée d'action dans la cellule, lorsqu'ils y ont eu accès, est limitée à quelques jours. Des méthodes sont en cours de développement pour circonvenir cet obstacle. Elles font en particulier intervenir des virus modifiés, rendus capables de produire l'ARN interférent correspondant à un gène donné. Une manipulation de ce type a permis d'inactiver un carcinogène humain responsable du cancer du pancréas dans un système qui pour l'instant reste expérimental mais qui permet de prévoir une application thérapeutique future.

D'autres applications sont en vue et font l'objet de recherches intensives dans le but de combattre les infections virales notamment par le VIH, certains cancers et certaines maladies neurodégénératives.

Les applications les plus prometteuses concernent les maladies oculaires telles que la dégénérescence maculaire liée à l'âge (DMA) qui provient d'une croissance anormale des vaisseaux sanguins de la rétine, entraînant la mort neuronale et la cécité. Pour contrer ces effets, des ARN interférents dirigés contre les molécules responsables de la croissance vasculaire peuvent être appliqués dans la région même de la lésion.

Dans la lutte contre le cancer, on vise des gènes qui contrôlent la prolifération ou la mort cellulaire. Ainsi des gènes, comme *Bcl2*, connus pour inhiber la mort cellulaire, sont-ils une cible privilégiée pour tenter d'enrayer la progression tumorale.

Ces technologies basées sur l'ARN interférent ont progressé à un tel rythme qu'aux États-Unis la FDA[*] a déjà donné son accord pour que certains essais thérapeutiques soient entrepris chez l'homme.

---

[*] FDA : Food and Drug Administration.

C'est le cas s'agissant du traitement de la DMA, pour laquelle deux compagnies pharmaceutiques ont préparé un ARN interférent capable d'inhiber la progression vasculaire dans la rétine.

* *
*

Ainsi, les recherches réalisées au cours de ces dernières années ont révolutionné la conception que l'on avait de la régulation du fonctionnement des gènes.

Il est remarquable de constater que cette révolution a commencé il y a moins de dix ans par la simple observation qu'un ARNm peut réduire au silence le gène qui l'a produit. Le mécanisme qui en est responsable repose sur l'existence d'un système de protéines enzymatiques capables de se lier à des ARN double brin qui deviennent alors des instruments de destruction puissants pour les produits des gènes qu'ils reconnaissent. Cette stratégie moléculaire est à l'œuvre depuis l'apparition des plantes et des animaux sur la planète, mais absente chez les procaryotes qui les ont précédés. Il est permis de penser que son *importance dans l'évolution des eucaryotes a été considérable.* Ce nouvel acte dans la grande aventure scientifique de la génétique moléculaire, dont les débuts remontent aux années 1950, a commencé bien humblement par une suite d'observations fortuites sur des pétunias puis sur un petit ver. Leur signification n'a cependant pas échappé aux chercheurs, puisqu'elle a déclenché une explosion de travaux qui, dépassant le cadre des laboratoires de biologie fondamentale, constituent désormais un axe majeur de recherches pharmaceutiques. Cette découverte a été récompensée par le prix Nobel décerné en 2006 à Andrew Z. Fire (Stanford University School of Medicine) et Craig C. Mello (Howard Hughes Medical Institute, University of Massachusetts Medical School).

* *
*

Si l'on a esquissé ici un tableau de l'histoire de la vie sur la planète, en insistant plus particulièrement sur la différenciation des cellules et le dialogue qu'elles entretiennent avec leur environnement dans les êtres multicellulaires que nous sommes, c'est que cette histoire constitue la toile de fond nécessaire pour comprendre les cellules souches, leur raison d'être et ce que le génie humain peut en tirer à son profit.

Intéressons-nous maintenant à la découverte des cellules régénératrices que renferme chacune des parties de notre corps, à leurs particularités et aux potentialités qu'elles recèlent comme instruments thérapeutiques du futur.

Partie III

LES CELLULES SOUCHES DE L'ADULTE

*Science et médecine
du renouvellement des tissus*

Nous avons progressivement cerné le rôle clé des cellules souches dans la constitution et le renouvellement des tissus au sein des organismes multicellulaires. *Il nous faut maintenant savoir où sont, ce que sont et comment fonctionnent normalement ces cellules souches tissulaires, présentes aussi bien dans l'embryon que chez l'adulte.*

Ces questions sont au cœur de notre compréhension actuelle de l'économie de l'organisme. Les réponses qui leur sont données permettent de saisir le sens des attentes que ce secteur de la recherche fait naître en matière de médecine régénératrice.

Les processus qui conduisent à la « division du travail » au sein des populations de cellules d'un organisme sont, nous venons de le voir, d'une grande complexité.

La diversification des cellules permet aux êtres vivants d'interagir plus efficacement avec le milieu extérieur. Elle augmente ainsi leur *fitness*, c'est-à-dire leur bien-être et leur aptitude à se reproduire. Mais ces avantages ont une contrepartie. La spécialisation des cellules se fait aux dépens de leur capacité de se reproduire. Il en résulte que les organismes les plus évolués ne bénéficient pas de ce caractère potentiellement immortel que l'on trouve chez des êtres plus simples comme l'hydre par exemple.

Certes, chez les mammifères, certaines cellules, comme les neurones ou les myofibrilles des muscles cardiaques, sont dotées d'une durée de vie prolongée. Reste que le plus souvent, spécialisation signifie durée de vie réduite pour les cellules. Nouvelle illustration de cette dialectique fondamentale du vivant dont nous rencontrons partout les effets : la mort des cellules est une composante de la vie des êtres pluricellulaires aussi normale que l'est leur prolifération. Naissance et destruction de l'unité de base du vivant sont les deux volets de l'équilibre qui caractérise la vie.

Nous allons analyser, dans cette troisième partie, la manière dont les différents tissus de l'organisme maintiennent la stabilité de leur composition cellulaire (leur homéostasie), indispensable à l'accomplissement de la tâche qui leur est assignée pour assurer le bon fonctionnement de l'ensemble.

Les cellules qui disparaissent – car tel est le programme que leur vaut la place qu'elles occupent au sein de l'organisme – sont sans cesse remplacées, grâce à l'activité de cellules d'un type particulier, qui existent généralement en petit nombre et dont la « discrétion », tant au plan morphologique que fonctionnel, explique qu'elles soient si longtemps restées inaperçues.

Ces cellules régénératrices peuvent montrer un début de différenciation : ainsi en va-t-il pour celles qui se trouvent dans le tissu cérébral où elles présentent un phénotype de cellules gliales. Dans ce cas, avant de produire des cellules de remplacement, elles doivent se *dédifférencier* comme le font les cellules du blastème de régénération chez le triton après section d'un de ses membres. Mais, pour la plupart, ces cellules ne présentent aucun phénotype différencié. C'est la raison pour laquelle on a mis tant de temps à les identifier. Elles ont souvent un aspect embryonnaire, comme c'est le cas des néoblastes des planaires. Dans les conditions normales de fonctionnement de l'organisme sain, elles ne fournissent que des cellules du type des tissus dans lesquels elles résident. Leurs potentialités de différenciation paraissent donc restreintes.

La connaissance du fonctionnement des cellules souches tissulaires est indispensable à bien des égards et notamment si l'on veut exploiter le potentiel thérapeutique qu'elles détiennent et qui est déjà utilisé dans les greffes de moelle osseuse et de peau.

La présence de cellules souches a été mise en évidence dans pratiquement tous les tissus de l'organisme. Il s'agit là d'une donnée biologique majeure pour la compréhension de la physiologie des êtres multicellulaires. Elles font désormais l'objet d'études approfondies qui ont commencé il y a environ cinquante ans par l'analyse du système sanguin : celui-ci a servi de modèle conceptuel aux recherches très actives aujourd'hui menées sur les cellules capables d'assurer l'homéostasie de tous les tissus de l'organisme.

CHAPITRE PREMIER

La différenciation des cellules : le modèle du sang

Le sang est à bien des égards un tissu comme un autre, composé de cellules entourées d'un milieu extra-cellulaire. Il a cependant une indéniable originalité : le milieu dans lequel baignent les cellules sanguines est liquide et circule dans les vaisseaux. Cela lui confère un caractère ubiquitaire. Non seulement parce qu'il est présent dans les vaisseaux les plus ramifiés et les plus ténus, mais parce qu'un grand nombre de cellules sanguines se trouvent dispersées hors du système circulatoire dans tous les tissus. En outre, elles s'accumulent en abondance dans certains sites comme les ganglions lymphatiques, les amygdales, la rate ou dans des amas de tissu lymphoïde (les plaques de Peyer) de la paroi intestinale. Ces organes, qui sont des sites de stockage de certaines catégories de globules blancs, sont qualifiés d'organes lymphoïdes *secondaires* et constituent un rempart contre les infections. En effet, des *centres germinatifs* s'y forment dans lesquels les bactéries qui tentent d'envahir l'organisme sont entourées et neutralisées par des globules blancs.

Les mécanismes qui assurent le renouvellement rapide des cellules, mis en évidence dans le cas du sang, vont servir de modèle, j'y ai fait allusion, pour rendre compte de l'homéostasie cellulaire dans tous les tissus. *Ils mettent en jeu des cellules souches dont l'existence est maintenant démontrée dans virtuellement tous les compartiments cellulaires de l'organisme*, y compris dans le système nerveux central qui a pourtant été longtemps considéré comme inapte à fournir de nouveaux neurones après la naissance (du moins chez les vertébrés supérieurs : oiseaux et mammifères).

Il est donc intéressant de prendre le tissu sanguin comme exemple de différenciation cellulaire : l'histoire des découvertes qui, au cours de la seconde moitié de XXe siècle, ont conduit aux connaissances actuelles sur ce système permettra de comprendre l'avènement des biotechnologies modernes impliquant les cellules souches et les espoirs qu'elles suscitent en médecine.

Comme nous le verrons dans ce chapitre, on sait depuis le début des années 1960 que les cellules sanguines, aussi diversifiées soient-elles, dérivent toutes d'un précurseur commun, la cellule souche hématopoïétique (CSH).

La notion de *cellule souche* a émergé lorsqu'on a tenté de résoudre les problèmes posés par l'homéostasie du tissu sanguin.

Le renouvellement du sang à l'origine de la notion de « cellules souches »

Il est apparu très tôt dans l'histoire de la médecine qu'une perte de sang consécutive à une blessure peut spontanément se réparer si elle n'a pas été trop importante. Des recherches beaucoup plus récentes ont montré que, chez l'homme, les globules rouges sont des cellules à courte durée de vie. Elles survivent 120 jours dans le sang circulant après que les processus de différenciation qui leur permettent d'accumuler une grande quantité d'hémoglobine* les aient amenées à expulser leur noyau. Il y a donc un mécanisme non seulement pour générer des cellules sanguines chez l'embryon mais aussi pour en assurer le remplacement la vie durant. La moelle osseuse a été reconnue très tôt comme étant un des sites essentiels de ce renouvellement : c'est le tissu de l'organisme où se trouvent concentrées et en état d'active prolifération les formes immatures de la plupart des catégories cellulaires contenues dans le sang.

Les recherches sur les mécanismes qui assurent le remplacement des cellules sanguines ont pris un essor considérable à la suite des bombardements nucléaires infligés aux populations civiles d'Hiroshima et de Nagasaki au cours de la Seconde Guerre mondiale.

---

* Les molécules protéiques d'hémoglobine couplées au fer permettent à l'érythrocyte d'accomplir sa fonction de transporteur d'oxygène et de gaz carbonique, condition des échanges gazeux cellulaires.

Les victimes qui n'étaient pas mortes au moment même de l'explosion mais succombaient quelque temps plus tard étaient celles dont le système sanguin avait subi des dommages. Certains ne pouvaient reformer assez rapidement les globules blancs nécessaires pour se défendre contre des agents infectieux normalement sans danger pour un organisme sain. D'autres ne possédaient plus assez de plaquettes sanguines pour éviter les hémorragies. Des doses plus fortes d'irradiation tuaient non seulement les cellules du système hématopoïétique mais aussi celles qui permettent le renouvellement de l'épithélium intestinal, dont on sait qu'il est entièrement remplacé tous les trois à six jours : une semaine après l'irradiation, les malades n'avaient plus de revêtement intestinal interne et mouraient d'hémorragies digestives.

La radiobiologie révèle la dynamique des populations de cellules sanguines

La découverte des rayons X et de la radioactivité à l'orée du XXe siècle avait fait naître une nouvelle discipline, la radiobiologie, dévolue à l'étude de l'effet, sur les êtres vivants, des radiations ionisantes. Celles-ci affectent surtout les cellules en division. Cette notion fondamentale fut établie sur la base d'observations réalisées sur des cellules cultivées *in vitro* dans des conditions favorisant leur multiplication. L'irradiation de tumeurs transplantables a conduit à des conclusions similaires. La sensibilité des cellules leucémiques à une irradiation *in vivo*[1] a été à l'origine du traitement de cancers du sang par l'irradiation corporelle, chez l'animal puis chez l'homme. Il est apparu que l'irradiation aux rayons X provoque la déplétion de la moelle des os, suivie d'une anémie plus ou moins sévère selon la dose de rayonnement administrée. C'est alors que les souris de laboratoire se sont révélées être un instrument de progrès considérable dans les sciences biomédicales. Leur rôle comme matériel expérimental n'a cessé de s'accroître au cours de la seconde moitié du XXe siècle jusqu'à aujourd'hui.

En 1949, on se rendait compte que des souris soumises à une irradiation du corps entier, à une dose comprise entre 8,5 et

10,5 Gy, mouraient d'anémie environ deux semaines plus tard. Elles présentaient les mêmes symptômes que les victimes des bombes atomiques ! On pouvait cependant éviter cette issue en protégeant un membre (c'est-à-dire les os contenant de la moelle osseuse) ou la rate par un écran de plomb. Le syndrome consécutif à l'irradiation n'apparaissait pas, et l'animal, après une phase transitoire où sa formule sanguine était anormale, réussissait à reconstituer un tissu sanguin fonctionnel[2]. Peu après, on a tenté avec succès de sauver les souris irradiées *in toto* par l'injection de cellules de moelle osseuse prélevées chez une souris saine de la même souche. Cette dernière condition est importante car des cellules de moelle provenant d'une souris non histocompatible provoquent des phénomènes immunologiques de rejet qui entraînent la mort de la souris receveuse.

En 1956, on démontrait que les cellules de moelle osseuse injectées reformaient le tissu sanguin de la souris hôte. Une autre interprétation de cette expérience était possible, mais elle s'est révélée fausse : on pouvait aussi imaginer, en effet, que la moelle injectée apportait des facteurs capables de stimuler les cellules endogènes de moelle osseuse de la souris irradiée, afin que celles-ci réparent elles-mêmes les dommages causés par l'irradiation[3].

Dans les meilleurs cas, les cellules de moelle injectées ne restent pas toutes dans le sang. Certaines s'implantent durablement dans la moelle osseuse et dans la rate de l'hôte vidées de leurs propres cellules par l'irradiation. Ainsi, au bout de quelques jours, on trouve en abondance des cellules originaires du greffon, non seulement dans le sang circulant, mais aussi dans la rate, la moelle et les organes lymphoïdes secondaires. La rate de l'hôte, qui avait dramatiquement diminué de volume après l'irradiation, reprend progressivement une taille normale après la greffe.

Si cette activité *hématopoïétique* (autrement dit ce processus de formation du sang) se poursuit à long terme, la souris irradiée est sauvée. On dit aussi, dans le jargon des hématologistes, qu'elle est « reconstituée ». Il est clair en effet que la moelle osseuse greffée a apporté des cellules capables de se reproduire à long terme et de donner naissance aux différents types de cellules sanguines contenues dans le sang de l'hôte. *Ces cellules sont les cellules souches hématopoïétiques (CSH)*.

Le tissu sanguin est composé de types cellulaires multiples. Les cellules les plus nombreuses sont les érythrocytes ($4 \times 10^6/mm^3$ de sang) mais les plus diversifiées sont les globules blancs (Figure 3.1.1).

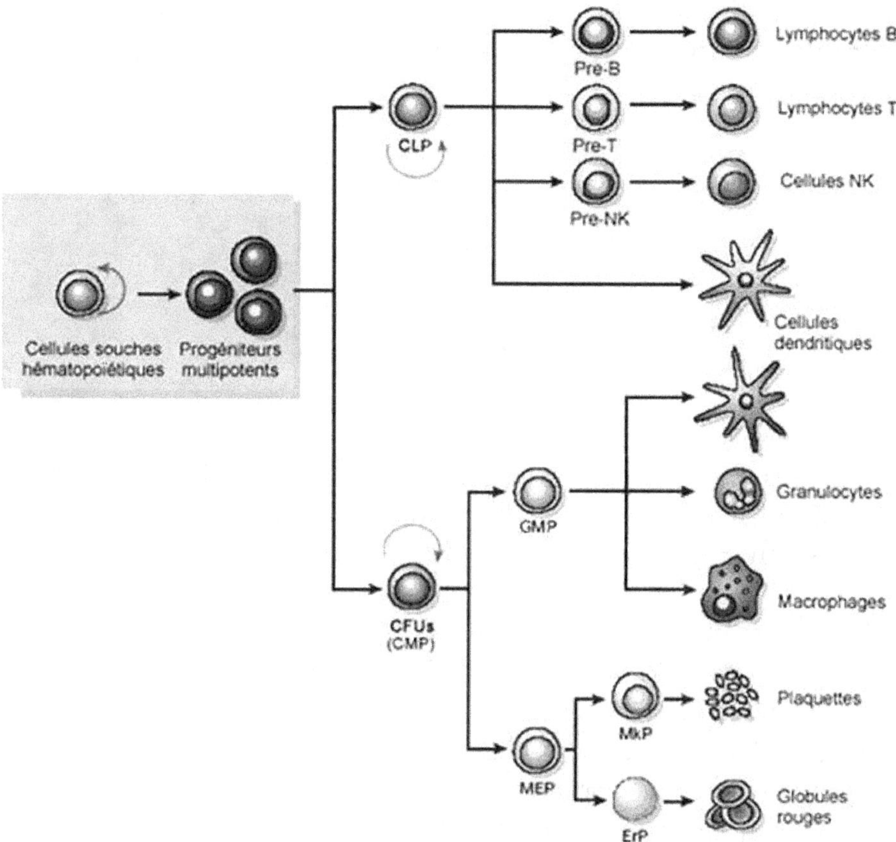

Figure 3.1.1 *La cellule souche hématopoïétique et les types de cellules sanguines qui en dérivent*
La cellule souche hématopoïétique est capable d'autorenouvellement et produit en même temps des progéniteurs multipotents qui fourniront des précurseurs de deux sortes.
Les uns (CMP pour *Common Myeloid Precursors*, aussi appelés CFUs pour *Colony Forming Unit* de la rate – voir texte) seront à l'origine de cellules bipotentes, les GMP (*Granulocytes Macrophages Precursors*) et les MEP (*Megacaryocyte Erythocyte Precursors*) respectivement à l'origine des granulocytes, macrophages et d'une sous-population de cellules dendritiques pour les GMP et des plaquettes sanguines et globules rouges pour les MEP. MkP : précurseurs des mégacaryocytes qui sont à l'origine des plaquettes ; ErP : précurseurs des érythrocytes ou globules rouges.
Les autres (CLP) seront à l'origine des lymphocytes T, B des cellules NK (*Natural Killer* : sortes de globules blancs particulièrement actifs dans l'élimination de cellules transformées) et de cellules dendritiques.
D'après Passagué E. *et al.*, 2003, 100, 11842-11849.

Parmi ceux-ci, les lymphocytes méritent une mention particulière car ils constituent, avec les macrophages, les acteurs clés de la défense immunitaire de l'organisme contre les agressions par les micro-organismes.

La greffe de moelle osseuse, une thérapie cellulaire pratiquée depuis un demi-siècle

Le succès rencontré par les greffes de cellules de moelle osseuse pour sauver les souris irradiées létalement a eu des conséquences importantes, tant du point de vue des applications thérapeutiques qu'au plan théorique. Ces expériences ont révélé que le seul traitement de l'insuffisance hématopoïétique létale consécutive à une irradiation est la greffe de moelle osseuse provenant d'un donneur histocompatible. La méthode de greffe de moelle osseuse a été appliquée à l'homme, dès 1959, par un médecin français, le Pr Mathé, pour tenter de sauver deux savants yougoslaves victimes d'une irradiation massive[4].

Depuis cette époque, les greffes de moelle osseuse sont couramment utilisées en clinique pour traiter diverses affections du sang, qu'elles soient spontanées ou provoquées par des irradiations. L'administration de cellules provenant d'un donneur sain à un malade souffrant de leucémie, par exemple, est précédée par une irradiation destinée à détruire les cellules anormales du patient, particulièrement sensibles à ce traitement puisqu'elles sont en phase d'active prolifération.

Cette méthode rencontre des difficultés liées à la nécessité de disposer d'un donneur présentant avec le receveur un niveau d'histocompatibilité suffisant pour que la greffe puisse s'implanter. Le donneur idéal est un individu partageant le même génome, ce qui ne se rencontre que chez les vrais jumeaux.

Tous les types de cellules sanguines dérivent d'un même précurseur

Les greffes de moelle osseuse ont aussi contribué à apporter une réponse à une question théorique qui avait été, pendant des décennies, l'objet de vives controverses. Les différents types de cellules sanguines constituent en effet des entités bien distinctes, tant par leur morphologie que par leurs activités géniques ou leurs fonctions. Le problème se posait de savoir si chaque type de cellule sanguine provenait de précurseurs distincts évoluant parallèlement et sans rapports de filiation les uns avec les autres ou si, au contraire, la moelle osseuse renfermait un progéniteur commun capable de produire tous les types de cellules sanguines. Celles-ci auraient alors une même origine et dériveraient d'une cellule originelle pluripotente.

Deux hypothèses étaient donc proposées. Selon la première, il y aurait autant de précurseurs que de types cellulaires dans le sang. Selon la seconde, il existerait un précurseur commun pour toutes les cellules sanguines : elles appartiendraient à un lignage commun. Jusqu'aux expériences décisives des années 1960, les partisans des deux points de vue s'opposaient.

Deux chercheurs, J. E. Till et E. A. Mc Culloch, de l'Université de Toronto, ont révélé en 1961[5] l'existence, au sein de la moelle osseuse, de rares cellules capables de fournir des colonies dans lesquelles tous les types de cellules sanguines (à l'exception des lymphocytes) pouvaient se différencier. L'expérience consistait en l'injection (par voie intraveineuse), à des souris irradiées létalement, d'une suspension de 10^5 cellules provenant de la moelle d'une souris normale histocompatible. La nouveauté de cette expérience tient dans le nombre relativement faible de cellules utilisées : les protocoles précédents impliquaient l'injection de plusieurs millions de cellules. La dose utilisée par Till et Mc Culloch est juste au-dessous du seuil qui permet la restauration spontanée du système hématopoïétique de l'animal qui, en l'absence de thérapie, meurt entre 10 et 15 jours. Les quelques souris qui survivaient à ce traitement présentaient, 10 à 11 jours après, des boursouflures individualisées à la surface de la rate mais pas d'accroissement général

et global de la taille de cet organe comme lorsqu'elles étaient traitées avec un plus grand nombre de cellules (Figure 3.1.2). Till et
Mc Culloch émirent alors l'hypothèse que chaque boursouflure de
la rate de l'hôte provenait de l'implantation puis de la prolifération
clonale *d'une seule cellule* de la moelle greffée. Ils donnèrent à ce
progéniteur potentiel le nom d'unité capable de fournir une colonie de cellules sanguines (en anglais *Colony-Forming-Unit* ou
CFUs, le *s* signifiant qu'il s'agit d'une colonie formée dans la rate
– ou *spleen* – de l'hôte). Pour 10^5 cellules injectées, le nombre de

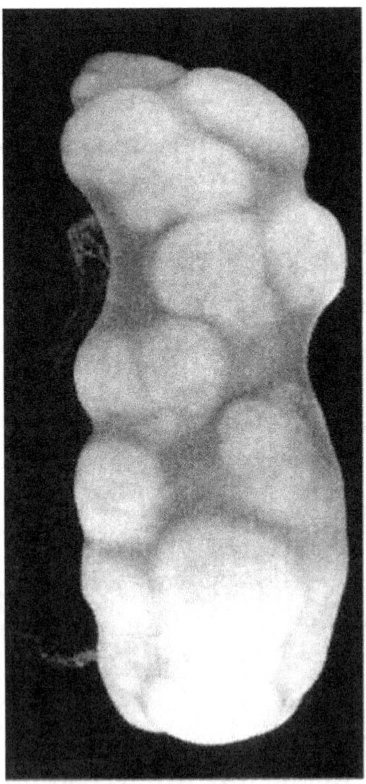

Figure 3.1.2 *Rate d'une souris irradiée puis « reconstituée » à l'aide d'une injection de 10^5 cellules de moelle osseuse*
L'irradiation d'une souris à une dose de 800 rad entraîne sa mort par
manque de cellules sanguines. La moelle osseuse est aplasique et la rate
diminue de volume d'une manière dramatique. L'injection de 10^5 cellules
de la moelle osseuse d'une souris donneuse histocompatible fait apparaître des boursouflures à la surface de la rate. Chaque boursouflure correspond à une colonie de cellules hématopoïétiques dérivées d'une seule cellule de la moelle osseuse du donneur.

CFUs était de 8 à 11 selon l'expérience et la race de souris considérée.

Le nombre de colonies formées ne pouvait cependant pas être considéré comme reflétant le nombre absolu de CFUs présentes dans la moelle osseuse. En effet, comme nous l'avons mentionné plus haut, les cellules injectées s'implantent aussi dans la moelle osseuse du receveur, mais, dans ce site, elles sont difficilement identifiables.

L'intérêt de la méthode mise au point par ces auteurs est qu'elle a permis, après quelques perfectionnements, de démontrer d'une manière indubitable que ces colonies composées de multiples types cellulaires provenaient d'une seule cellule. Ainsi la validité de l'hypothèse monophylétique de la différenciation des cellules du sang était-elle définitivement établie.

Les perfectionnements ont consisté à utiliser des cellules provenant de souris chez lesquelles on avait préalablement induit, par irradiations, une translocation chromosomique. L'un des chromosomes de cette souche de souris était donc nettement plus long que la normale et pouvait être facilement repéré sur des frottis de cellules en division. L'injection de cellules de moelle comprenant des cellules normales et des cellules montrant cette anomalie chromosomique permettait d'observer que chaque colonie ne contenait que des cellules d'un seul et même caryotype (avec ou sans le marqueur chromosomique), tout en étant constituée de diverses catégories cellulaires. Des colonies dont les cellules présentaient les deux caryotypes n'étaient pratiquement jamais rencontrées[6].

L'étape suivante de cette recherche consiste à démontrer que la cellule fondatrice de la colonie splénique (ou CFUs) était non seulement pluripotente, mais aussi douée d'un pouvoir d'autore-production. Les auteurs reprirent les cellules provenant d'une seule colonie splénique pour les injecter à une seconde souris irradiée létalement. La rate de cette dernière présentait, 10 à 11 jours après, les mêmes boursouflures contenant une variété de cellules sanguines dérivant d'une seule cellule pluripotente provenant de la colonie clonale de la souris donneuse (Figure 3.1.3). L'expérience a pu ainsi être répétée plusieurs fois, preuve que les CFUs se perpétuent tout en produisant des précurseurs capables de fournir les diverses catégories de cellules sanguines. Ces précurseurs pluripotents possèdent donc les propriétés des cellules souches.

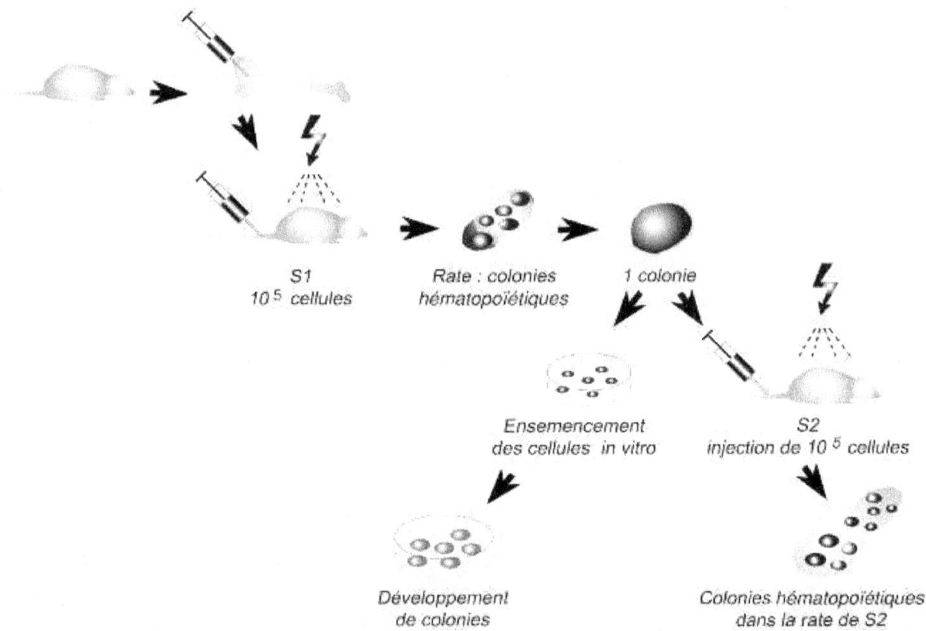

Figure 3.1.3 *Autorenouvellement des CSH* La démonstration que la cellule fondatrice de la colonie splénique de la souris S1 est une cellule souche est apportée par le fait que les cellules provenant d'une de ces colonies peut induire la formation de colonies identiques dans la rate d'une deuxième souris (S2). De plus, les cellules de ces colonies peuvent aussi générer en culture *in vitro* des colonies (ou clones) contenant tous les types cellulaires dérivés du CMP (précurseur myéloïde commun ou CFUs : *colony forming unit-spleen* – voir texte). D'après Becker *et al.*, 1963[6] modifié.

Les cellules souches sanguines révélées par la culture in vitro

Deux études indépendantes, celle du laboratoire de Leo Sachs en Israël et celle de Don Metcalf à Melbourne en Australie, démontraient, en 1965 et 1966[7], qu'on pouvait créer des conditions de culture permettant de révéler l'existence de cellules pluripotentes dans des suspensions de cellules de moelle osseuse. Ces CFC (*Colony Forming Cells*) génèrent des clones dans lesquels se différencient divers types de cellules appartenant à la lignée des cellules myéloïdes : granulocytes, macrophages, érythrocytes, mégacaryocytes.

De nombreux travaux ont suivi cette découverte. Ils ont abouti à la notion que les cellules qui, dans l'expérience de Till et Mc Culloch, sont responsables de la formation des colonies dans la rate (CFUs), appartiennent à la même lignée que les CFC. Celles-ci constituent en fait une population hétérogène : la taille (correspondant au pouvoir prolifératif de la cellule initiale), la composition cellulaire des colonies ainsi que la nature des facteurs de croissance nécessaires pour les faire se développer sont variables. Cette observation princeps a permis de réaliser des progrès considérables dans la compréhension des mécanismes de la différenciation des cellules sanguines. Elle a conduit à établir une hiérarchie dans le lignage cellulaire qui va de la cellule pluripotente initiale à des cellules dont les capacités de différenciation se restreignent progressivement. Elle a aussi débouché sur la découverte des facteurs qui assurent la survie, la prolifération et la différenciation de chacune des catégories de cellules sanguines : ces facteurs sont désignés par le terme général de *cytokines*.

Les cytokines, facteurs de survie, de prolifération et de différenciation des cellules

Les suspensions cellulaires obtenues à partir de la moelle osseuse ou d'une autre source de cellules hématopoïétiques (par exemple : le sang circulant ou la rate) sont incorporées à faible densité dans un milieu de culture semi-solide contenant de l'agar ou de la méthylcellulose. Ces substances forment un gel dans lequel les cellules sont immobilisées. On peut ainsi les suivre individuellement lorsqu'elles se multiplient pour former des colonies.

Les colonies ne se forment que si le milieu de culture de *base* (favorable par exemple à la survie et à la prolifération des fibroblastes[*]) est supplémenté par un facteur de croissance dont la

---

[*] Les fibroblastes sont des cellules mésenchymateuses qui s'accroissent facilement en culture. Le tissu conjonctif, par exemple, peut fournir de telles cellules lorsqu'il est transplanté *in vitro*.

nature est restée longtemps mal définie et qui a été désigné par le sigle CSF (*Colony Stimulating Factor*).

Pour fournir ce CSF aux cellules hématopoïétiques, les premiers auteurs faisaient proliférer une couche de fibroblastes sur le fond de la boîte de culture, puis coulaient le milieu semi-solide à sa surface en y incorporant les cellules ou CFC. Les facteurs produits par les fibroblastes diffusaient dans l'agar et permettaient le développement des colonies. L'étape suivante a consisté à mélanger au milieu semi-solide le surnageant de cultures de fibroblastes. Ce surnageant contient évidemment les facteurs, émanant des fibroblastes eux-mêmes, capables de provoquer l'émergence des colonies à partir des CFC.

D'autres sources de CSF ont été ensuite utilisées, tels que l'urine humaine[8], le sérum humain ou de souris[*] ainsi que des milieux conditionnés par la culture de nombreux tissus (rein, tissus embryonnaires, moelle osseuse, rate et diverses lignées de cellules tumorales).

Ces observations attestaient la présence de ces facteurs de croissance dans tous les tissus de l'organisme. Elles ont aussi révélé que la nature des colonies, leur taille et leur fréquence d'apparition variaient en fonction de la source du CFC. C'était là une indication du caractère hétérogène des facteurs de croissance selon les éléments ou tissus dont ils proviennent.

On a alors entrepris la purification biochimique, à partir de ces différentes sources, des facteurs susceptibles d'influencer la formation de telle ou telle colonie. Le laboratoire de D. Metcalf au Walter and Elisa Hall Institute de Melbourne, en Australie, a joué un rôle crucial dans ce chapitre de la biologie du tissu sanguin.

Après la purification des divers facteurs actifs, les progrès de la biologie moléculaire ont permis de cloner les gènes correspondants puis de les produire à volonté par génie génétique. Certains de ces facteurs sont utilisés en clinique. C'est le cas, par exemple, du GM-CSF (*Granulocyte Macrophage-Colony Stimulating Factor*) qui active la récupération d'une formule sanguine normale chez les patients irradiés puis traités par greffe de moelle osseuse.

---

* Le sérum est plus riche en CSF lorsqu'il provient d'individus ou d'animaux atteints de leucémie, d'infections ou ayant été l'objet d'une stimulation antigénique.

Les cellules sanguines constituent une hiérarchie dont la cellule souche est l'origine et le sommet

L'ensemble de la population de cellules sanguines, qu'elles se trouvent dans le torrent circulatoire, dispersées dans les tissus ou dans les différents organes hématopoïétiques, est constitué de nombreux types de cellules différenciées et fonctionnelles ainsi que d'un nombre, variable selon le site considéré, de cellules immatures à différents stades de leur différenciation (voir encadré, page suivante).

L'originalité des cellules souches : s'autoreproduire et fournir d'autres types de cellules

Les expériences de Till et Mc Culloch ainsi que celles de Metcalf et Sachs montraient l'existence dans la moelle osseuse de cellules à potentialités multiples. Mais certaines de ces cellules possèdent, on l'a vu, une autre propriété d'une importance fondamentale : elles s'autoreproduisent. Lorsqu'elles se divisent, elles ne fournissent pas seulement des cellules douées d'un potentiel élevé de prolifération et de différenciation, capables de reconstituer les différents types cellulaires du tissu sanguin. Elles produisent aussi des cellules semblables à elles-mêmes *qui se multiplient peu*, conservent leur multipotence et constituent une réserve de cellules aptes à intervenir quand besoin est.

Ces cellules, dont la division est asymétrique, ont reçu le nom de « cellules souches » *(stem cells)*. Elles se trouvent en nombre restreint dans le tissu sanguin et, particulièrement, dans la moelle osseuse. Elles ne perdent pas leur capacité à fournir des cellules douées d'un important pouvoir de prolifération et de différenciation, alors qu'*elles-mêmes prolifèrent peu et se divisent rarement*.

Les résultats des expériences de clonage *in vitro* décrits plus haut, ainsi que les données recueillies par les hématologistes qui étudient la morphologie et les caractères cytochimiques des cellules sanguines dans diverses conditions physiologiques, ont conduit à diviser les cellules sanguines en trois lignées.

La lignée lymphocytaire qui donne naissance aux lymphocytes B et T dont le rôle est crucial dans la défense de l'organisme contre les infections ou l'introduction de cellules étrangères. Ces cellules ont un mode de développement et de fonctionnement qui leur est propre : il sera décrit plus loin.

La lignée érythrocytaire dont les états différenciés sont les globules rouges (érythrocytes) et les mégacaryocytes qui fournissent les plaquettes sanguines (essentielles dans les processus de coagulation).

La lignée myéloïde produit les autres globules blancs (ou leucocytes) auxquels sont attribués des noms différents selon leur affinité (due surtout à leurs granules sécrétoires) pour des colorants divers : les éosinophiles (colorables à l'éosine), les basophiles et les neutrophiles (présentant une affinité pour des colorants à pH basique ou neutre respectivement). On les appelle aussi collectivement des *granulocytes* ou *leucocytes polymorphonucléaires* (car ils ont souvent un noyau polylobé). Les autres membres de la lignée myéloïde sont les *monocytes*, cellules peu différenciées dont la biologie est actuellement l'objet d'études intensives, les macrophages, les cellules dentritiques (sortes de macrophages résidant dans certains tissus comme la peau où elles sont appelées cellules de Langerhans), les *mastocytes*. La Figure 3.1.1 montre la place occupée par ces cellules, et leurs précurseurs encore incomplètement différenciés, dans la hiérarchie du système sanguin. Noter que les lignées érythrocytaire, mégacaryocytaire et myéloïde proviennent d'un même précurseur, le CMP ou *Common myeloid precursor*.

Une des caractéristiques majeures des cellules souches hématopoïétiques, outre leur capacité de se reproduire telles quelles tout en fournissant tous les types de cellules sanguines, est que, restant indifférenciées, elles ne possèdent aucun des marqueurs morphologiques ou moléculaires des cellules sanguines spécialisées. C'est pourquoi, bien que leur existence soit indubitable, leur identification précise et leur isolement sont restés élusifs pendant tant d'années.

La hiérarchie des cellules : un rempart contre les mutations cancérogènes

On évalue la quantité de cellules sanguines produites par un être humain au cours de sa vie à environ 10^{16}. Ce processus de renouvellement du sang implique donc une activité mitotique intense et continue. Or on sait que la copie de la molécule d'ADN, bien que remarquablement fidèle, n'est pas totalement dépourvue d'erreurs malgré l'existence de processus de « réparation » destinés à les corriger. Certaines substitutions d'un nucléotide par un autre sont sans conséquence, alors que d'autres peuvent être à l'origine de mutations. De plus, des coupures peuvent intervenir dans les chromosomes, aboutissant à des translocations anormales de fragments chromosomiques. Plus l'activité mitotique d'un tissu est intense, plus le risque d'accumuler des mutations et de produire des cellules cancéreuses augmente. *On peut penser que la raison pour laquelle le système hiérarchique qui préside au remplacement des cellules sanguines a été sélectionné au cours de l'évolution provient de ce qu'il réduit le risque d'accumuler dans une même lignée des mutations cancérogènes. En effet, l'hématopoïèse est le résultat de la production de clones successifs qui évoluent indépendamment les uns des autres et pendant une durée limitée. De plus, à l'intérieur de ces clones, ce sont les cellules déjà engagées dans une voie particulière de différenciation qui se multiplient le plus activement. Elles aboutissent donc rapidement à un état de maturité où elles cessent de se diviser puis meurent.*

Lorsqu'une cellule souche du *pool* de réserve est mobilisée, plusieurs options se présentent à elle quant à la nature des cellules filles qu'elle produit (Figure 3.1.4 – A, B, C).

1– Elle ne transmet la capacité d'autorenouvellement à aucune des cellules filles qu'elle produit (A). Dans ce cas, le *pool* des cellules souches perd définitivement un de ses éléments. Si un tel mécanisme était dominant, il entraînerait rapidement la mort par anémie.

2– Elle produit par division asymétrique une cellule qui hérite de sa capacité d'autorenouvellement et une cellule qui s'engage dans la voie de la différenciation (B). Cette stratégie a pour effet de

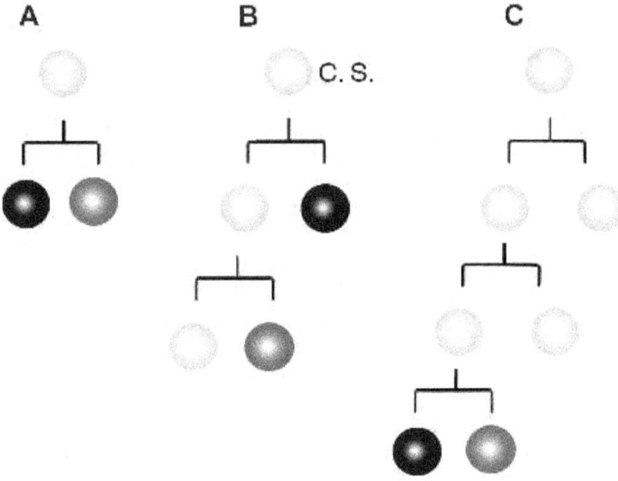

Figure 3.1.4 *Dynamique de la population des cellules souches (voir texte)*
C. S. : cellule souche.

maintenir le *pool* des cellules souches hématopoïétiques à un niveau constant.

3– La cellule souche hématopoïétique initiale se divise d'une manière symétrique en transmettant son caractère de cellule souche à ses deux cellules filles. Ensuite, le caractère de « cellule souche » se distribue au hasard au cours des générations (C). Dans ce cas, on aboutit à une expansion du *pool* initial. Une telle situation s'observe par exemple à la suite d'une transplantation de moelle osseuse.

Qu'est-ce qui confère à une cellule souche le caractère qui la distingue de toutes les autres : la propriété, justement, de « faire souche » (en anglais *stemness*). Plus précisément, quelles sont les activités géniques qui permettent à une cellule de conserver sa pluripotentialité, de se diviser peu et d'échapper aux facteurs de différenciation qui agissent sur les cellules qu'elle a elle-même produites ? Les recherches très actives entreprises au cours des dernières années dans ce domaine ont apporté des résultats nouveaux qui seront discutés plus avant dans la quatrième partie de ce livre.

Caractérisation et isolement
de la cellule souche hématopoïétique

Le caractère d'une cellule souche a été jusque-là reconnu par la progénie qu'elle produit lorsqu'elle est cultivée à l'état isolé. Il s'agit donc d'une définition opérationnelle plutôt que basée sur des propriétés observables.

L'idéal serait de reconnaître ces cellules dans la moelle osseuse, par exemple d'après leur aspect (phénotype) ou, mieux, en se basant sur des marqueurs moléculaires spécifiques qu'elles porteraient. En fait, ce qui rend les cellules souches différentes des autres constituants du tissu hématopoïétique, c'est l'*absence des marqueurs spécifiques* qui s'acquièrent dans les différentes lignées cellulaires lorsqu'elles se différencient. Pour cette raison, on leur attribue le sigle *lin⁻* qui signale l'absence des molécules de surface caractéristiques des divers *lignages* (en anglais : *lineages*) cellulaires sanguins.

Une avancée spectaculaire dans la caractérisation des cellules souches hématopoïétiques a été accomplie par Irving Weissman et son groupe à l'Université de Stanford en Californie au cours de ces dernières décennies.

Il est apparu rapidement que les CFUs et les CFC ne permettaient que la reconstitution partielle et temporaire de souris irradiées à des doses sublétales*. La survie durable des souris ne survenait en effet que dans un nombre de cas modeste. Ceux-ci correspondaient à l'apparition, environ 15 jours après l'irradiation, de colonies capables de fournir des cellules plus diversifiées (c'est-à-dire non seulement des cellules myéloïdes mais aussi des lymphocytes) et pendant des durées plus longues. Ainsi s'est constitué un schéma selon lequel les cellules hématopoïétiques dérivent d'une cellule souche pluripotente capable de fournir des précurseurs myélocytaires (c'est-à-dire des CFUs et des CFC) ainsi que des cellules lymphoïdes.

De telles cellules seraient présentes dans la moelle osseuse dans la proportion de 1 sur 10^3 à 1 sur 10^4 cellules. Le problème

---

* Il s'agit des souris qui meurent 15 jours après l'irradiation totale du corps.

était de les isoler en les soumettant au test de reconstitution à long terme et complète des souris irradiées.

La méthode employée dans ce but consiste à préparer des anticorps monoclonaux dirigés contre les antigènes portés par les cellules normales de la moelle osseuse.

Ces anticorps sont couplés à une substance fluorescente qui colore la cellule porteuse de l'antigène correspondant. Grâce à l'utilisation d'un appareil de tri cellulaire basé sur l'utilisation d'un faisceau laser qui dévie la trajectoire des cellules en fonction de la longueur d'onde du colorant fluorescent qu'elles portent, les cellules porteuses d'un antigène particulier peuvent être sélectionnées. Cet appareil a été conçu et développé avec la collaboration de la Compagnie Becton Dickinson par Leonard Herzenberg qui travaille dans le laboratoire voisin de celui de Irving Weissman à l'Université Stanford. Il a permis de réaliser des expériences inconcevables sans ce développement technologique de très haut niveau, où les besoins de la biologie ont pu être satisfaits grâce à une collaboration étroite avec des spécialistes d'une technologie de pointe en physique. Les appareils de tri cellulaire FACS (*Fluorescence Activated Cell Sorter*) sont sans cesse perfectionnés. On peut désormais trier simultanément des cellules porteuses de plusieurs combinaisons distinctes de marqueurs moléculaires reconnus par des anticorps spécifiques, eux-mêmes « marqués » par des composés fluorescents distincts.

En 1986, le groupe de Weissman rapportait un haut degré d'enrichissement, à partir de cellules de moelle osseuse de souris, d'une catégorie cellulaire méritant vraiment le nom de cellule souche hématopoïétique multipotente : les cellules de ce groupe étaient capables de reconstituer tout le système sanguin d'une souris irradiée d'une manière permanente. Ces cellules répondent au critère représenté par le sigle *lin⁻* : elles sont dépourvues de tous les marqueurs présents sur les cellules sanguines différenciées, mais portent cependant un marqueur membranaire qui leur est propre, CD[34].

En 1988, ces cellules étaient isolées à l'état pur[9]. Elles existent chez la jeune souris adulte dans la proportion de 1 sur 2 000 cellules et sont capables de radioprotéger d'une manière définitive des hôtes irradiés létalement[10].

Ces cellules, qui ont la faculté de reconstituer le système hématopoïétique d'une souris dans son ensemble et de manière apparemment définitive, sont appelées cellules souches hématopoïétiques-long terme (LT-CSH). Elles s'autorenouvellent plus lentement (environ 6 à 8 semaines sont nécessaires) que les cellules souches hématopoïétiques multipotentes-court terme (ST-CSH) qui ont un temps de renouvellement plus court mais s'épuisent rapidement. Les LT-CSH constituent donc la *réserve* de cellules souches permettant au tissu sanguin d'être renouvelé la vie durant.

Irving Weissman s'est ensuite attaqué à l'isolement des cellules souches hématopoïétiques humaines[*]. Une LT-CSH humaine a pu être isolée par une méthodologie comparable à celle utilisée chez la souris, si ce n'est que les organes hématopoïétiques humains dont on teste la colonisation par les cellules souches sont des organes embryonnaires (provenant d'interruption de grossesse) implantés dans une souris immuno-incompétente capable de tolérer les greffes même si elles proviennent d'une autre espèce (greffes dites xénogéniques). Il s'agit de souris atteintes d'une mutation qui existe aussi chez l'homme et qui empêche le développement de l'immunité adaptative. Elles sont appelées SCID (car atteintes du *Severe Combined Immunodeficiency Syndrome*). Ces souris constituent une sorte de milieu de culture physiologiquement favorable aux organes hématopoïétiques humains (thymus, rate, foie fœtal, moelle osseuse)[**].

Perspectives médicales ouvertes par la recherche fondamentale sur les cellules souches

La possibilité d'enrichir considérablement une suspension de cellules de moelle osseuse humaine en cellules souches hématopoïétiques humaines ou même d'isoler celles-ci à l'état pur a permis de mettre au point, pour le traitement de certains cancers,

---

[*] Ces travaux ont été menés par une compagnie de biotechnologie créée par Irving Weissman (Systemix, à l'origine, et maintenant Cellerant Inc.).

[**] Pour plus de détails voir réf. citées dans Irving Weissman, *Science*, 1999, 241, 1632-1639.

des protocoles thérapeutiques sur lesquels des espoirs justifiés sont fondés*.

Dans le cas des greffes d'organes, de nombreuses données indiquent que l'injection, au receveur d'une greffe, de cellules souches hématopoïétiques provenant du donneur est de nature à induire une tolérance naturelle à long terme du greffon. Ce traitement évite l'administration chronique de médicaments antirejet (comme la cyclosporine) qui, en générant une immunosuppression permanente, entraînent de nombreuses complications liées à des infections opportunistes et au développement de cancers.

Enfin, des expériences précliniques réalisées chez la souris laissent espérer l'utilisation de greffes de cellules souches hématopoïétiques chez l'homme dans diverses affections auto-immunes où les lymphocytes T du malade, au lieu de le protéger, s'attaquent à certaines catégories de ses cellules : les cellules productrices d'insuline, dans le diabète de type 1 ; les cellules gliales, dans la sclérose en plaques ainsi que dans de nombreux autres désordres comme l'arthrite rhumatoïde ou le lupus érythémateux.

Les recherches réalisées chez la souris ont montré que la moelle osseuse est bien le site majeur de présence de cellules souches hématopoïétiques. Il en existe aussi dans la rate, mais à un taux environ 10 fois moindre, une petite quantité dans le sang circulant (environ 100 fois moins que dans la moelle osseuse) et, par conséquent, à l'état dispersé, dans tous les tissus de l'organisme.

La difficulté rencontrée pour la mise en œuvre de ces thérapies basées sur l'utilisation de cellules souches hématopoïétiques purifiées (susceptibles de substituer d'une manière définitive un tissu sanguin sain à un tissu malade ou délétère) tient au faible nombre de ces cellules dans la moelle osseuse. Les chercheurs s'efforcent de définir des conditions qui permettraient de les faire proliférer *in vitro* avant de les introduire chez le patient.

Notons que la moelle osseuse ne constitue pas l'unique source de cellules souches hématopoïétiques en thérapeutique humaine. En effet, le sang du fœtus contient un taux non négligeable de cellules souches hématopoïétiques circulantes. À la naissance, ces cellules peuvent être collectées à partir du cordon ombilical.

Des « banques de sang de cordon » sont constituées dans certains centres de traitement des maladies du sang. Les cellules

---

* Voir par exemple Irving Weissman, *Science*, 1999, *op. cit.*

conservées par congélation peuvent être utilisées, si nécessaire, pour traiter des malades. Certains songent même à collecter le sang du cordon ombilical de leur enfant à la naissance et à le conserver par cryogénie pour des greffes de cellules souches hématopoïétiques au cours d'éventuelles maladies qui nécessiteraient un tel traitement. Les greffes *autologues* (où le donneur et le receveur sont la même personne) ne présentent en effet aucun des inconvénients entraînés par l'incompatibilité immunologique HLA de cellules provenant d'un autre individu.

Sang et vaisseaux dérivent d'une même cellule originelle : l'hémangioblaste

Revenons au développement du système sanguin au cours de l'embryogenèse.

Si on remonte plus loin dans la genèse des cellules souches hématopoïétiques, on voit qu'elles-mêmes dérivent d'un précurseur cellulaire dont les potentialités de développement sont encore plus grandes que celles, déjà très étendues, de cette cellule qui occupe une place centrale dans la vie de l'individu puisqu'elle est à l'origine du sang.

Les cellules du sang circulant et celles qui tapissent la paroi des vaisseaux interagissent en permanence. Le phénomène de *homing*, évoqué plus haut, en est un exemple frappant : les leucocytes destinés à franchir la paroi vasculaire pour s'installer dans un tissu donné commencent par adhérer à l'endothélium puis franchissent activement la paroi du vaisseau pour atteindre leur site de résidence.

L'immobilisation de cellules du torrent circulatoire est médiée par des affinités chimiques entre des molécules (ou récepteurs membranaires) situées sur leur surface et par des ligands portés par l'endothélium vasculaire au site considéré. Cette coopération cellulaire est à rapprocher de l'origine embryologique commune des lignages hématopoïétique et vasculaire (ou angiopoïétique).

Les cellules souches sanguines prennent leur origine dans le feuillet mésodermique. Elles constituent même une des premières lignées cellulaires à s'individualiser parmi les dérivés du feuillet moyen*. Des recherches récentes ont mis en évidence une relation étroite entre les cellules sanguines et le système vasculaire. Chez l'embryon des amniotes (mammifères, oiseaux et reptiles), les premiers globules sanguins se forment dans une annexe embryonnaire, le sac vitellin, appendu à l'intestin par le cordon ombilical. Les cellules sanguines s'y différencient à partir d'amas cellulaires qui fournissent aussi des lacunes limitées par des cellules endothéliales. Ces lacunes fusionnent, forment un réseau vasculaire dans lequel le sang circule lorsque le cœur commence à battre. Les cellules qui sont à l'origine des îlots sanguins expriment un gène codant pour un récepteur membranaire dont le ligand est un facteur essentiel pour la survie et la croissance de ces cellules. Ce facteur est appelé VEGF (*Vascular Endothelium Growth Factor*). Son récepteur, le VEGF-R, est donc un marqueur moléculaire des cellules qui sont à l'origine des cellules souches hématopoïétiques et des cellules qui construisent le réseau vasculaire en formant le revêtement interne des vaisseaux sanguins[11]. L'existence d'un précurseur commun à ces deux lignées cellulaires avait été pressentie (mais non démontrée) dans la première moitié du XXe siècle par Sabin[12] ; Murray[13] avait proposé de l'appeler *hémangioblaste*.

La mutation du gène qui code pour VEGF-R2, expérimentalement provoquée chez la souris, est létale aux stades précoces où le sang commence normalement à circuler : les embryons sont dépourvus à la fois de cellules sanguines et de réseau vasculaire[14]! Dans ce cas, le développement de l'hémangioblaste et des lignées hématopoïétique et angiopoïétique qui en dérivent n'a pas pu s'accomplir en l'absence du gène codant pour VEGF-R2.

Les hémangioblastes produisent ces deux lignages cellulaires, non seulement lors des tout premiers stades du développement du système sanguin dans le sac vitellin, mais aussi à une étape ultérieure, lorsque la paroi interne de l'aorte devient le site du bourgeonnement de cellules sanguines[15]. Les relations qu'entretiennent

---

* Rappel : Le feuillet moyen ou mésoderme est situé entre l'ectoderme externe (dont dérivent le système nerveux, la peau et ses annexes ainsi que le squelette de la tête) et le feuillet interne ou endoderme qui produit le tube digestif et les glandes qui lui sont associées ainsi que les poumons. Les dérivés du mésoderme sont les muscles, le tissu conjonctif, le squelette (à l'exception de celui de la tête), les reins, les gonades, le système cardiovasculaire et le sang, la paroi des viscères et le derme de la peau.

les cellules de la paroi interne des vaisseaux et les cellules sanguines sont aujourd'hui étudiées avec la plus grande attention.

Influence de l'environnement sur la diversification des cellules issues du sang

Comme nous l'avons vu plus haut, la production des cellules sanguines a pu être attribuée à l'activité hématopoïétique d'organes qui diffèrent selon la lignée considérée. Ainsi, chez l'adulte des mammifères et des oiseaux, les leucocytes (lignée myéloïde) et les globules rouges (lignée érythroïde) sont générés d'une manière continue dans la moelle osseuse. Les différents types cellulaires qui y sont produits trouvent, dans l'environnement des cellules mésenchymateuses de la moelle (stroma* médullaire), les cytokines nécessaires à leur survie et à leur différenciation. Lorsque cette dernière a atteint un degré d'évolution suffisant, les cellules sanguines sont entraînées dans le flux circulatoire.

La dualité des lymphocytes

Le cas des lymphocytes mérite qu'on s'y attarde car il représente un aspect particulier de la biologie des cellules sanguines en raison du rôle majeur que jouent ces cellules dans les mécanismes de la défense immunitaire.

La connaissance du véritable rôle de ces cellules et la démonstration de l'hétérogénéité des lymphocytes remontent au début de la décennie 1960. Une série de travaux datant de cette époque a marqué le début de l'immunologie cellulaire et de la compréhension des mécanismes de défense immunitaire qui a atteint, pour

---

* Ce terme désigne les cellules mésenchymateuses de la moelle formant un réseau dans les mailles duquel se localisent les foyers d'hématopoïèse.

les vertébrés, un degré de complexité et une efficacité remarquables. Cette défense est en effet ciblée spécifiquement sur chacun des agents étrangers (appelés antigènes) susceptibles de pénétrer dans l'organisme. Elle est médiée par les lymphocytes qui sont capables de reconnaître individuellement les antigènes étrangers dont la variabilité est immense (protéines virales, toxines bactériennes, protéines portées par la paroi de la cellule bactérienne ou de cellules d'eucaryotes introduites par greffe dans l'organisme). La reconnaissance de l'antigène par un seul ou un petit groupe de lymphocytes déclenche une réponse adaptée qui tend à l'éliminer. Il est intéressant de noter que l'affinité des anticorps, générés par l'organisme, avec les antigènes qu'ils combattent s'accroît au contact de ces derniers. Cette immunité adaptative a été « inventée » au cours de l'évolution avec l'apparition des vertébrés. Les autres métazoaires maintiennent l'intégrité de leur organisme d'une manière plus simple, plus directe, en produisant des substances bactéricides ou fongicides à large spectre d'action lorsqu'ils sont infectés par des micro-organismes bactériens ou fongiques. Ce type d'immunité plus général, non sélectif d'un antigène particulier, est qualifié d'immunité innée. Il existe aussi chez les vertébrés où il joue un rôle important, en opposant aux infections une barrière immédiate, surtout opérationnelle au niveau des épithéliums de revêtement tels que ceux du tube digestif, de l'appareil respiratoire et de la peau.

Les lymphocytes responsables de l'immunité adaptative ne constituent pas une population cellulaire homogène comme on pouvait le penser à l'époque où les critères d'identification cellulaire étaient essentiellement de nature morphologique. Ils sont en réalité constitués de deux grandes catégories de cellules, les lymphocytes B et les lymphocytes T, qui diffèrent par leur histoire ontogénétique autant que par leurs activités géniques et leur rôle physiologique dans la fonction immunitaire.

Immunité adaptative et lymphocytes

Les hématologistes avaient décrit de longue date parmi les globules blancs des petites cellules existant dans le sang circulant mais particulièrement abondantes dans certains organes dits lymphoïdes tels que le thymus (situé à la base du cou et qui se développe à partir du pharynx embryonnaire), les amygdales, les ganglions lymphatiques et la rate.

La relation entre plasmocytes, cellules sécrétrices d'anticorps circulants et par conséquent responsables de l'immunité humorale, et une catégorie de petits lymphocytes a été établie grâce à une expérience réalisée chez l'embryon de poulet. En 1956, un endocrinologiste pratiquait des injections de testostérone à des embryons de poulet à 5 jours d'incubation dans le but d'étudier le rôle des hormones stéroïdes sur les processus du développement. Il eut la surprise d'observer les conséquences physiologiques entraînées chez ces animaux par ce traitement hormonal précoce. Les animaux ainsi traités étaient dépourvus d'un organe appendu à la partie terminale du tube digestif et qui n'existe que chez les oiseaux : la « bourse de Fabricius » dont la fonction était jusque-là restée énigmatique. Nous avons déjà eu l'occasion d'évoquer cet organe. Mais le constat de loin le plus surprenant et le plus intéressant fut que les poulets sans bourse de Fabricius souffraient d'un déficit immunitaire sévère : en effet, ils ne pouvaient pas produire d'anticorps circulants. Même après stimulation par injection d'un antigène étranger, leur sang était dépourvu de plasmocytes. On a établi par la suite que l'ablation chirurgicale de la bourse de Fabricius produisait le même effet. Il apparut alors que cet organe était le site de la différenciation des cellules capables de produire des anticorps. On a donc donné aux petits lymphocytes qu'il contient le nom de lymphocytes B (B a été initialement choisi par référence à *bursa of Fabricius*).

À la suite de cette découverte réalisée chez l'oiseau, les chercheurs ont évidemment tenté de trouver l'équivalent de la bourse de Fabricius chez les mammifères. Ils ont recherché tout d'abord un organe lymphoïde qui aurait été associé au tube digestif. L'appendice, les amygdales, les plaques de Peyer, candidats possibles, se sont révélés être des organes lymphoïdes dits secondaires, c'est-à-dire des sites de stockage de lymphocytes ayant acquis leurs propriétés fonctionnelles dans un autre organe auquel on attribuait la fonction différenciatrice et qu'on désignait sous le nom d'organe lymphoïde primaire. Ainsi, la bourse de Fabricius des oiseaux n'avait d'équivalent dans aucun des organes ou tissus peuplés de lymphocytes et associés au tube digestif des mammifères. On découvrit plus tard, nous l'avons vu, que, chez les mammifères, une première vague de lymphocytes B se différencie dans le foie fœtal, après quoi la moelle osseuse devient le site de leur production. Qu'il s'agisse des oiseaux ou des mammifères, les lymphocytes B sont exportés hors de la bourse de Fabricius ou de la moelle osseuse pour occuper des zones qui leur sont réservées dans la rate, les ganglions lymphatiques ainsi que dans les autres organes lymphoïdes secondaires. Des lymphocytes se trouvent aussi dans la moelle osseuse, dans le sang circulant et, à l'état dispersé, dans les tissus.

Leur transformation en plasmocytes producteurs d'anticorps dépend de leur rencontre avec un antigène étranger pour lequel leur récepteur aura une affinité suffisante. La prolifération et la différenciation des lymphocytes B en plasmocytes nécessite une coopération avec d'autres catégories de cellules sanguines (en particulier avec certains lymphocytes T[*] et des macrophages).

L'utilisation des chimères entre embryons de caille et de poulet, qui permettent de suivre le devenir et les migrations cellulaires au cours de l'embryogenèse, a permis de suivre le développement de la bourse de Fabricius et de la moelle osseuse[16].

La bourse de Fabricius est constituée de deux tissus associés, un épithélium endodermique dérivé de l'intestin postérieur et un mésenchyme d'origine mésodermique. Ni l'un ni l'autre de ces tissus n'est doué de potentialités hématopoïétiques. Pour se transformer en organe lymphoïde, l'ébauche bursique doit être colonisée par des cellules souches sanguines (CSH) pluripotentes[**].

Chez les mammifères, la moelle osseuse se forme lorsque l'ébauche cartilagineuse ou membranaire des os s'ossifie. Des vaisseaux limités par un endothélium vasculaire pénètrent dans l'ébauche qui deviendra l'os et y entraînent des cellules souches

---

* Les cellules T importantes dans la réponse des lymphocytes B aux antigènes microbiens sont les cellules T4 (ou cellules T-coopératives) qui sont la cible du virus du sida. Cela explique la sensibilité des patients atteints de cette maladie aux infections, y compris celles dites opportunistes, peu pathogènes pour les individus dont le système immunitaire est intact.

** La colonisation de la bourse se produit à un moment précis de la vie embryonnaire (entre le 8e et le 14e jour chez l'embryon de poulet). Les CSH s'y multiplient abondamment et s'y différencient en petits lymphocytes B exportés vers les organes lymphoïdes secondaires d'où ils assureront la défense de l'organisme pendant toute la durée de vie de l'oiseau. La bourse de Fabricius, quant à elle, cesse d'être fonctionnelle et même régresse sous l'influence des hormones sexuelles.

hématopoïétiques qui s'y installent : ces cellules souches hématopoïétiques seront à l'origine d'une activité hématopoïétique (y compris la production de lymphocytes B) pendant le reste de la vie de l'individu.

Le thymus produit des lymphocytes T à partir de cellules souches du sang

La découverte du rôle du thymus dans la défense immunitaire revient au chercheur australien Jack Miller. En pratiquant la thymectomie néonatale chez la souris, ce chercheur montrait que les animaux ainsi opérés se révélaient profondément immunodéficients : ils ne pouvaient développer une réponse immunitaire vis-à-vis d'un antigène étranger par la production d'anticorps et se révélaient incapables de rejeter des greffes de tissus qu'elles proviennent d'autres souris ou d'autres espèces. Ils étaient aussi inaptes à déclencher une réponse immunitaire antivirale. On n'observait pas ce déficit immunitaire profond lorsque l'ablation du thymus était réalisée une semaine ou plus après la naissance.

Cette expérience fut d'une grande importance car, avec la découverte des lymphocytes B – déjà décrite –, elle montrait la dualité d'origine et de fonction des « petits lymphocytes » périphériques tout en mettant en évidence le rôle du thymus.

Les observations de Miller (1961) ont suscité de nombreux travaux qui ont été à l'origine de l'immunologie cellulaire. Le thymus (originellement constitué d'un épithélium endodermique et d'une couche de tissu mésenchymateux) se développe comme un appendice du pharynx embryonnaire. Son développement, analysé chez l'oiseau, a montré qu'aucun de ses composants cellulaires initiaux ne se différencie en lymphocytes. L'ébauche thymique, comme celle de la bourse de Fabricius ou de l'os, doit être colonisée par des cellules souches hématopoïétiques qui, après avoir séjourné dans l'environnement thymique, se différencient en lymphocytes T. Ce n'est que quelques jours après la naissance que ceux-ci sont exportés vers la périphérie où ils se localisent dans des zones spécialisées de la rate et des ganglions lymphatiques ainsi qu'à l'état dispersé dans les tissus. Le thymus continue à fonctionner comme organe lymphoïde primaire, jusqu'à la puberté, alors que son activité lymphopoïétique diminue d'une manière importante par la suite. La thymectomie néonatale chez la souris ne permet pas l'exportation des lymphocytes T hors du thymus. Il en résulte l'absence des cellules T dont les fonctions se répartissent en trois grandes catégories. Celle des cellules T-coopératives (ou T4) qui sont nécessaires à la maturation des lymphocytes B en plasmocytes producteurs d'anticorps. Leur absence élimine donc l'immunité humorale. Celle des cellules T dites tueuses (ou T8) qui ont la propriété de distinguer le *soi* du *non-soi* (grâce à un mécanisme moléculaire impliquant les molécules du complexe majeur d'histocompatibilité désigné chez l'homme par le sigle HLA). Celle, enfin, des cellules T régulatrices : au sein des lymphocytes T4, on a, en effet, isolé récemment cette famille de lymphocytes régulateurs qui jouent un rôle dans la tolérance du système immunitaire vis-à-vis du soi.

La greffe d'un tissu étranger (greffe hétérologue) est reconnue comme non-soi par ces cellules T8 du receveur qui l'éliminent. Il en est de même de cellules du soi infectées par un virus. Les protéines virales sont exposées à la surface de la cellule infectée par les molécules du CMH en lieu et place des protéines produites par la cellule elle-même. De ce fait, le soi est modifié et reconnu comme étranger par le récepteur des cellules T8. La cellule malade est alors tuée par le lymphocyte T8 qui constitue un moyen de lutte très efficace de l'organisme contre les infections virales.

La thymectomie néonatale chez la souris a donc des conséquences dévastatrices sur la fonction immunitaire. Le thymus étant le seul site où les lymphocytes T peuvent se différencier, l'animal ayant subi la thymectomie néonatale est dénué d'immunité à médiation cellulaire. Il conserve ses lymphocytes B, mais leur différenciation fonctionnelle en cellules productrices d'anticorps (plasmocytes) nécessitant le concours des cellules T coopératives, c'est toute l'immunité adaptative qui est abolie par cette opération.

* *
*

Cet aperçu sur les cellules souches hématopoïétiques montre le rôle clé joué par un petit nombre de cellules qui, depuis les tout premiers stades du développement embryonnaire, produisent les cellules hautement spécialisées qui assurent de multiples fonctions vitales pour l'organisme.

Le nombre et les caractéristiques particulières des cellules souches hématopoïétiques sont strictement régulés pendant la vie entière. On sait désormais que, dans la moelle osseuse, elles occupent des sites bien précis où elles sont soumises à des signaux qui les maintiennent dans l'état de cellules souches et contrôlent leur activité prolifératrice. Ces sites sont la « niche » qui assure leur intégrité.

Les cellules souches hématopoïétiques obéissent aussi à des signaux émanant non pas seulement de leur environnement proche mais de l'organisme entier. Ainsi, lors d'hémorragies, les cellules souches sont mobilisées en plus grand nombre pour assurer l'homéostasie sanguine.

L'exemple du renouvellement sanguin illustre bien le rôle vital joué par les cellules régénératrices et leur dépendance vis-à-vis des besoins de l'organisme dans son ensemble.

CHAPITRE 2

Le renouvellement des tissus protecteurs

Les tissus protecteurs de l'organisme (peau, bronches, alvéoles pulmonaires, lumière intestinale, etc.) protègent l'organisme vis-à-vis du milieu extérieur. Pour résister aux agressions étrangères auxquelles ils sont ainsi particulièrement exposés, ils ont acquis, au cours de l'évolution, des propriétés de défense et d'autorenouvellement rapide à partir de cellules souches. C'est pourquoi nous allons nous intéresser ici aux mécanismes cellulaires de la régénération incessante que connaissent le revêtement cutané, la paroi interne de l'intestin et les structures glandulaires qui leur sont associées. En raison même de leur rapidité et de l'efficacité de ces processus, leur connaissance apporte des lumières sur les propriétés des cellules souches, la régulation de leur activité et les possibilités qu'elles offrent à la recherche médicale.

L'évolution vers la multicellularité a été favorisée, nous l'avons vu, par la formation de couches cellulaires imperméables, capables de séparer ce qui est interne à l'organisme du milieu extérieur dans lequel il se trouve. Les tissus qui constituent pour le corps une barrière protectrice sont les *épithéliums*. Ils peuvent être formés par une seule couche de cellules reliées par des jonctions serrées[*], formant un tapis continu qui repose sur une membrane

---

[*] La microscopie électronique a permis de montrer que les cellules sont associées les unes aux autres par un ensemble de protéines assurant l'imperméabilité de la couche épithéliale. Celle-ci ne laisse passer que les molécules activement transportées par ou à travers la membrane cellulaire qui borde par exemple la cavité intestinale dite membrane apicale par opposition à la membre baso-latérale qui occupe le reste de la surface cellulaire. Ces deux domaines membranaires sont séparés par la *jonction serrée* (voir Figure 2.1.3)

basale de protéines fibreuses. Ils sont situés en milieu aqueux et sont associés à du tissu mésenchymateux qui contient des cellules sanguines dispersées ou groupées comme dans les « plaques de Peyer ». Logées dans la paroi intestinale, celles-ci renferment des globules blancs et opposent une barrière de défense cellulaire aux agents infectieux apportés par l'alimentation.

Le revêtement cutané

L'épithélium de protection qui entoure le corps chez les vertébrés aériens est aussi constitué d'une couche de cellules épithéliales jointives reposant sur une membrane basale. Celle-ci produit sans cesse des cellules nouvelles qui s'enrichissent en protéines (les kératines) : c'est ce qui rend la peau résistante et imperméable (Figure 3.2.1).

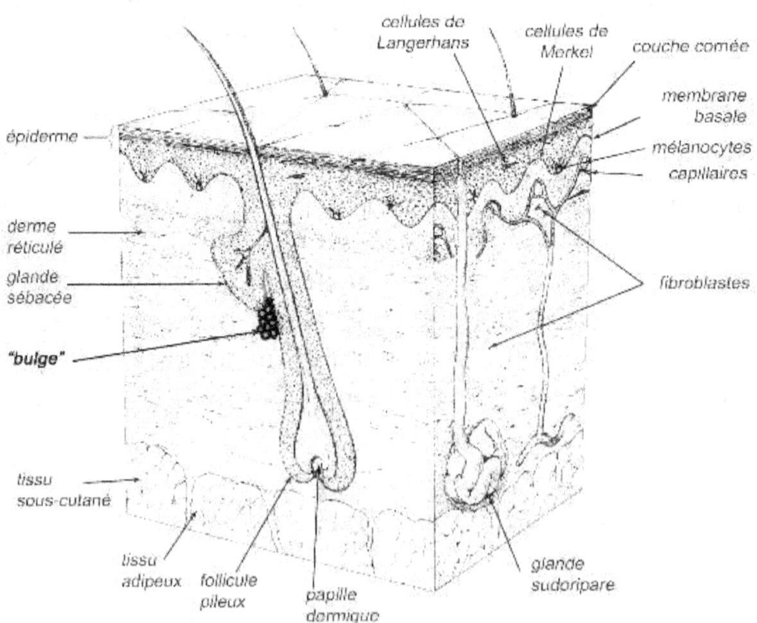

Figure 3.2.1 *Schéma montrant les différentes structures de la peau de mammifère*
Noter la localisation des cellules souches épidermiques sous la forme d'une masse appelée « bulge » localisée le long de la racine du poil sous la glande sébacée.

Les kératines* se présentent sous forme de filaments de 10 nm de diamètre formant des faisceaux qui se fixent aux jonctions cellulaires appelées « desmosomes ». La résistance et l'élasticité conférée à chaque cellule par son contenu en kératine s'étend à la surface entière de la peau grâce à ces liens intercellulaires.

Lorsque les cellules atteignent les couches superficielles de l'épiderme sous la poussée de nouvelles cellules générées sans cesse par la couche basale proliératrice, elles produisent des protéines formant une couche cornée ainsi que des granules remplis de lipides qui sont excrétés. Ainsi se constitue la couche imperméable qui s'oppose à la perte de fluides par les tissus sous-jacents.

Après avoir produit les protéines qui confèrent à l'épiderme ses propriétés, les cellules entrent dans un processus de « mort programmée » (voir Partie I, Chapitre 4) et se desquament.

Chez la souris, le cycle de différenciation depuis la couche basale jusqu'à la desquamation a pu être suivie par le marquage des cellules à l'aide d'un précurseur radioactif de l'ADN**. Il dure entre 10 et 14 jours. Chez l'homme, le renouvellement de l'épiderme est plus lent. Cependant, la capacité proliératrice des cellules de la couche basale est énorme puisqu'elles sont capables d'assurer le renouvellement permanent de 1 à 2 m² de peau pendant plusieurs décennies.

L'épithélium de revêtement cutané est aussi à l'origine des ongles, cornes, sabots, poils, plumes et écailles, ainsi que des glandes sébacées et sudoripares. Ses caractéristiques lui permettent non seulement d'opposer une barrière efficace vis-à-vis des gaz et liquides, mais aussi d'apporter à l'organisme une protection anti-infectieuse efficace. En effet, il est colonisé par des macrophages d'un type particulier, capables de déclencher une réponse immunitaire contre les envahisseurs microbiens.

On comprend que ces cellules et celles de l'épithélium intestinal, qui sont exposées en permanence à un milieu extérieur potentiellement hostile, jouent un rôle important dans l'*homéostasie*, c'est-à-dire dans la stabilité du milieu intérieur. C'est peut-être leur rôle dans la protection des tissus, associé au fait qu'ils sont constamment

---

    * Ces protéines sont en effet diversifiées et constituent des structures fibreuses formant les filaments dits intermédiaires car situés par leur taille entre les protéines microfilamenteuses comme l'actine et les macrofilaments de tubuline.

    ** Ce précurseur est en général la thymidine tritiée dans laquelle un atome d'hydrogène a été remplacé par du tritium radioactif.

exposés à subir des agressions, qui a entraîné, au cours de l'évolution, la nécessité de les soumettre à un fréquent renouvellement.

Ce renouvellement est accompli par des cellules souches. Les chercheurs sont donc allés à la recherche de ces cellules régénératrices dont l'activité prolifératrice est considérable mais heureusement strictement contrôlée.

Les cellules souches de la peau et leur rôle dans le traitement des grands brûlés

Les atteintes à l'intégrité de la peau sont d'une gravité proportionnelle à leur étendue et à leur profondeur. Elles sont fatales lorsqu'elles concernent la plus grande partie du corps et qu'elles affectent non seulement la couche superficielle, imperméable et constituée de cellules spécialisées, les *kératinocytes*, mais aussi la couche dermique profonde nécessaire à la régénération de l'épiderme. Si le derme est détruit, la plaie reste béante et s'infecte rapidement. Le traitement idéal des brûlures consiste à greffer des fragments de peau de l'individu lui-même sur la surface lésée afin qu'elle retrouve la protection dont elle a besoin grâce à la régénération du tissu sain. Ces greffes dites autologues sont les seules à permettre une guérison durable. Des greffes de peau hétérologues (provenant d'un autre individu) ne peuvent fournir qu'une sorte de pansement provisoire évitant le dessèchement et l'infection d'une manière temporaire. En effet, la peau est un tissu remarquablement antigénique, c'est-à-dire qu'il déclenche de la part du receveur de la greffe une réaction de rejet violente lorsqu'elle ne provient pas de l'individu lui-même. Pour soigner durablement les brûlures, on ne peut donc avoir recours qu'à la peau du brûlé. Encore faut-il qu'il en reste suffisamment. Les brûlures au 3ᵉ degré qui s'étendent sur plus de 90 % de la surface du corps ne sont pas exceptionnelles. Souvent, il ne reste des fragments de peau intacte que sous les aisselles, par exemple.

Grâce à des travaux développés au cours de ces dernières décennies et poursuivis aujourd'hui, on peut obtenir, à partir de petites surfaces de peau normale, suffisamment d'épiderme pour sauver les grands brûlés. En effet, si ces fragments de peau épargnés sont placés en culture *in vitro*, l'épiderme est le siège d'une croissance accélérée. Les surfaces de revêtement ainsi obtenues sont délicatement transférées du récipient de culture sur la brûlure. Le derme régénère et l'épiderme qui, en culture, ne se différencie que très incomplètement, poursuit sa maturation après la greffe pour fournir la couche multicellulaire protectrice de kératinocytes si essentielle à la survie du brûlé.

Les deux couches de tissus qui forment la peau, le derme et l'épiderme sont dépendantes l'une de l'autre aussi bien au cours du développement et de la différenciation cutanée que chez l'adulte. Bien qu'étroitement associées, elles sont d'origines différentes : l'une dérive de l'ectoderme (l'épiderme), l'autre du mésoderme*. L'ectoderme qui se différencie pour former une couche protectrice rendue imperméable par la production de *kératines* est, avec le derme, à l'origine des phanères (poils, plumes, ongles, sabots, etc.). Le derme lui-même est fait de tissu conjonctif, de fibres musculaires lisses et de tissu adipeux.

Le derme, l'épiderme et leurs dérivés ne sont pas les seuls constituants de la peau. Celle-ci est en effet colonisée par divers types cellulaires provenant d'autres territoires embryonnaires. La *crête neurale* lui fournit les cellules pigmentaires (ou mélanocytes) et des cellules jouant le rôle de récepteurs sensoriels associées aux terminaisons nerveuses abondantes dans certains territoires cutanés. Comme les prémélanocytes, les précurseurs des cellules sensorielles doivent parcourir de longues distances entre leur point d'origine, la crête neurale (située, chez l'embryon, sur la surface dorsale du tube neural), et l'épiderme recouvrant la surface du corps.

La peau est irriguée par de nombreux bourgeons vasculaires constitués de cellules endothéliales qui envahissent le derme. L'épiderme lui-même n'est pas vascularisé, mais il est colonisé par des sortes de macrophages, d'origine sanguine, les *cellules dendritiques* (ou cellules de Langerhans) qui opposent une première barrière à l'invasion microbienne.

Les kératinocytes de l'épiderme qui constituent le type cellulaire majeur de la peau sont séparés du derme par une couche de protéines : celles-ci constituent la lame basale sur laquelle reposent

---

* Il existe une exception à cette règle : au niveau de la face et de la partie ventrale du cou, le derme est ectodermique car il dérive d'une structure embryonnaire transitoire appartenant à l'ébauche neurale : la crête neurale (voir Le Douarin, 1982, *op. cit.*).

des cellules génératrices (cellules basales) qui prolifèrent et renouvellent sans cesse les cellules différenciées.

Le fait que les grands brûlés ne peuvent survivre que s'ils bénéficient d'autogreffes de leur propre peau a incité de longue date les chercheurs à tenter de cultiver l'épiderme humain, *in vitro*, dans l'espoir d'obtenir des surfaces de tissus protecteurs et peut-être salvateurs propres à couvrir les zones lésées. Ces recherches, menées dans un but thérapeutique, n'ont pas été d'emblée fructueuses. En effet, les épithéliums, d'une manière générale, se sont révélés difficiles à maintenir en culture. Il n'en allait pas de même des cellules du tissu conjonctif.

Réussir à cultiver
des cellules épithéliales

Les premiers succès de culture de kératinocytes humains sont dus à un pionnier, Howard Green, professeur à l'École de médecine de l'Université Harvard aux États-Unis, qui a mis au point une technique permettant d'obtenir en trois semaines, à partir d'un petit fragment de peau du patient brûlé, suffisamment d'épiderme pour recouvrir la totalité du corps[1].

L'histoire de cette innovation technologique est particulièrement intéressante car elle est le résultat non programmé d'une recherche initialement destinée à répondre à de tout autres questions. Howard Green en a raconté l'histoire dans un article dont je résumerai ici les principaux aspects.

Curieusement, le succès du laboratoire d'Howard Green provient du fait qu'il a compris que l'épithélium ne pouvait trouver, en culture, des conditions favorables à sa survie s'il n'était associé à un tissu de type mésenchymateux comparable à son substrat normal : le derme.

C'est par un curieux détour qu'il a obtenu les résultats spectaculaires que l'on vient d'évoquer : en perfectionnant considérablement la culture des fibroblastes.

Une recherche sur le cancer ouvre inopinément la voie aux greffes de la peau : vers la culture permanente de fibroblastes

Après la Seconde Guerre mondiale, les chercheurs avaient pour ambition d'étudier la biologie cellulaire sur des cellules cultivées *in vitro*, se présentant en grand nombre et dans un état aussi stable que possible. Ainsi est né un type cellulaire artificiel à bien des égards, le *fibroblaste*. Pour obtenir des fibroblastes, on part d'un fœtus de souris en fin de gestation (ou de poulet de 12 jours). Après l'avoir éviscéré, on le coupe en petits fragments que l'on soumet à un traitement (à l'aide d'enzymes) destiné à dissocier les cellules. Les fragments restants étant éliminés, les cellules, isolées en suspension dans un milieu convenable, sont mises en culture. Il s'agit à ce stade d'un mélange de types cellulaires variés parmi lesquels seules survivent des cellules allongées, adhérant au substrat par des prolongements qui leur permettent de se déplacer. Leur aspect a suggéré leur dénomination de « fibroblastes ». En fait, elles dérivent du tissu conjonctif, catégorie dans laquelle on peut placer le derme mais bien d'autres constituants du corps comme certains éléments du muscle ou de la paroi intestinale par exemple. Les fibroblastes de souris peuvent être maintenus en culture après plusieurs repiquages dans du milieu frais. Cependant, après un certain nombre de repiquages, leur croissance se ralentit. La culture devient sénescente et s'épuise.

Outre l'épuisement dû à la sénescence, l'évolution normale des cultures de fibroblastes les amène à arrêter leur croissance lorsque les cellules recouvrent la totalité de la surface du récipient de culture et qu'elles sont juxtaposées, c'est-à-dire qu'elles sont en contact les unes avec les autres[*2]. Si on les transplante à une densité plus faible dans du milieu frais, elles reprennent leur croissance.

On a vite remarqué que certaines cultures de fibroblastes de souris ne suivaient pas cette règle et continuaient à s'accroître

---

* Ce phénomène, étudié par le biologiste anglais Abercrombie, avait été désigné par ce dernier « inhibition de contact ».

indéfiniment jusqu'à épuisement du milieu de culture en substances nutritives et son envahissement par des métabolites cellulaires acides. Les cellules, dans ce cas, continuent à s'accroître et se superposent, n'obéissant plus à l'inhibition de contact. Des repiquages successifs aboutissent à l'établissement de « lignées[*] » capables de survivre indéfiniment. Ces cultures de fibroblastes fœtaux, initialement normales, se sont transformées spontanément en cellules tumorales qui, injectées à une souris de la même souche (donc possédant le même CMH), produisent des tumeurs malignes métastatiques. Leur caryotype s'est modifié. Elles ne possèdent plus 2n chromosomes comme les cellules somatiques diploïdes normales, mais un nombre de chromosomes variable ainsi que des réarrangements chromosomiques résultant de ruptures et de fusions de chromosomes. Elles sont devenues *aneuploïdes*.

Dans les années 1950, deux pionniers de la biologie cellulaire moderne, Renato Dulbecco et Marguerite Vogt, montraient que des cultures « primaires » de fibroblastes, donc encore normaux et diploïdes, pouvaient être immédiatement transformées en lignées de cellules cancéreuses si elles étaient expérimentalement infectées par le *virus oncogène du polyome*. Les cultures présentaient alors les mêmes caractéristiques que les cellules qui, après plusieurs repiquages, se transformaient spontanément : croissance illimitée, absence d'inhibition de contact, production de tumeurs métastatiques après transplantation *in vivo*.

Howard Green s'était engagé, à cette époque, dans la voie ouverte par ces auteurs dans le but de rechercher les causes du cancer. Cette démarche consistait à produire la transformation tumorale de fibroblastes par des virus qualifiés d'oncogènes. Il constata que la réponse des fibroblastes à l'infection virale était variable d'une culture à l'autre et décida d'essayer d'établir les conditions de culture des fibroblastes aussi uniformes et reproductibles que possible afin de pouvoir évaluer d'une manière fiable la capacité oncogénique des préparations virales.

Les caractères souhaités étaient que les cellules de la culture primaire ne s'accroissent pas trop rapidement et atteignent la phase d'arrêt de croissance lorsqu'elles arrivent à confluence d'une

---

[*] On utilise ce terme pour indiquer que les cellules ont subi de nombreux repiquages successifs générant des lignées continues.

manière régulière et prévisible tout en étant capables de croître indéfiniment comme une lignée tumorale.

Après un travail long et précis de sélection, réalisé avec son collaborateur George Todaro, Howard Green observa une lignée dotée de propriétés singulières : après avoir atteint au bout de 10 à 20 cycles de divisions un taux de croissance faible (100 heures pour accomplir la division cellulaire contre 15-24 heures pour des cultures en phase de croissance rapide), annonçant son vieillissement et sa mort, elle reprenait un taux de croissance plus rapide. À partir de ces cultures, Green et Todaro ont isolé des lignées immortelles douées d'un temps de doublement cellulaire de 15 à 24 heures, qui obéissaient à l'inhibition de contact, c'est-à-dire qu'elles cessaient de s'accroître lorsqu'elles constituaient une monocouche de cellules jointives sur le fond de la boîte de Pétri (ce qui correspondait à 50 000 cellules/cm^2).

De plus, injectées à des souris normales de la même souche, elles ne formaient pas de tumeur métastatique. Cependant, leur caryotype était anormal. Comparées à des fibroblastes normaux, ces cellules, connues depuis sous le sigle de lignée 3T3, avaient acquis l'immortalité. Elles avaient effectué une partie seulement du chemin qui mène de la normalité au cancer. On les désigne pour cette raison sous le terme de cellules « transformées » ou « immortalisées », réservant celui de « tumorales » à celles qui génèrent des tumeurs envahissantes lorsqu'elles sont implantées chez un hôte histocompatible.

L'une des causes de la durée limitée des cultures de fibroblastes normaux est considérée aujourd'hui comme étant l'usure d'éléments situés aux extrémités des chromosomes, les « télomères » : celle-ci entraîne des cassures et des réarrangements chromosomiques qui peuvent être létaux. Les télomères ne correspondent pas à de l'ADN codant. Ils ont pour rôle de protéger l'intégrité des chromosomes lorsque les cellules se divisent. Ils sont progressivement tronqués lors de la duplication de l'ADN. Lorsque les lésions des télomères atteignent les régions codantes ou régulatrices de la molécule d'ADN, le fonctionnement cellulaire est altéré, de nombreuses cellules meurent et la culture dégénère. Dans les tissus dont les cellules se reproduisent rapidement comme chez l'embryon ou dans les tumeurs, le gène codant pour une enzyme, la télomérase, est activé et les télomères sont reconstitués après chaque division. Mais l'activité de la télomérase décroît dans la plupart des cellules normales lorsqu'elles atteignent leur maturité.

La transformation tumorale spontanée des cellules de souris placées en culture avait été observée avant les travaux de Howard Green. Il est cependant le premier à avoir permis la distinction entre la capacité de croître indéfiniment qui caractérise les cellules immortalisées dites transformées et l'induction de tumeurs propre aux cellules porteuses d'une *transformation oncogène ou tumorale*[3].

Il est intéressant de noter que l'immortalisation, comme la transformation tumorale spontanée, se produisent couramment dans les cellules de souris (le phénomène a été retrouvé par d'autres laboratoires), alors que les fibroblastes de certaines espèces ne le présentent que très rarement ; c'est en particulier le cas des cellules humaines. La raison de cette différence, bien qu'étudiée, n'a pas encore été comprise.

La lignée 3T3 établie au début des années 1960 est un outil communément présent dans les laboratoires de biologie cellulaire. Elle est utilisée, entre autres, pour étudier l'action des virus oncogènes qui transforment ces cellules immortalisées en cellules tumorales ; ce qui était la raison initiale de son isolement par Howard Green[*].

De la culture des fibroblastes à celle des cellules de la peau

Un des collaborateurs de Howard Green, Jim Rheinwald, travaillait en 1974 sur une tumeur appelée tératome qui se développe dans le testicule à partir de cellules germinales. Mises en culture, les cellules de tératome murin se différencient en une variété de types cellulaires comme le font les cellules au sein d'un embryon. Une différence importante entre ces deux situations est que les tissus qui se développent à partir des tératomes (que ce soit *in situ* ou en culture) sont inorganisés alors que dans l'embryon les différents types cellulaires sont spatialement distribués en tissus et organes.

---

* Plusieurs lignées 3T3 ont été dérivées par Green et ses collaborateurs de différentes souches de souris. Elles présentent, à côté de leur caractère de cellules immortelles et non tumorales, des caractéristiques variables quant à leur vitesse de croissance, leur susceptibilité à l'infection virale, etc.

Les cellules cultivées par Jim Rheinwald formaient des colonies différentes les unes des autres. Certaines, constituées de cellules épithéliales avaient une apparence particulière et se trouvaient régulièrement associées à des cellules fibroblastiques. Isolées de ce substrat de fibroblastes, les îlots de cellules épithéliales ne s'accroissaient que très lentement. Par contre, si on les associait à des cellules 3T3 irradiées létalement, elles reprenaient une croissance rapide tandis que les fibroblastes irradiés cessaient de se multiplier. Il apparut que les cellules épithéliales étaient, dans la majorité des cas, des kératinocytes, c'est-à-dire le type cellulaire principal de l'épiderme[4]. Les deux auteurs ont alors tenté de cultiver de l'épiderme adulte selon cette technique : la réussite fut spectaculaire[*].

C'est ainsi que les cellules de l'épiderme sont devenues un type de cellules épithéliales cultivable.

En 1980[5], avec Susan Banks-Schlegel, Howard Green montrait qu'une suspension de cellules épidermiques humaines ensemencées sur une couche de cellules 3T3 irradiées formaient des colonies qui, parvenues à confluence, constituaient une couche continue de surface croissante. Celle-ci pouvait être prélevée puis greffée sur une souris nude, dépourvue de thymus et capable de tolérer des greffes provenant d'espèces variées et notamment d'origine humaine. L'épiderme humain était toujours vivant sur la souris plus de cent jours après la greffe. Bien qu'en culture *in vitro* il ait présenté une organisation histologique irrégulière, il avait acquis, quelques jours après avoir été transplanté sur l'animal, la structure d'un épithélium multistratifié normal.

Cette expérience réussie a amené Howard Green et ses collaborateurs à tenter de réaliser chez l'homme, dès 1981[6], des greffes autologues de peau qui avait été cultivée au préalable.

Cette expérience fut un succès. Le derme, absent dans la greffe, a régénéré lentement à partir de la peau saine du patient.

---

* La raison pour laquelle les cellules 3T3 doivent être irradiées est que leur vitesse de croissance est supérieure à celle des cellules épithéliales et qu'elles envahissent rapidement la culture. Une irradiation à une dose convenable, ou l'action d'un agent antimitotique limitant leur croissance sans les tuer, leur permet de remplir leur rôle de cellules nourricières. Ce rôle consiste essentiellement à fournir aux cellules épithéliales des facteurs de survie et de croissance qui font partie des échanges se produisant entre les deux composantes de la peau.

Au bout de quelques mois, il finit par envahir la totalité de la surface greffée. Les cellules de Langerhans, apportées par le sang, ont trouvé leur place dans l'épiderme.

Depuis ces premières tentatives, de nombreux perfectionnements ont été apportés à la technique de transplantation. Les cellules nourricières 3T3 irradiées peuvent être remplacées par une couche de fibrine coulée sur le fond du récipient de culture, ce qui évite un traitement destiné à débarrasser la greffe des cellules sous-jacentes[7]. Il est possible de générer, en 16 jours de culture, suffisamment d'épiderme pour recouvrir la totalité du corps d'un brûlé. Une fois greffé, l'épiderme est capable de s'autorenouveler comme le fait la peau d'un individu normal.

Quelles cellules confèrent à la peau son extraordinaire pouvoir de renouvellement ?

Les nombreux perfectionnements apportés depuis ces expériences pionnières à la méthode mise au point par Green et ses collaborateurs ont fait des kératinocytes le type de cellules épithéliales le plus facile à cultiver. Cette évaluation se base sur plusieurs critères, en particulier leur durée de vie et leur taux de croissance en culture.

Avec un jeune médecin français, dermatologue, Yann Barrandon, qui faisait un stage post-doctoral dans son laboratoire, Howard Green a cherché à savoir quels étaient, parmi les différents types cellulaires qui constituent l'épiderme, ceux qui sont essentiels pour qu'il poursuive sa croissance *in vitro*. En fait, il recherchait des cellules à la fois capables de renouveler les kératinocytes et de constituer une population de cellules indifférenciées de réserve. En d'autres termes, il voulait caractériser les cellules souches de l'épiderme.

Pour ce faire, Yann Barrandon et Howard Green[8] ont ensemencé, sur une couche de cellules nourricières 3T3 irradiées, des cellules uniques provenant de la dissociation d'épiderme humain. Sept jours après la mise en culture, une proportion variable de cellules a survécu et proliféré, donnant naissance à une petite plaque de cellules épithéliales, c'est-à-dire à un clone cellulaire dérivant de la division de la cellule transplantée. Ces plaques cellulaires (qui sont des clones) sont prélevées, dissociées à nouveau puis des cellules isolées, prises au hasard, sont à nouveau transplantées et cultivées pendant 12 jours. Les différentes colonies sont alors examinées, leur taille est mesurée, ce qui permet d'estimer le potentiel de croissance de la cellule transplantée en premier lieu.

Trois catégories de cellules ont ainsi pu être distinguées dans l'épiderme humain. i) Tout d'abord, on repère des cellules qui produisent les *holoclones* ou clones de grande dimension, capables de croissance rapide, catégorie à laquelle appartiennent les cellules souches de la peau. ii) Ensuite, on peut obtenir des cellules produisant des colonies à croissance limitée, de petite taille, qualifiées de *paraclones* ou colonies terminales. Dans ce cas, la cellule initiale était, lors de sa mise en culture, en phase de prolifération, mais ses potentialités de croissance étaient réduites car les cellules qu'elle produisait allaient rapidement entrer dans le processus de différenciation reconnaissable par la présence de protéines spécifiques des kératinocytes différenciés. iii) Enfin, les *méroclones* désignent des boîtes de culture contenant des colonies hétérogènes, les unes de type holoclones, les autres paraclones. La cellule qui est à l'origine des boîtes contenant les méroclones se situe à un stade de transition la conduisant de la cellule souche à celle qui, après une phase proliférative transitoire, mène inéluctablement vers la voie de différenciation terminale.

La transition des holoclones aux méroclones puis aux paraclones est unidirectionnelle et correspond à la diminution progressive de la capacité de croissance des cellules. Il est intéressant de remarquer qu'à partir d'un prélèvement de peau, la fréquence des holoclones dérivés de cellules épidermiques isolées décroît avec l'âge de l'individu.

Améliorer l'efficacité des greffes de peau grâce aux cellules souches

Les greffes de peau autologues chez les grands brûlés dont le derme et l'épiderme ont été détruits (brûlure du trosième degré) sur une grande surface du corps sont seules susceptibles de leur sauver la vie. La croissance rapide *in vitro* de cellules épidermiques préle-vées sur les zones saines de la peau a permis de réaliser ce qui, avant la mise au point de cette technologie, était impossible.

L'un des atouts majeurs de la réussite de cette opération est la présence, dans la culture, de cellules capables de générer des holo-clones : il s'agit de cellules souches dont la prolifération ininter-rompue, après la greffe, permettra le renouvellement incessant de l'épiderme. En effet, les résultats obtenus pendant les vingt ans de pratique de ces greffes ont été de qualité variable. La peau régéné-rée, bien que le plus souvent formée d'un épithélium puristratifié présentant toutes les qualités de résistance et d'imperméabilité de l'épiderme normal, reste dans certains cas très fine et très fragile.

On a maintenant la possibilité d'évaluer (indirectement) le nombre de cellules souches présentes dans les cultures de peau humaine. Une corrélation claire existe entre la fréquence de ces cellules et la qualité de la greffe.

Comment reconnaître les cellules souches de la peau et déterminer où elles se trouvent ?

Lorsqu'on observe au microscope, en utilisant les méthodes usuelles de coloration, la couche basale de l'épithélium pluristrati-fié cutané, on ne distingue pas de régions ou « niches » qui seraient susceptibles de contenir des cellules souches. On sait depuis les années 1970 que l'épiderme est organisé en colonnes d'environ dix cellules et on a longtemps considéré que la couche basale tout entière était formée de cellules souches. Plus tard, on a attribué (totalement à tort) cette propriété aux cellules de Langerhans.

Une avancée significative dans l'étude de ce problème survint lorsqu'on s'avisa d'y appliquer une approche identique à celle qui avait permis de découvrir les cellules souches hématopoïétiques. Les cellules souches, nous le savons, se divisent peu et sont donc peu sensibles aux radiations ionisantes. En cherchant à évaluer la proportion de cellules radiorésistantes de la couche basale de l'épiderme, on a abouti à des nombres variant de 2 à 7 %. Une autre méthode a consisté à marquer génétiquement des cellules de peau de souris en culture : on y introduit un transgène comprenant un vecteur rétroviral porteur du gène de la β-galactosidase, une enzyme bactérienne. Le produit de la réaction de cette enzyme peut être mis en évidence par une coloration bleue.

Les cellules cultivées ont été ensuite injectées dans la peau d'une souris receveuse. Celles qui avaient les propriétés de cellules souches ont formé, après quelques semaines, des colonies de cellules bleues.

Ces expériences ont amené à évaluer le nombre de cellules souches dans la couche basale à 10-12 %. La méthode la plus fiable part du constat que les cellules souches se divisent lentement. Au cours de la phase S du cycle cellulaire, on incorpore dans l'ADN, pendant un temps limité (suivi d'une « chasse* »), des analogues de nucléotides ou des nucléotides marqués au tritium comme la thymidine-tritiée. Lorsque la cellule se divise, le marquage se dilue de moitié à chaque division. *Au bout d'un certain nombre de cycles, les cellules qui se divisent rapidement perdent leur marquage alors que celles qui ne se divisent pas restent marquées.*

Ces résultats ont conduit à l'idée, qui prévalait dans les années 1990, que les cellules souches produisent périodiquement des cellules qui prolifèrent et constituent la majorité des cellules de la couche basale. Cette phase de multiplication transitoire est suivie par un changement dans les propriétés d'adhérence de ces cellules qui quittent la couche basale et entrent dans le programme de différenciation épidermique. Elles sont remplacées par une nouvelle vague de cellules prolifératrices.

Dans les années 1990, cette même méthode de rétention de la thymidine tritiée comme marqueur de prolifération a permis la découverte de cellules souches dans un renflement situé latéralement par rapport à la gaine des poils, au-dessous de la glande sébacée annexée à chacun de ces phanères appelé *bulge* en anglais (Figure 3.2.1). La preuve que ces cellules, dont le rythme de prolifération est particulièrement lent, sont bien des cellules souches fut apportée par une expérience destinée à éprouver leurs capacités à produire des holoclones *in vitro*.

---

* Les cellules sont d'abord exposées au composé « marqué » qui est incorporé dans l'ADN synthétisé. Ensuite, le composé « marqué » est remplacé dans le milieu par le même produit non marqué. On peut ainsi contrôler le temps pendant lequel l'ADN peut incorporer le marqueur.

L'expérience réalisée avec la racine des cheveux humains a révélé que la région comprenant la boursouflure située au-dessous de la glande sébacée recèle des cellules qui représentent 95 % de la capacité totale du follicule à former des holoclones en culture.

Ces cellules possèdent un pouvoir de prolifération énorme. Les cellules souches de la peau humaine en culture peuvent être entretenues pendant des centaines de générations sans montrer de signes de sénescence. Certaines de ces cellules peuvent produire une descendance atteignant $1,7 \times 10^{38}$, bien plus que ce qui est nécessaire pour couvrir le corps humain[9].

Il semble donc bien que les cellules souches situées dans une région bien précise de la gaine du poil sont celles qui, dans l'épiderme, sont douées des capacités clonogéniques les plus considérables.

On sait que la vie de chaque poil est limitée. Le remplacement d'un poil en fin de cycle est précédé par un signal provenant des cellules mésenchymateuses associées au bulbe. Ce signal provoque le recrutement de nouvelles cellules souches (Figure 3.2.2).

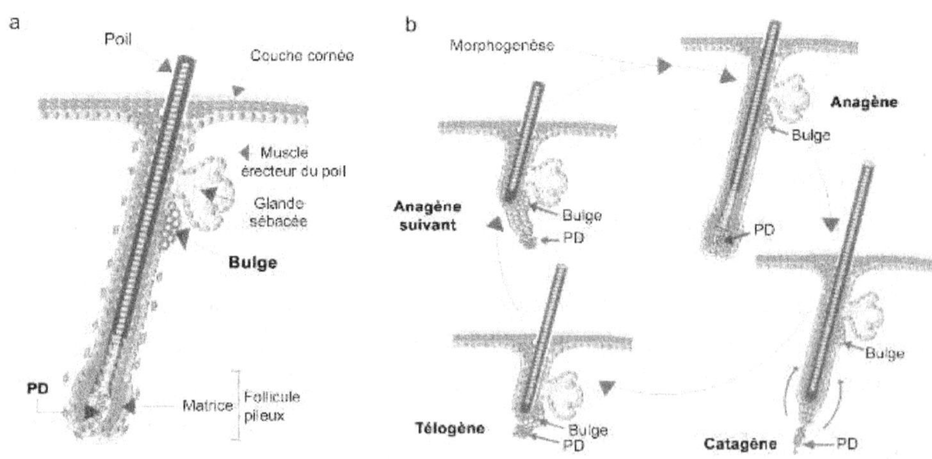

Figure 3.2.2 a- *Schéma de la structure du poil et de la peau*
b- *Cycle de renouvellement du poil*
PD : papille dermique
Anagène : le poil est mature
Catagène : régression de la papille dermique annonçant la chute prochaine du poil qui survient au stade télogène. La reconstitution d'une matrice grâce au concours de cellules souches originaires du « bulge » et de la papille dermique survient et annonce l'anagène suivant qui marque un nouveau cycle de croissance du poil. Modifié d'après Alonso et Fuchs (réf. 10).

Les cellules souches contenues dans la gaine du poil seraient recrutées non seulement pour le développement et le renouvellement des poils mais aussi pour le remplacement des cellules des glandes sébacées et pour alimenter la couche basale de l'épiderme situé dans les espaces interpileux. Ces cellules répondent donc à la définition des cellules souches : *leurs rares divisions les amènent à s'autoreproduire et à fournir des cellules qui se multiplient d'une manière transitoire avant de s'engager dans un ou plusieurs programmes de différenciation.*

Cellules souches de la cornée

Les progrès réalisés dans la compréhension de la dynamique cellulaire du revêtement cutané ont eu des conséquences positives dans le traitement des brûlures oculaires. Celles-ci conduisent non seulement à la destruction des cellules de la cornée mais souvent à la déplétion des *cellules limbiques*, qui assurent son constant renouvellement et constituent donc une réserve de cellules souches pour cette couche de cellules essentielles à la vision. L'épuisement des cellules limbiques entraîné par la brûlure a pour conséquence la formation, à la place de la cornée, d'un épithélium opaque et la perte de la vision.

On a localisé les cellules souches limbiques. *On peut les cultiver* in vitro *et ainsi augmenter leur nombre d'une manière considérable. On procède alors à des greffes autologues qui permettent à des patients de recouvrer la vue.*

Les marqueurs moléculaires des cellules souches cutanées

Nous avons vu que les cellules de la lignée hématopoïétique sont caractérisées par des marqueurs de surface qui permettent de distinguer non seulement les différents types cellulaires mais leurs formes immatures, ainsi que les cellules souches dont elles dérivent. Les marqueurs moléculaires de surface des cellules souches de l'épiderme n'ont pas encore été identifiés. Un des meilleurs candidats est une molécule de la famille des intégrines qui servent aux cellules épithéliales à adhérer à la membrane basale. Les molécules se présentent par paires α et β formant des hétérodimères. Chaque élément du dimère existe dans le génome sous différentes formes. On a remarqué que les cellules épidermiques porteuses de la forme β1 forment des holoclones avec une fréquence élevée. Cet argument, avec plusieurs autres, permet de considérer que β1 pourrait être un marqueur des cellules souches épidermiques[10].

Les arguments expérimentaux s'accumulent en faveur de l'idée que la mobilisation des cellules souches de la peau et du poil sont sous la dépendance d'une molécule de signalisation dont le rôle est important dans de nombreux processus, tant au cours de l'embryogenèse que chez l'adulte : la molécule sécrétée *Wnt*. Des recherches sont en cours pour connaître les événements moléculaires déclenchés par le signal *Wnt* qui émane de la papille dermique. La croissance d'un nouveau poil après la chute du précédent fait intervenir les mêmes cascades moléculaires que celles qui interviennent chez l'embryon lors de l'induction d'un bulbe pileux au sein de l'épiderme.

*Les cellules souches
de la glande mammaire*

La glande mammaire se forme à partir d'un bourgeon de l'ectoderme associé à une condensation mésenchymateuse d'origine mésodermique. Des interactions entre ces deux composants initiaux sont nécessaires au développement des structures glandulaires qui proviennent de la croissance, de la ramification et de la différenciation du bourgeon ectodermique.

La biologie de la glande mammaire a suscité un intérêt d'autant plus grand qu'il s'agit d'un organe important pour la nutrition du jeune mammifère et qu'il est le siège de fréquentes transformations tumorales.

Dès 1959, des chercheurs[11] ont mis au point un système biologique destiné à tester les capacités de croissance et éventuellement le caractère malin de l'épithélium mammaire chez la souris.

Le système consiste à extraire la glande endogène des mamelles de souris puis à implanter, dans le coussin graisseux restant, l'épithélium provenant de glandes dont on soupçonne qu'elles sont dans un état précancéreux ou déjà tumoral. En somme, ces glandes mammaires « vides » servent de milieu de culture de l'épithélium mammaire dont on veut tester les capacités prolifératives.

On a observé que des fragments de petite taille de l'épithélium mammaire, qu'il soit normal ou tumoral, pouvaient s'accroître et régénérer une glande complète comprenant tous les types cellulaires qui la caractérisent. Des fragments prélevés à partir de ces régénérats, transplantés à nouveau, pouvaient évoluer de la même manière. L'évolution de ces transplantations en série indiquait déjà à cette époque que l'épithélium mammaire renfermait des cellules capables à la fois de s'autorenouveler et de fournir les précurseurs des divers types cellulaires de la glande. Il fallut attendre la fin des années 1980[12] pour que cette propriété soit attribuée à des cellules souches de l'épithélium mammaire. Des efforts ont été accomplis récemment pour les caractériser.

Une équipe australienne a isolé une discrète population de cellules qui présentent les caractères de cellules souches : elles sont désignées par le sigle MaSC (pour *Mammary Stem Cells*[13]). La méthode utilisée, déjà éprouvée pour isoler la cellule souche hématopoïétique, a consisté dans le marquage de surface des cellules par des anticorps fluorescents, suivi d'un tri par FACS. Les cellules capables de repeupler le coussin mammaire sont dépourvues des marqueurs des cellules mammaires différenciées (Lin$^-$) mais portent à leur surface l'intégrine β1 (désignée par le sigle CD29) déjà trouvée dans les cellules souches putatives de l'épiderme. Elles portent également une molécule appelée CD24 : c'est un antigène stable à la chaleur, présent aussi sur les cellules souches du système nerveux et exprimé sur des cellules de tumeur du sein humain. La cellule souche putative de la glande mammaire est donc désignée par le sigle Lin$^-$ CD29$^+$, CD24$^+$.

Une cellule unique de ce type s'est révélée capable de produire une glande mammaire complète après transplantation dans le mésenchyme vidé de sa propre glande. Le test des transplantations sériées s'étant aussi révélé positif, on peut considérer que la glande mammaire, dont le pouvoir régénératif à chaque grossesse est remarquable, renferme des cellules souches qui sont à la fois capables de s'autorenouveler et de fournir des cellules pluripotentes à haut pouvoir prolifératif, capables à leur tour de se différencier dans tous les types cellulaires épithéliaux de la glande. Comme nous le verrons plus loin, il est vraisemblable que cette cellule soit la cible des événements génétiques qui conduisent au cancer du sein.

La biologie des cellules souches du système gastro-intestinal

Des tissus de l'organisme, l'épithélium gastro-intestinal est sans doute celui qui est soumis au renouvellement le plus rapide. Il est entièrement détruit et régénéré tous les deux à sept jours. Ce processus peut s'accélérer si le tissu subit des dommages d'origine traumatique, inflammatoire ou infectieuse.

Des recherches qui se sont étendues sur les cinq dernières décennies ont montré que la régénération de l'épithélium est assurée par des îlots de cellules souches localisés dans des niches spécialisées dont la longévité est probablement la même que celle de l'organisme.

La communauté des chercheurs qui s'intéressent à la biologie et à la physiologie de l'appareil digestif a été familière avec la notion de cellules souches bien avant que celle-ci n'ait été popularisée par l'avènement des cellules souches embryonnaires (voir Partie IV). Les caractéristiques des cellules souches de l'épithélium gastro-intestinal sont les mêmes que celles qui ont aussi été mises en évidence pour le sang : elles ont été découvertes parce qu'elles résistent à des doses élevées de radiations ionisantes et qu'elles retiennent les marqueurs mitotiques comme la thymidine tritiée. Ces caractéristiques sont liées au fait qu'elles ont un faible taux de prolifération.

Les niches qui les abritent dans l'épithélium sont situées, sous la forme d'un anneau, à l'intérieur des cryptes des villosités de l'intestin (Figure 3.2.3) et dans une zone bien localisée des glandes de la paroi gastrique.

La dynamique du renouvellement de l'épithélium intestinal est particulièrement intéressante car elle révèle, concentrées au sein

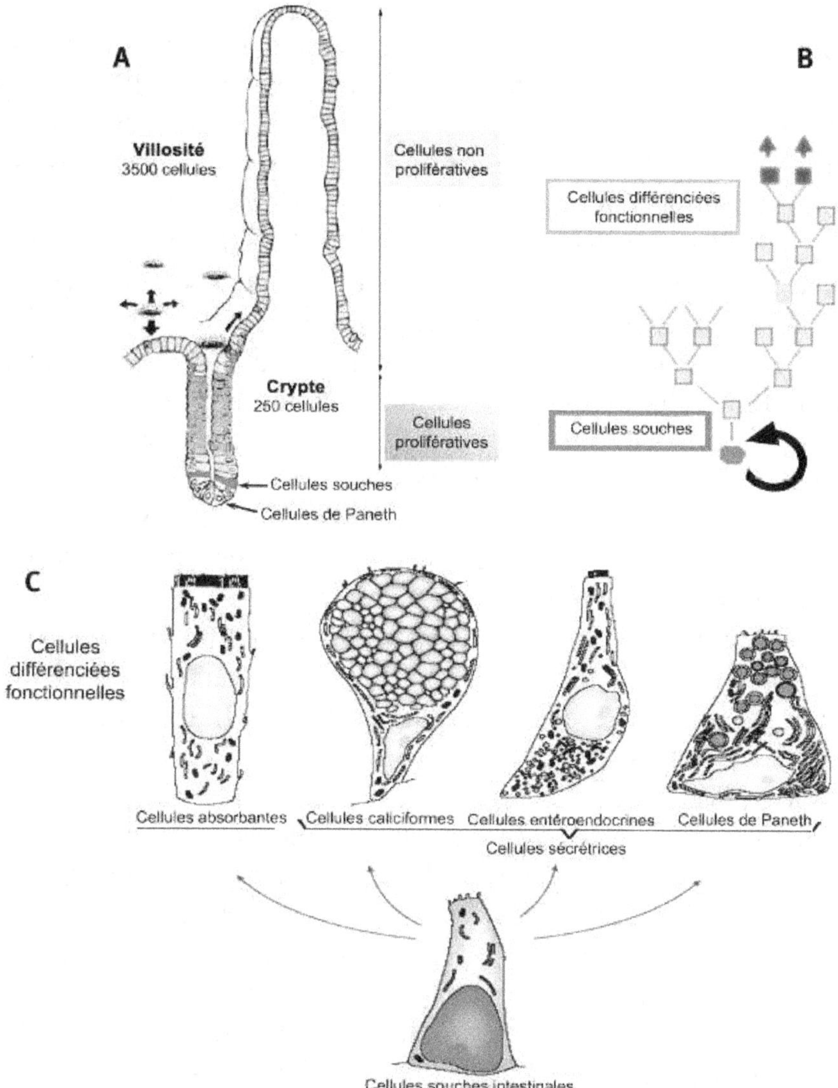

Figure 3.2.3 *Les cellules souches de l'épithélium intestinal*
A- Les cellules souches sont situées dans des « cryptes » associées aux villosités qui tapissent la cavité interne de l'intestin. Les cellules souches forment une couronne dans le tiers inférieur de la crypte et fournissent des cellules prolifératives qui se différencient lorsqu'elles se déplacent le long de la villosité. Il en est de même pour les cellules de Paneth qui tapissent le fond des cryptes et qui dérivent aussi de cellules souches.
B- Schéma montrant la dynamique des cellules épithéliales de l'intestin : les cellules souches s'autorenouvellent et, par division asymétrique, fournissent un compartiment de cellules prolifératives qui, après un certain nombre de divisions, entrent dans le processus de différenciation.
C- Différents types de cellules différenciées issues de l'activité des cellules souches des cryptes intestinales. Noter que la durée de vie de ces cellules est de 3 à 6 jours.

de chaque villosité intestinale, toutes les propriétés des cellules souches et de leurs dérivés : les cellules souches donnent naissance à des cohortes successives de cellules qui se multiplient pour recouvrir la villosité de l'intestin et constituent donc un compartiment prolifératif temporaire. Cette phase de prolifération est suivie par la différenciation qui se produit au fur et à mesure que les cellules nouvellement formées se déplacent le long de la villosité (Figure 3.2.3). Celle-ci est recouverte de types cellulaires variés attestant du caractère pluripotent des cellules souches intestinales.

La régulation de l'activité proliférative des cellules souches et de leur descendance est assurée par des facteurs de signalisation provenant notamment de cellules mésenchymateuses de la muqueuse. Au contact même des cellules épithéliales se trouvent des cellules myofibroblastiques[*] qui sont responsables de la production de plusieurs molécules sécrétées nécessaires au fonctionnement de la couche épithéliale.

Les cellules de chacune des cryptes de l'intestin grêle ont, en outre, une origine clonale, c'est-à-dire qu'elles constituent la descendance d'une seule cellule embryonnaire[**]. Les cellules souches de chaque crypte sont donc issues de cette cellule fondatrice.

L'identification (et donc le nombre) des cellules souches situées dans les cryptes de l'intestin est encore imprécise. La difficulté provient de ce que ces cellules (comme les cellules souches de la peau) sont dépourvues de marqueurs moléculaires indiscutables. Une protéine qui lie l'ARN, appelée Musashi 1 (Msi-1) homologue d'une protéine impliquée dans les divisions asymétriques caractéristiques de cellules souches chez la drosophile, est présente dans les cellules des cryptes situées dans la zone réputée contenir les cellules souches d'après les autres critères cités[***].

Comme dans le cas de la peau, plusieurs arguments expérimentaux désignent la molécule de signalisation *Wnt* comme un important facteur de régulation de l'activité proliférative des cellules souches du système gastro-intestinal. Au contraire, les voies dépendantes des gènes codant pour les molécules membranaires

---

[*] Cellules qui présentent à la fois les propriétés des fibroblastes et celles des muscles lisses.

[**] Pour en savoir plus, consulter les références suivantes : Ponder *et al.* (1995) ; Thompson *et al.* (1990).

[***] Msi-1 est d'ailleurs aussi exprimé dans les cellules souches neurales.

Notch et *Delta* (formant un couple de signalisation intercellulaire) interviennent dans les processus de différenciation des cellules épithéliales.

Les adénomes et carcinomes du côlon sont considérés comme provenant de mutations qui se produisent au sein d'une cellule souche épithéliale. Les recherches portant sur la biologie des cellules souches gastro-intestinales sont donc d'une importance majeure, tant d'un point de vue théorique que sur le plan médical. Il faut remarquer que, malgré de nombreux efforts, des conditions de cultures propres à maintenir et faire proliférer ces cellules en culture *in vitro* n'ont pas encore pu être mises au point.

Cellules souches du foie

Au contraire des cellules de l'épithélium intestinal, les cellules hépatiques et celles des canaux biliaires (cholangiocytes) qui dérivent de l'endoderme des bourgeons hépatiques (expansions de l'intestin primitif) ont une durée de vie longue et sont mitotiquement inactives dans les conditions de vie normales. Cependant, le foie, organe vital, peut être exposé à des traumatismes physiques ou chimiques liés à l'absorption de substances hépatotoxiques. C'est sans doute pourquoi des mécanismes ont été sélectionnés au cours de l'évolution pour remplacer les hépatocytes.

On a observé depuis longtemps les effets du plus simple de ces mécanismes : les hépatocytes qui subsistent, après hépatectomie partielle, bien qu'ils soient différenciés, se mettent à proliférer pour rendre au foie sa taille normale. Ce processus peut se révéler insuffisant, notamment lorsque le foie a à faire face à des atteintes cytotoxiques. L'organisme a alors recours à des cellules dites *cellules ovales*, qui jouent le rôle de cellules souches capables de régénérer non seulement les hépatocytes, mais aussi les cholangiocytes. On peut en démontrer l'existence chez l'animal : si on traite des rats par une drogue, qui rend les hépatocytes incapables de remplir leur fonction métabolique, en association avec une hépatectomie partielle[14], on voit apparaître des *cellules ovales* dont le nombre s'accroît par division. L'origine de ces cellules n'a pas été déterminée avec certitude. Il est probable qu'elles proviennent des extrémités terminales des ramifications des canaux biliaires.

Est-ce que toutes les cellules épithéliales de ces canaux ou seulement certaines (et si oui lesquelles ?) possèdent les propriétés des cellules souches ? Nous ne savons pas encore répondre à cette question. En tout état de cause, les cellules ovales provenant de l'épithélium ductal des canalicules biliaires prolifèrent massivement puis se différencient lors du processus de régénération hépatique.

Perspectives

Les chercheurs, on le voit, s'attachent à comprendre ce qui distingue les cellules souches des autres cellules de l'organisme. Leurs études plongent au sein même des interactions moléculaires qui accompagnent chacune des étapes de la vie de ces cellules et de leur transformation vers les phénotypes cellulaires différenciés qu'elles sont destinées à produire.

Le public attend de leurs travaux des remèdes à des maux jusque-là incurables. Ces pages montrent que le chemin pour y parvenir est long et sinueux.

Les exemples particulièrement significatifs de la peau, du sang et de l'épithélium intestinal nous apprennent que les rares cellules souches contenues dans ces tissus ont le pouvoir de générer des milliards de cellules, dont le destin, dans l'organisme, et notamment dans la niche où elles se trouvent, est strictement limité à produire des cellules du type du tissu auquel elles appartiennent.

La possibilité de les maintenir dans un état prolifératif et normal (non tumoral) *in vitro* permet d'espérer qu'on obtiendra peut-être un jour la clé qui permettra de modifier ce destin, c'est-à-dire d'utiliser les capacités de « plasticité » des cellules. Leur différenciation, on le sait, dépend des mécanismes de régulation de l'activité des gènes. Le génie biologique devrait permettre un jour d'agir à ce niveau, tout en profitant du pouvoir prolifératif considérable de ces cellules prélevées chez l'adulte. La peau pourrait, par exemple, être alors une source énorme de cellules, utilisable pour remplacer chez le même sujet certaines cellules déficientes.

Les cellules souches du cerveau

*Le chant des oiseaux,
origine de la découverte du renouvellement
des neurones dans le cerveau*

Parmi les découvertes inattendues de la biologie moderne, l'existence de cellules souches capables de renouveler les neurones du système nerveux central des adultes, chez les vertébrés supérieurs, ou d'en augmenter le nombre, est l'une des plus surprenantes.

Chez l'homme, dès la naissance ou, au plus tard, à la fin de l'adolescence, le cerveau a longtemps été considéré comme doté d'un contingent donné de neurones qui ne pouvait que diminuer. Cette affirmation avait valeur de dogme. Le neurone, en effet, ne peut acquérir les propriétés qui le caractérisent que lorsque la cellule primitive dont il est issu (désignée par le terme de *neuroblaste*) a atteint un état de non-retour, dit post-mitotique[*], du cycle cellulaire. Le neurone fonctionnel est une cellule hautement différenciée qui, dans de nombreux cas, devient géante. Elle est munie d'un prolongement, ou *axone*, qui peut atteindre une longueur considérable, ainsi que d'arborisations ramifiées, ou *dendrites*, situées au pôle de la cellule opposé à celui où l'axone prend naissance. Les dendrites peuvent être d'une abondance et d'une complexité très grandes, comme par exemple dans le cas des cellules de Purkinje du cervelet. L'infra-

---

[*] Cette phase du cycle cellulaire est dite Go.

structure cellulaire qui sous-tend une telle architecture est également très sophistiquée.

Le neurone ne pourrait subir les transformations profondes liées à la mitose sans revenir à une structure cellulaire beaucoup plus simple, ce qui porterait gravement atteinte à la structure des réseaux de connexions sur lesquelles repose le fonctionnement du système nerveux. Les neurones demeurent donc des cellules douées dans leur grande majorité d'une remarquable longévité et, à cet égard, le dogme de la stabilité neuronale demeure valide. Cependant, des faits récemment découverts ont changé la vision qu'ont désormais les neurobiologistes de la dynamique cellulaire du système nerveux central. Cette voie nouvelle a été ouverte, comme c'est souvent le cas en science, par un détour aussi inattendu que poétique : l'écoute attentive du chant des oiseaux !

L'éthologiste Fernando Nottebohm, de l'Université Rockefeller à New York, en s'adonnant à cette activité, fut amené, dans les années 1970-1980, à faire des observations importantes sur la capacité qu'a le cerveau des vertébrés supérieurs à produire de nouveaux neurones tout au long de la vie.

Le chant de cour qu'émet au printemps le canari mâle pour attirer une partenaire sexuelle ou éloigner d'éventuels rivaux est le résultat d'un apprentissage du jeune oiseau qui écoute et apprend à imiter le chant d'un adulte de son espèce. L'oiseau mémorise le chant puis l'imite avec une grande précision. Cet effort fait intervenir des remaniements des réseaux neuronaux situés dans le *noyau vocal supérieur* de son cerveau.

Curieusement, certaines espèces, et c'est le cas du canari, changent de chant tous les ans. Le problème se posait donc de savoir si la disparition du chant de l'année précédente, suivie du réapprentissage d'une nouvelle vocalisation, s'accompagnait ou non d'un remodelage de l'organisation des réseaux neuronaux du cerveau.

L'élaboration du chant de cour repose sur l'existence d'une voie motrice, responsable de l'exécution du chant, et d'une voie régulatrice qui intègre les informations auditives touchant la mélodie prise comme modèle. À partir de celles-ci, l'oiseau corrige les vocalisations qu'il émet jusqu'à ce qu'elles soient semblables à celles qu'il a entendues.

En 1983, l'équipe du Dr Nottebohm montrait que le remaniement des vocalisations s'accompagne de la mort d'un certain nombre de neurones du centre vocal supérieur (les neurones *Np* qui contrôlent la voie motrice). Les neurones *Na*, qui appartiennent à la voie régulatrice, demeurent, au contraire, vivants. La mort neuronale est suivie chaque année de l'apparition de nouveaux neurones[1].

C'est à la fin de l'été, lorsque la période des amours est passée, que survient une première phase de mort neuronale, suivie par une seconde vague en janvier. Pendant cette période, le chant du canari perd sa stabilité. Ces deux phases de destruction des neurones précèdent l'incorporation maximale en octobre et en mars de nouveaux neurones *Np*.

Les oiseaux réapprennent à chanter tous les printemps grâce à des neurones neufs

C'est à Arturo Alvarez-Buylla[2] que l'on doit d'avoir démontré que les nouveaux neurones ne sont pas produits dans le noyau moteur du centre vocal supérieur lui-même, mais qu'ils proviennent d'une autre partie du cerveau d'où ils migrent à l'état de *neuroblastes* encore indifférenciés. Il révélait également que la production des précurseurs neuronaux est permanente, mais que leur survie et leur intégration dans les réseaux neuronaux du centre vocal supérieur dépend de la production à cet endroit d'un facteur trophique, le BDNF (*Brain Derived Neurotrophic Factor*).

Cependant, même si le BDNF est un élément déterminant du processus complexe de renouvellement des neurones qui commandent le chant sexuel de l'oiseau, sa production est elle-même dépendante de la sécrétion de testostérone par le testicule. C'est à ce niveau que se situe l'explication du caractère saisonnier du chant de cour. La reproduction est induite par des hormones hypophysaires dont la sécrétion est contrôlée par la durée d'éclairement quotidien, d'où l'apparition d'un chant de cour totalement élaboré au printemps et sa disparition en automne. Le contrôle hormonal saisonnier du renouvellement des neurones du centre vocal supérieur a été découvert en 1999 par un autre membre de l'école américaine d'éthologie aviaire, le Pr Konishi de l'Institut californien de technologie[3].

On s'est posé la question de savoir si la destruction des neurones *Na*, produite par l'expérimentateur au niveau du centre vocal supérieur, serait suivie du même remplacement que celle, spontanée, des neurones *Np*. Il n'en est rien. Il s'agit donc d'un mécanisme physiologique sélectionné au cours de l'évolution qui ne s'applique pas à n'importe quel type de neurones.

Une neurogenèse de l'adulte existe aussi chez les mammifères

Le renouvellement neuronal ainsi démontré chez les oiseaux adultes a été longtemps considéré comme une curiosité zoologique. Dès les années 1960-1980, pourtant, des observations dues à Joseph Altman (et plus tard à S. A. Bayer[4]) et basées sur l'utilisation de la thymidine tritiée comme marqueur des cellules en mitose, avaient indiqué qu'une neurogenèse se produisait chez le rat pendant la vie adulte. Ces travaux n'avaient suscité que peu d'intérêt, tant le dogme de la constance du nombre de neurones chez l'adulte était ancré. C'est au cours des années 1990 que des avancées technologiques ont enfin permis de vaincre la forte résistance de la communauté scientifique à considérer que notre cerveau détient un certain pouvoir de régénération. En 1993, deux travaux fondamentaux (de M. B. Luskin et A. Alvarez-Bullya[5]) ont apporté des preuves convaincantes de l'existence, dans le cerveau des mammifères adultes, de cellules capables de produire de nouveaux neurones.

Renouvellement neuronal pour l'olfaction et la mémoire

Cette capacité de régénération a été jusqu'ici démontrée dans le système responsable de l'*olfaction* chez les rongeurs (Figure 3.3.1) et dans celui qui joue un rôle central dans la *mémoire : le gyrus denté de l'hippocampe.*

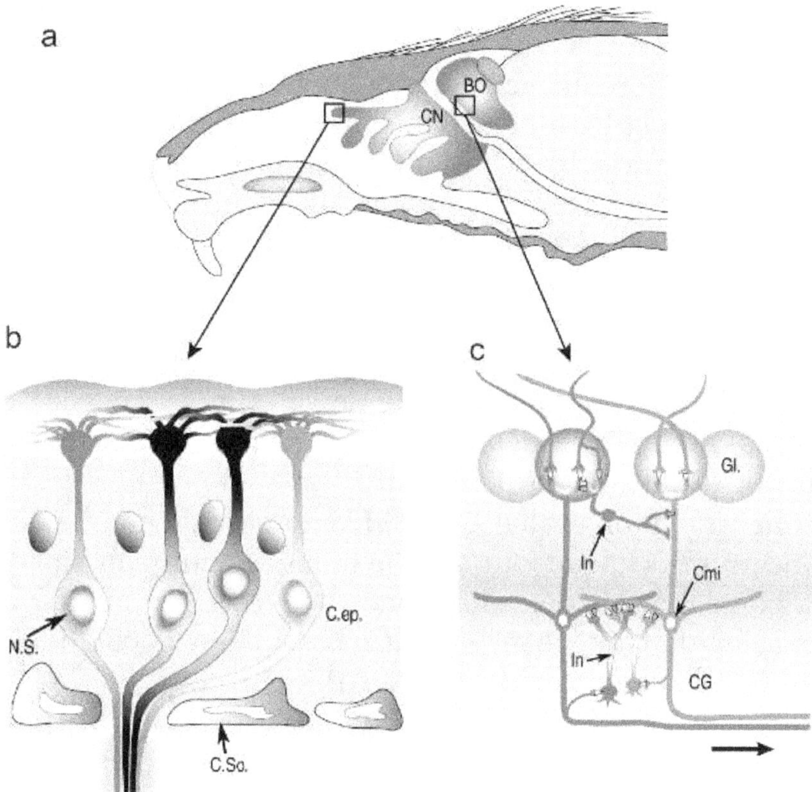

Figure 3.3.1 *Structure du système olfactif des rongeurs*
a- Coupe longitudinale de la tête d'une souris montrant le profil de l'épithélium olfactif dans la cavité nasale (CN). La partie antérieure du cerveau est occupée par le bulbe olfactif (BO)
b- L'épithélium sensoriel est composé de cellules épithéliales (C. ep.), de neurones sensoriels (N.S.) exprimant, à la surface de leurs prolongements, des récepteurs capables de se lier d'une manière spécifique aux différentes substances odorantes. Chaque neurone sensoriel n'exprime qu'un gène codant pour un récepteur. À la base de l'épithélium se trouvent des cellules souches capables de remplacer les neurones sensoriels (C. So.)
c- Les prolongements axonaux des neurones sensoriels se dirigent vers les glomérules (Gl.) du bulbe olfactif où ils font une synapse avec les terminaisons des cellules mitrales Cmi. Les interneurones (In) établissent des connexions entre les cellules mitrales. Les In les plus profonds constituent la couche des grains (CG) (Courtoisie du Dr P.-M. Lledo).

On a découvert en effet que, dans le bulbe olfactif des rongeurs (qui constitue un relais entre l'épithélium sensoriel situé dans les fosses nasales et le cortex cérébral où est élaborée la conscience des odeurs), certains interneurones sont soumis à un renouvellement constant. Or, au niveau de l'épithélium sensoriel lui-même, les neurones qui sont exposés au milieu extérieur sont renouvelés en permanence grâce à des cellules souches indifférenciées situées à la base de l'épithélium. Dans ce système sensoriel, plusieurs catégories de neurones (neurones sensoriels périphériques et neurones centraux) ont donc une courte durée de vie. Il en résulte une dynamique de renouvellement cellulaire qui se poursuit pendant la vie entière.

La production de nouveaux neurones chez l'adulte est qualifiée de *neurogenèse secondaire* par opposition à la *neurogenèse primaire* de l'embryon. Le problème de son ampleur et de l'origine des cellules capables de fournir des neurones dans le cerveau adulte s'est évidemment posé.

Chez le rat, on évalue à 30 000 le nombre de nouveaux neurones incorporés chaque jour dans le bulbe olfactif (soit environ 1 % de la population de neurones concernée) et à 100 ou 150 dans le *gyrus denté* de l'hippocampe (soit 0,03 % de la population neuronale totale de cette partie du cerveau).

Le renouvellement des neurones chez les mammifères adultes a-t-il un rôle adaptatif ?

Il est bien connu que le système nerveux central est pendant toute la vie capable d'adaptation et donc doué d'une certaine plasticité. Il est vrai que celle-ci est maximale chez l'enfant, où elle est liée à une capacité remarquable pour l'apprentissage. Cependant, même si l'aptitude à apprendre diminue chez l'adulte, elle n'en existe pas moins. Les mécanismes responsables du pouvoir de stockage des données et d'adaptation étonnante du cerveau des jeunes sont considérés comme relevant essentiellement de l'instabilité des connexions synaptiques qui permet l'établissement de nouveaux réseaux neuronaux. La question se pose de savoir si l'apport de nouveaux neurones, notamment chez l'adulte, contribue aussi à la capacité de l'individu de répondre et de s'adapter aux conditions de l'environnement.

Dans le laboratoire de Pierre-Marie Lledo (à l'Institut Pasteur de Paris), on a montré que ce renouvellement neuronal est essentiel pour que la fonction olfactive soit assurée au mieux. Une baisse ou une hausse du nombre de neurones du bulbe olfactif s'accompagnent respectivement d'une perte partielle ou d'une augmentation des performances olfactives des souris testées[6].

Le fait qu'il existe une neurogenèse secondaire active dans l'hippocampe, centre nerveux impliqué dans la mémoire et la constitution de nouveaux souvenirs, a été démontré d'une manière irréfutable chez les primates, y compris l'homme. L'ampleur de cette neurogenèse varie avec les circonstances : elle diminue chez le rat soumis à un stress (comme l'approche d'un prédateur) ; elle augmente lorsque l'activité physique s'accroît ou que l'animal est traité d'une manière prolongée par des antidépresseurs[7].

Les recherches doivent être poursuivies pour qu'on puisse mesurer le rôle que joue la neurogenèse secondaire dans les capacités d'adaptation du système nerveux des oiseaux et des mammifères adultes. Il semble bien, cependant, que celles-ci ne relèvent pas seulement de changements dans les connexions entre les neurones, mais de l'addition de nouveaux neurones, ou de leur renouvellement, dans certains territoires bien définis du cerveau. La neurogenèse secondaire pourrait ainsi contribuer à imprimer dans notre système nerveux central les données acquises par l'expérience individuelle.

À la recherche de cellules souches dans le cerveau

Outre le rôle joué par la neurogenèse secondaire dans le fonctionnement du système nerveux, l'autre question posée par ce mécanisme attesté depuis peu est l'origine des neurones produits dans le cerveau adulte des vertébrés. La réponse apportée peut en effet avoir des implications cliniques de première importance : il n'est pas interdit d'imaginer que l'on parvienne un jour à provoquer la régénération de parties lésées du cerveau par l'injection, dans des conditions appropriées, de cellules souches neurales.

Il est probable que les cellules souches responsables du renouvellement des neurones de la zone granulaire du gyrus denté de l'hippocampe soient présentes dans un territoire proche de la structure où ils se localisent ensuite. Dans ce cas, la niche serait vasculaire. Les neuroblastes, localisés à la périphérie de vaisseaux sanguins, n'auraient alors qu'une migration très courte à effectuer. Les cellules souches qui fournissent des neurones au bulbe olfactif se trouvent sous le ventricule latéral du cerveau dans la *zone sous-ventriculaire* (ZSV). Ils doivent donc migrer sur une distance d'environ 8 mm chez la souris pour atteindre le bulbe olfactif (Figure 3.3.2). Dans ces deux cas, les cellules souches neurales adultes ont un rapport étroit et privilégié avec des liquides (sang ou liquide céphalorachidien).

La zone sous-ventriculaire, qui correspond à la couche germinale la plus étendue du cerveau adulte des mammifères, contient de nombreuses cellules en division. Comme dans les systèmes précédemment décrits, on peut y distinguer des cellules souches qui se divisent peu (toutes les 3 semaines environ) : elles donnent naissance aux progéniteurs neuronaux qui se multiplient activement (toutes les 17 heures). Ceux-ci, à leur tour, génèrent des neuroblastes et des glioblastes. Les neuroblastes, après plusieurs cycles de division, deviennent post-mitotiques et irréversiblement déterminés à devenir des neurones. Chacune de ces catégories de cellules possède des marqueurs propres. Elles forment un continuum ou « lignage » aboutissant à la production des interneurones inhibiteurs GABAergiques[*] et dopaminergique du bulbe olfactif.

Ce phénotype terminal se réalise à la fin de la migration que les cellules ont à accomplir au sein d'un *courant migratoire* qui les conduit de leur lieu de naissance à celui où elles vont exercer leur fonction (Figure 3.3.2). Les cellules y sont « enfermées » dans une sorte de tube, limité par des molécules protéiques fibrillaires. Parmi les molécules de la matrice extra-cellulaire présentes sur la voie de migration des progéniteurs neuronaux du bulbe olfactif, la *Tenascine-R* joue un rôle particulier, récemment mis en évidence par le groupe de P.-M. Lledo à l'Institut Pasteur[8].

La voie de migration des futurs neurones olfactifs est, tout d'abord, tangentielle par rapport à la surface des ventricules cérébraux latéraux. Les cellules y migrent en chaînes. Lorsqu'elles par-

---

* GABAergique : neurones dont le neurotransmetteur est le GABA.

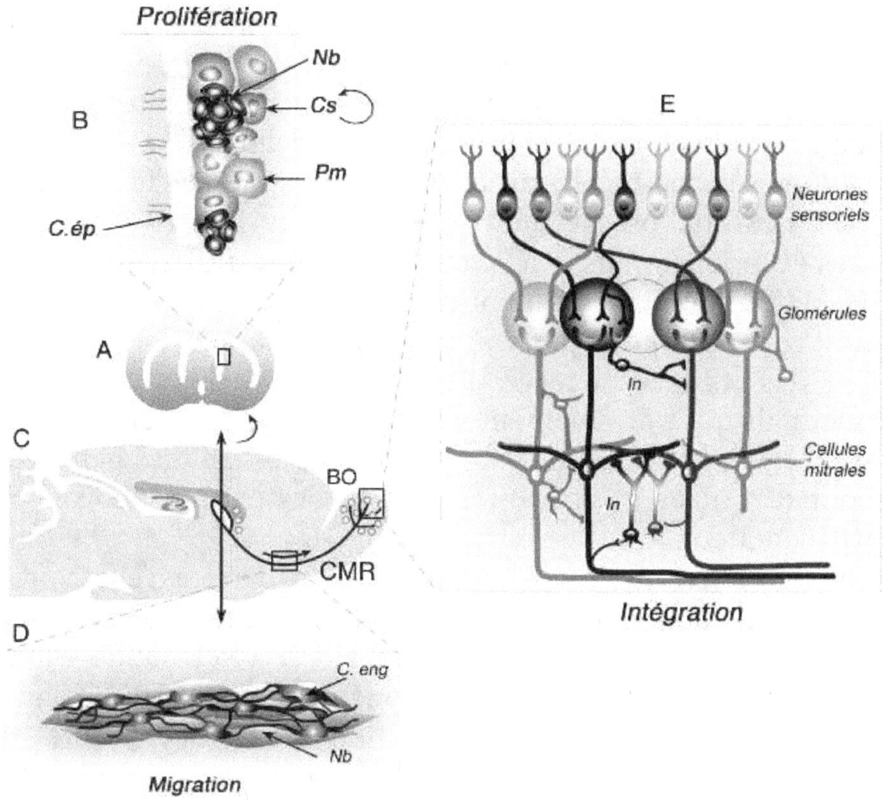

Figure 3.3.2 *Les interneurones du bulbe olfactif sont soumis à un renouvellement constant chez l'adulte*
L'origine des cellules souches qui assurent ce renouvellement se trouve dans la paroi du ventricule cérébral (A)
(B) Les cellules souches (Cs) produisent des cellules prolifératives (Pm. pour « précurseurs mitotiques ») qui se différencient en neuroblastes (Nb). Ces cellules sont au contact de l'épithélium épendymaire cilié (C.ép) qui tapisse les ventricules cérébraux.
(C) Coupe longitudinale du cerveau de souris montrant la paroi du ventricule cérébral d'où se détachent les neuroblastes qui entrent dans le courant de migration rostral (CMR) en D. Noter que les neuroblastes (Nb) sont entourés de cellules engainantes (C. eng) qui limitent le courant migratoire.
(E) Le CMR aboutit au bulbe olfactif (BO) où les neuroblastes se substitueront aux interneurones (In) soumis à la mort par apoptose (Courtoisie de P.-M. Lledo).

viennent au niveau du bulbe olfactif lui-même, elles doivent, pour sortir de cette chaîne, rompre les liens qui les unissent les unes aux autres, puis suivre une voie perpendiculaire à la première qui les amènera à s'insérer dans l'architecture du bulbe olfactif. Celui-ci produit une molécule, la *reeline,* qui intervient dans ce processus. En outre, lorsque les neuroblastes sont libérés des liens qui les maintenaient dans la voie de migration tangentielle, ils sont soumis à l'action de la ténascine-R, présente dans les espaces extracellulaires des couches profondes du bulbe olfactif. La ténascine-R a pour effet d'orienter la migration de ces cellules vers la couche des neurones du bulbe olfactif où ils sont destinés à s'insérer dans le réseau neuronal préexistant.

Les expériences aussi délicates que démonstratives exécutées par P.-M. Lledo et ses collaborateurs ont consisté à greffer des cellules, rendues aptes, par transgenèse, à sécréter la ténascine-R, dans des régions du cerveau proches de la voie de migration rostrale mais qui normalement ne reçoivent pas de neuroblastes. Dans le cas où le tissu hôte est le striatum, les cellules génératrices sont déroutées et conduites vers la destination choisie par l'expérimentateur.

Si je m'arrête sur ces expériences, c'est parce qu'elles ont, à mon sens, un intérêt particulier dans la perspective d'une future thérapie cellulaire neuronale. En effet, le cerveau adulte est un tissu hautement structuré dont le fonctionnement repose largement sur les connexions neuronales qui se sont construites au cours du développement et qui ne subissent ensuite que des remaniements limités. La possibilité de générer puis d'acheminer des neurones dans le cerveau adulte et la connaissance des mécanismes qui contrôlent leur positionnement dans les réseaux neuronaux préexistants sont d'un intérêt très grand pour définir les stratégies thérapeutiques par lesquelles pourrait être assurée la migration correcte de neurones greffés, ou de neuroblastes endogènes, qui seraient ainsi dirigés, à volonté, vers les lieux où un apport neuronal est souhaitable.

D'autres expériences[9] ont montré que, dans des modèles expérimentaux particuliers, les cellules souches neurales adultes endogènes régénèrent des neurones fonctionnels dans les zones lésées du cerveau, vers lesquelles migrent des neuroblastes de la zone sous-ventriculaire (dont l'activité proliferatrice est alors accrue).

Dans ces cas particuliers, il semble donc bien que les zones lésées du cerveau ont non seulement le pouvoir d'exercer à distance cet effet de croissance cellulaire, mais qu'elles peuvent aussi recruter les précurseurs disponibles. Autrement dit, la zone sous-ventriculaire fournit naturellement des neurones neufs au bulbe olfactif, mais ce phénomène peut aussi s'étendre à des structures voisines en cas d'accident vasculaire, de traumatisme ou d'ischémie, par exemple.

Cultiver in vitro
des cellules souches neuronales

Outre ces observations réalisées chez l'animal vivant, la preuve de l'existence de *cellules souches* neurales a été aussi apportée par la transplantation *in vitro* de cellules extraites du cerveau qui présentent les critères fondamentaux requis pour mériter ce qualificatif. Ces critères sont, rappelons-le : *la capacité pour une cellule de se reproduire, par une division asymétrique, en une cellule semblable à elle-même, tout en fournissant une autre cellule qui prolifère abondamment et génère plusieurs types cellulaires différenciés.* La division asymétrique produit donc une autre cellule souche et donne naissance par ailleurs à un compartiment de cellules prolifératives qui, elles-mêmes, entrent plus tard dans la phase de différenciation.

Les expériences de Reynolds et Weiss[10], en 1992, ont préparé la voie à l'isolement de cellules de ce type à partir du cerveau. Ils ont extrait, parmi les cellules dissociées du striatum de souris adulte, des cellules capables de proliférer en présence d'un facteur de croissance épithéliale (appelé communément EGF pour *Epithelial Growth Factor*[11]). Ces cellules fraîchement isolées du cerveau possèdent une protéine fibrillaire, la *nestine*, présente dans l'épithélium neural de l'embryon mais disparaissant dans les neurones et la glie différenciés. Elles représentaient environ 0,1 % du total des cellules composant le striatum. Placées en culture, elles se divisent et se développent en neurones et cellules gliales (astrocytes et oligodendrocytes). *Il s'agit donc bien de précurseurs multipotents doués d'une capacité importante de prolifération et présents dans le cerveau adulte des mammifères.*

De nombreuses recherches ont suivi ce premier essai de culture de cellules indifférenciées issues du tissu nerveux adulte[12]. Il est maintenant possible d'obtenir, à partir d'une cellule unique provenant de tissu nerveux adulte dissocié, des amas cellulaires (ou « neurosphères ») en suspension dans un milieu de culture conventionnel auquel on ajoute seulement de l'EGF et, dans certains cas, une autre substance, le FGF (Facteur de croissance fibroblastique[13]).

Ces neurosphères ont une propriété essentielle : si l'on modifie les conditions de la culture[*], elles fournissent des cellules adhérentes dont une sous-population demeure indifférenciée (comme elles le sont dans la neurosphère elle-même), mais dont la majorité se multipliera abondamment puis se développera en neurones et en cellules gliales de différents types. De plus, le repiquage individuel (ou clonage) des cellules indifférenciées sur un support adéquat permet, dans un certain pourcentage de cas, de propager des neurosphères d'une manière continue. Il est évident que les cellules capables de reformer des colonies pluripotentes répondent à la définition des cellules souches. On peut considérer qu'elles sont issues de la cellule primitive par une suite de divisions asymétriques permettant au caractère de cellule souche (*stemness*) d'être fidèlement transmis au cours des générations successives.

Dans ces conditions de culture, l'efficacité des cellules, en termes de production de nouvelles neurosphères (ou colonies de cellules pluripotentes) augmente au cours des transplantations successives. Ces conditions favorisent donc l'expansion des précurseurs pluripotents doués de la capacité de s'autoreproduire. Les précurseurs qui présentent ces propriétés sont en effet de véritables cellules souches neurales. Le transfert de cellules provenant d'une neurosphère initiale (obtenue originellement à partir d'une cellule neurale unique) aboutit, au cours de transplantations successives, à un accroissement considérable de la population cellulaire. Les cellules conservent, là encore, toute leur capacité de produire à la fois des cellules différenciées et de nouvelles neurosphères.

On peut en conclure que les cellules souches neurales du cerveau adulte des mammifères sont douées d'un pouvoir prolifératif important. Un certain nombre de questions se posaient à ce stade des recherches. Deux d'entre elles méritent particulièrement d'être évoquées. La présence de cellules souches neurales est-elle généralisée à toutes les régions du système nerveux central ou est-elle restreinte à la zone sous-ventriculaire des ventricules cérébraux ? Le

---

[*] En enlevant du milieu les facteurs de croissance qui favorisent la prolifération des cellules indifférenciées dont sont constituées les neurosphères (EGF, FGF), et en utilisant un substrat qui permet l'adhérence des cellules au fond de la boîte de culture, on provoque leur différenciation en cellules gliales et en neurones.

cerveau humain contient-il ce réservoir de cellules nerveuses tout comme celui des souris ?

La méthode de culture susceptible de fournir des neurosphères a été utilisée pour explorer d'autres régions du cerveau afin de déterminer si elles renfermaient des cellules souches neurales. Il en existe dans l'épithélium ventriculaire qui tapisse la totalité du système nerveux central (SNC) chez la souris, y compris la moelle épinière[14]. Elles sont aussi présentes dans le cerveau humain, tant chez l'adulte que chez le fœtus[15].

Qu'en est-il chez l'homme du renouvellement des neurones du bulbe olfactif ?

Deux études ont jusqu'ici été réalisées pour tenter de mettre en évidence un courant migratoire de précurseurs neuraux de la zone sous-ventriculaire capables d'assurer le renouvellement des neurones du bulbe olfactif. La première (émanant du groupe d'Alvarez-Buylla en 2004[16]) a porté sur des pièces opératoires et des échantillons prélevés sur des cerveaux humains *post mortem* : elle a confirmé l'existence d'un foyer germinal dans la zone sous-ventriculaire, à partir de laquelle des cellules souches ont pu être isolées. *In situ*, ces cellules ont des caractères rencontrés chez les cellules gliales de type *astrocytes* (elles contiennent une protéine fibrillaire qui n'est produite que par ces cellules). En outre, lorsqu'elles sont transplantées *in vitro*, un certain nombre d'entre elles sont capables de former des *neurosphères*. Cependant les chaînes de neuroblastes, visibles dans le courant migratoire rostral des rongeurs, ne peuvent être observées si les recherches portent sur la partie rostrale des ventricules latéraux. Chez l'homme, si l'on s'en tient à cette étude, la zone sous-ventriculaire, bien qu'elle soit le site d'une intense activité prolifératrice, ne paraît générer *in vivo* que des cellules gliales. Le devenir de ces cellules qui semblent être produites en permanence par le cerveau humain restait donc élusif.

Une étude plus récente[17] a révélé l'existence d'un système neurogénique olfactif tout à fait comparable à celui des rongeurs, quoique plus difficile à mettre en évidence du fait des différences anatomiques entre le cerveau de ces animaux et celui de l'homme. Chez ce dernier, la croissance considérable du cortex a eu pour résultat de placer une partie de la zone sous-ventriculaire et du cortex rostral en avant du bulbe olfactif (lequel est par ailleurs d'une taille plus réduite que chez la souris par rapport au volume total du cerveau). Il s'ensuit que le courant migratoire rostral issu de la zone sous-ventriculaire est dirigé d'abord vers l'arrière avant de rejoindre le bulbe olfactif. Cette disposition anatomique explique pourquoi les études précédentes n'avaient pu déceler la migration neuronale vers le bulbe olfactif.

Ce travail a, par ailleurs, montré que les neuroblastes en migration se déplacent le long d'un canal unissant le ventricule latéral et le bulbe olfactif. Un tel canal existe dans de nombreuses espèces mais était jusque-là passé inaperçu dans le cerveau humain. La preuve a aussi été apportée que les neuroblastes qui rejoignent le bulbe olfactif chez l'adulte peuvent s'y installer et s'y différencier en neurones.

L'impact de cette neurogenèse secondaire sur la mémoire des odeurs et l'utilisation des stimuli olfactifs reste à découvrir.

Les cellules souches du système nerveux périphérique : cellules voyageuses et perspectives médicales

Les ganglions et nerfs dispersés dans les organes sont dérivés, nous l'avons vu, d'une structure embryonnaire transitoire, la *crête neurale*. Celle-ci se forme, rappelons-le, à partir des bourrelets qui limitent latéralement l'ébauche du système nerveux central (ou « plaque neurale »). Lorsque la plaque neurale se transforme en un tube, dont dérivent l'encéphale et la moelle épinière, les cellules des bourrelets médullaires perdent leur arrangement épithélial, s'isolent et deviennent libres. Elles entreprennent alors une migration qui les amène à coloniser le corps entier de l'embryon selon un plan bien déterminé. Tout d'abord, elles migrent le long de voies balisées qui présentent un substrat favorable à leur progression, puis s'arrêtent dans des sites précis où elles s'agrègent pour former les ganglions des systèmes sympathique, parasympathique et l'ensemble des plexus nerveux de la paroi intestinale. Ce système nerveux périphérique est aussi appelé « autonome » car il fonctionne d'une manière très largement indépendante du système nerveux central dont il reçoit des influx nerveux qui ne font que moduler l'amplitude de son activité.

Les ramifications des nerfs périphériques sensoriels et moteurs, issus des ganglions du système nerveux autonome, innervent les parois vasculaires, les muscles et les glandes. Elles sont présentes pratiquement dans tous les tissus et jouent un rôle essentiel dans la réponse de l'organisme au milieu extérieur. Par exemple, la vasomotricité, qui est un facteur critique pour le maintien d'une température constante chez les mammifères, est contrôlée par le système nerveux périphérique.

Les cellules de la crête neurale, qui sont à l'origine de types cellulaires multiples (Tableau 1), sont indifférenciées lorsqu'elles commencent à migrer dans les tissus de l'embryon. Le système de développement qu'elles représentent rappelle donc d'une manière frappante celui du système sanguin.

Dans les années 1986, on a songé à mettre en évidence dans la crête neurale une cellule souche pluripotente comparable à celle qui est à l'origine des différents types de cellules sanguines. Pour cela, nous avons, dans mon laboratoire, entrepris de cultiver des cellules de crête neurale isolées d'embryon d'oiseau afin de déterminer quels sont les types cellulaires qu'elles peuvent produire. Cette technique nous a permis de démontrer l'existence de cellules pluripotentes issues de la crête neurale. Comme on pouvait s'y attendre, ces cellules ne se trouvent qu'en petit nombre dans le courant migratoire. Elles y coexistent avec des cellules capables de fournir des types cellulaires multiples qui, cependant, ne représentent pas le spectre complet des dérivés de la crête. Il s'agit donc de précurseurs intermédiaires comme il en existe aussi dans le système sanguin. L'un de ceux qui ont été les plus étudiés est à l'origine des cellules gliales (comme les cellules de Schwann) et des mélanocytes. Comme dans la lignée hématopoïétique, ces précurseurs intermédiaires sont sensibles à des cytokines (facteurs de survie et de croissance) définies. Les précurseurs GM possèdent les propriétés d'autorenouvellement des cellules souches. Ils portent à leur surface des récepteurs spécifiques d'un peptide, l'endothéline-3 (ET3), qui favorise particulièrement la prolifération et la différenciation des cellules pigmentaires. L'ET3 agit aussi sur les précurseurs des neurones et de la glie des plexus entériques[18].

Les cellules souches de la crête neurale n'existent pas que chez l'embryon. Elles ont été aussi identifiées dans les tissus adultes dérivés de cette structure tels que les ganglions nerveux et les nerfs du système périphérique chez les oiseaux comme chez la souris[19].

Des mutations de la lignée germinale* peuvent affecter directement ou indirectement des cellules dérivées de la crête neurale. C'est le cas de celles responsables d'un syndrome digestif, connu chez l'homme sous le nom de maladie de Hirshprung ou mégacôlon, due à l'absence de plexus nerveux dans la partie postérieure de l'intestin. Il en résulte l'accumulation des fèces dans le côlon en amont de la zone non innervée. Cette malformation congénitale provient de l'insuffisance de la migration antéro-postérieure des cellules de la crête neurale au sein de la paroi intestinale. On connaît désormais les gènes affectés dans ce syndrome. Ils codent pour des constituants (récepteurs ou ligands) des voies de signalisation affectant la prolifération des cellules de la crête neurale qui colonisent l'intestin chez l'embryon.

Le traitement actuel de cette malformation, létale si elle n'est pas prise en charge, consiste à réséquer la partie de l'intestin qui, dépourvue de plexus nerveux, l'est aussi de tout péristaltisme. Mais la révélation qu'il existe des cellules souches de la crête neurale dans le système nerveux périphérique suggère une autre manière de traiter les jeunes enfants qui en sont atteints. Elle pourrait consister à greffer des cellules souches de crête neurale dans les régions non innervées de l'intestin afin d'en restaurer la motricité.

Des essais d'extraction de cellules souches d'origine neurale situées dans l'intestin en vue de provoquer leur expansion *in vitro* sont en cours. Ils sont pour l'instant limités à l'animal. Le but est de greffer de telles cellules dans la partie aganglionnaire de l'intestin du malade atteint du syndrome de Hirshprung. Il faut noter que des modèles animaux existent, notamment chez la souris, qui reproduisent fidèlement le syndrome rencontré chez l'homme. C'est sur ces modèles que sont réalisées les expériences qui per-

---

* Ces mutations existent déjà dans les gamètes et sont transmises héréditairement.

mettent d'espérer qu'une thérapie cellulaire pourra, dans le futur, aider à guérir les enfants victimes de la maladie de Hirshprung.

Des cellules souches colonisent la peau à partir de la crête neurale

Le renouvellement de l'épiderme et des phanères (poils, plumes, écailles, etc.), on l'a vu, est un processus particulièrement actif. Il est le résultat, chez les mammifères, de la présence de cellules souches localisées dans la racine du poil et dispersées dans la couche basale de l'épiderme. Les poils et la peau sont pigmentés par des cellules productrices de *mélanine* (désignées pour cette raison sous le terme de *mélanocytes* ou de *cellules pigmentaires*).

Comme on peut le voir dans le Tableau 1, les mélanocytes dérivent de la crête neurale. Leurs précurseurs se logent dans la peau après une phase de migration qui les amène, en partant de la face dorsale du tube neural, à coloniser la quasi-totalité de la surface corporelle.

Tableau 1 : Les dérivés de la crête neurale

LE SYSTÈME NERVEUX PÉRIPHÉRIQUE

1. Ganglions sensoriels

Ganglions rachidiens
Certains ganglions sensoriels des nerfs crâniens

2. Système nerveux autonome

Ganglions et plexus sympathiques
Ganglions et plexus parasympathiques
Système nerveux entérique

3. Cellules de Schwann des nerfs périphériques

CELLULES ENDOCRINES

Corps carotidien
Cellules à calcitonine de la glande thyroïde
Cellules adréno-médullaires

CELLULES PIGMENTAIRES

DÉRIVÉS MÉSECTODERMIQUES

1. Crête neurale céphalique

Squelette
Dermatocranium
Frontal, pariétal, squamosal, sphénoïde (basipre-), capsule otique (partiellement), nasal, vomer, maxille, jugal, quadratojugal, palatin, ptérygoïde, dentaire, operculaire, angulaire, supra-angulaire
Chondrocranium
Capsule nasale, osselets scléraux, cartilage de Meckel, carré, articulaire, hyoïde, columelle
Odontoblastes et papille dentaire

Autres tissus
Tissu conjonctif, adipeux, muscles lisses dans la région céphalique :
– *Derme de la voûte du crâne, de la face et de la partie ventrale du cou*
– *Paroi musculo-conjonctive du conotroncus (y compris les valvules sigmoïdes) et des artères dérivées des arcs aortiques (à l'exception des cellules endothéliales vasculaires). Péricytes et paroi musculo-conjonctive des vaisseaux du cerveau antérieur, de la face et de la région ventrale du cou*
– *Tendons et tissu conjonctif associés aux muscles oculaires et masticateurs*
– *Tissu conjonctif des glandes hypophysaires, lacrymales, thryroïde, parathyroïde et du thymus*

2. Crête neurale du tronc

Nageoire dorsale (vertébrés inférieurs)

Lorsque le poil se forme, il renferme non seulement des cellules souches épidermiques qui produiront de la kératine et constitueront le poil lui-même, mais aussi des cellules précurseurs des mélanocytes. Après une phase de multiplication, ceux-ci se différencieront en cellules pigmentaires qui injecteront de la mélanine dans le poil en formation.

La question se posait de savoir où se trouvaient les cellules souches capables de fournir de nouveaux mélanocytes lorsque le poil tombe et qu'un autre le remplace.

Des travaux récents, menés notamment par le laboratoire de Shin-Ichi Nishikawa à l'Institut Riken de Kobe au Japon, ont montré que des cellules, présentant les caractéristiques canoniques de cellules souches, et déterminées à se différencier en mélanocytes, se trouvent dans la zone moyenne et permanente du bulbe pileux (en anglais *the bulge*), au voisinage des cellules souches de l'épiderme.

La Figure 3.3.3 illustre le fonctionnement cyclique des cellules souches pigmentaires de la racine du poil, mis en évidence par les travaux de Nishikawa et ses collaborateurs[20].

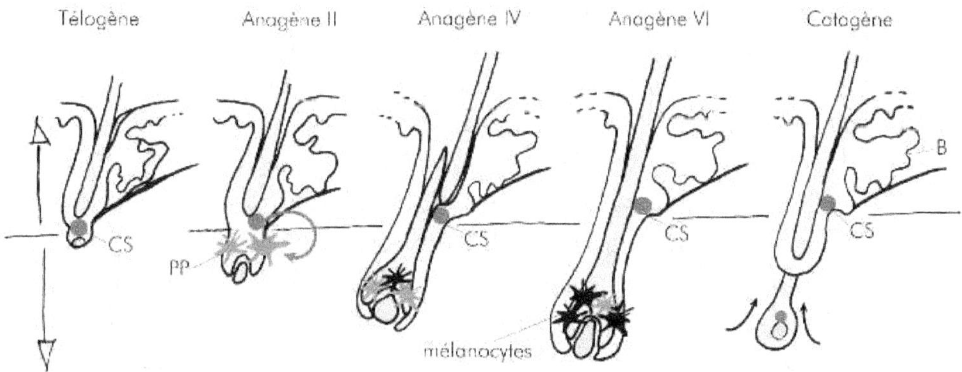

Figure 3.3.3 *Pigmentation du nouveau poil lors de son renouvellement au cours du cycle pileux*
Les cellules souches (CS) provenant du bulge contiennent non seulement des cellules de la lignée épidermique mais aussi celles provenant de la crête neurale destinées à se différencier en mélanocytes. L'anagène est ici divisée en 6 phases. Dès la phase anagène II les cellules souches de la crête neurale (seules représentées ici) sont dans leur phase proliférative transitoire. Dans la phase anagène IV, certaines de ces cellules se différencient en cellules pigmentaires (noires), processus qui s'amplifie dans l'anagène VI, alors que les cellules en prolifération (gris) se font plus rares. Quelques cellules souches (gris) subsistent dans la phase catagène (où le poil s'apprête à tomber). Elles seront réactivées au prochain cycle pileux pour pigmenter le prochain poil. PP : précurseurs pigmentaires. (D'après Nishimura *et al.*, 2002.)

Dans l'espèce humaine, hélas, cette réserve de pigments pour nos cheveux s'épuise au cours de la vie avec une précocité variable selon les individus, preuve que, dans certains cas au moins, la capacité d'autorenouvellement des cellules souches a une durée limitée.

La présence de cellules souches de la crête neurale dans le poil a été ensuite confirmée par d'autres auteurs : Maya Seiber-Blum et Milos Grim ont pour cela fait appel à des souris transgéniques. Les cellules de leur crête neurale ont été génétiquement modifiées pour exprimer le gène de la β-glactosidase. Les follicules pileux des souris renferment en effet des cellules dans lesquelles on peut mettre en évidence cette activité enzymatique. Si de tels follicules (provenant des volumineux poils des moustaches) sont mis en culture, les cellules de crête neurale retrouvent leur capacité migratrice et s'éloignent de l'explant. On peut alors les isoler et les cultiver clonalement. Selon Seiber-Blum et Grim, certaines des colonies qu'elles produisent contiennent des mélanocytes, mais aussi d'autres types cellulaires normalement dérivés des cellules de la crête neurale céphalique. Ces observations plaident en faveur de l'existence, dans le follicule pileux, de cellules souches potentiellement multipotentes dans les conditions de la culture, c'est-à-dire lorsqu'elles sont extraites de leur niche naturelle[21].

Maya Seiber-Blum et ses collaborateurs[22] ont récemment poussé plus loin leur analyse des propriétés de ces cellules souches originaires de la crête neurale, logées dans l'épiderme du follicule pileux. Après les avoir fait proliférer *in vitro*, ils ont greffé des cellules (collectées à partir de la culture et reconnaissables grâce à l'enzyme β-glactosidase qu'elles continuent à synthétiser) dans la moelle épinière de souris histocompatibles. Une lésion expérimentale est pratiquée dans la moelle, les cellules y sont introduites. On suit leur évolution dans ce nouvel environnement.

Les cellules survivent, ne forment pas de tumeurs, n'effectuent pas de migration dans la moelle épinière de l'hôte. Certaines d'entre elles expriment des marqueurs de neurones et d'autres d'oligodendrocytes, mais non d'astrocytes.

Ces résultats peuvent être considérés comme encourageants. En effet, les cellules en question pourraient être une source de cellules souches adultes, aisément accessibles dans le follicule pileux du patient, relativement facile à multiplier *in vitro* et ne provoquant pas de rejet immunologique.

Une série de travaux menés par Freda Miller et son groupe, à Toronto[23], a permis l'isolement et la caractérisation de cellules souches provenant du derme, chez la souris et chez l'homme. Elles sont désignées par le sigle SKPs (*Skin-derived precursors*). Les capacités de différenciation de ces cellules paraissent dépasser celles de cellules souches mésenchymateuses conventionnelles puisqu'elles peuvent fournir des clones contenant des neurones et des cellules gliales aussi bien que des cellules myofibroblastiques. Capables d'autorenouvellement, elles sont obtenues après de longues périodes de culture en présence de facteurs de croissance bien définis, notamment le facteur de croissance fibroblastique de type 2 (FGF2) et le facteur de croissance épithélial (EGF).

D'autres travaux suggèrent que ce précurseur pourrait provenir de la crête neurale. Dans la plus grande partie du corps, le derme est d'origine mésodermique. Seul le derme de la peau de la face, du scalp et de la partie ventrale du cou a pour origine le mésectoderme provenant de la crête neurale[24]. Ce n'est pas le cas de la peau du prépuce utilisée dans les expériences évoquées ci-dessus. La présence de cellules originaires de la crête neurale à ce niveau pourrait s'expliquer par le fait que la peau, quelle que soit son origine anatomique, contient des fibres nerveuses entourées de cellules gliales (cellules de Schwann). En outre, les terminaisons des nerfs sensoriels sont associées à des cellules qui partagent avec les cellules de Schwann la caractéristique de dériver de cette même crête neurale[25]. Quelques rares cellules provenant de celle-ci pourraient donc être présentes dans les dérivés neuraux du derme : les conditions de culture *in vitro* favoriseraient alors leur survie et leur prolifération. Selon certaines études, de telles cellules pourraient se trouver dans la papille dermique du follicule pileux[26].

La thérapie cellulaire au secours des traumatismes et des maladies du système nerveux

Le système nerveux central, cerveau et moelle épinière, peut être affecté de désordres multiples dus à la perte de neurones et de cellules gliales provoquée par des traumatismes, des déficits génétiques ou des maladies (notamment liées au vieillissement). Les traumatismes peuvent être à l'origine de la section de faisceaux de fibres nerveuses (aussi appelée « axotomie »), particulièrement au niveau de la moelle épinière. Contrairement aux axotomies des nerfs périphériques, qui sont suivies de la régénération des fibres nerveuses et de la récupération des fonctions motrices ou sensitives perdues, l'environnement du système central ne permet pas la repousse des fibres nerveuses. Les neurones dont l'axone a été interrompu émettent des prolongements mais ceux-ci ne peuvent s'accroître et retrouver leur cible dans le milieu de la moelle ou du cerveau.

Cependant, si on greffe un nerf périphérique au niveau de la lésion, comme l'a fait le Pr Aguayo dans les années 1980[27], les fibres émanant des neurones dont l'axone a été interrompu régénèrent dans le milieu favorable offert par les cellules de Schwann du nerf périphérique. Hélas, cette régénération ne conduit pas à la restauration de la fonction car les fibres nerveuses, qui peuvent croître sur de longues distances au sein des cellules de Schwann, ne sont pas capables de réentrer dans la moelle épinière pour établir des contacts synaptiques avec leurs neurones cibles.

Geoffrey Raisman, de l'Institut de neurologie de l'University College London, a eu l'idée d'utiliser une autre source de cellules gliales pour fournir à des neurones centraux un environnement favorable à leur croissance et à la réparation fonctionnelle de lésions de la moelle épinière. Cette source est constituée par l'épithélium olfactif qui contient les nids de cellules souches dont le rôle physiologique est d'assurer le remplacement permanent des neurones sensoriels olfactifs. Les cellules gliales qui accompagnent les axones qu'ils émettent et qui cheminent jusqu'au bulbe olfactif ont été bien identifiées. Il s'agit de cellules olfactives engainantes (*Olfactory ensheating cells* – OECs). Elles peuvent être prélevées sur un rat à partir de la muqueuse nasale et mises en culture. Lorsqu'elles ont proliféré en nombre suffisant, on les implante chez le même animal dans une lésion provoquée expérimentalement sur la moelle épinière. La lésion entraîne un déficit fonctionnel qui est réparé grâce à la croissance des neurones lésés et au rétablissement des synapses avec leur cible normale. Cette reconnexion n'est rendue possible que grâce à la présence des cellules engainantes qui créent des conditions permissives pour la repousse des axones.

Ces résultats spectaculaires chez l'animal sont prometteurs : des mises au point techniques sont actuellement en cours pour tenter de les appliquer à l'homme[28].

Quelle qu'en soit l'origine, les lésions conduisant à la mort massive des neurones sont, en règle générale, irréversibles et accompagnées de troubles fonctionnels graves qui peuvent, dans certains cas, être mortels. Ainsi la dégénérescence des neurones moteurs dans la *sclérose amyotrophique latérale* (SAL) est inexorablement fatale lorsque les neurones contrôlant les mouvements respiratoires sont atteints.

D'une manière générale, les maladies neurodégénératives telles que les maladies de Parkinson et d'Alzheimer, dont on sait combien elles sont terribles pour les patients, entraînent une charge de plus en plus lourde pour la société car leur incidence augmente avec l'accroissement de la longévité de la population. La découverte de cellules souches fonctionnelles dans le cerveau tout au long de la vie a fait naître l'espoir qu'elles pourraient ouvrir une nouvelle voie thérapeutique dans un domaine où nous sommes démunis de remèdes efficaces.

En dehors de la maladie de Parkinson, où une pharmacothérapie destinée à pallier le manque de dopamine (le neurotransmetteur produit par les neurones atteints) peut ralentir l'évolution de la maladie, il n'existe actuellement aucun traitement efficace pour les principales maladies neurodégénératives. La médecine est encore impuissante face à la maladie d'Alzheimer, à la *sclérose amyotrophique latérale* (SAL), ou à la chorée de Huntington. Il en va de même pour les paralysies consécutives à des traumatismes ou à des accidents vasculaires cérébraux responsables de la destruction d'une partie du cerveau.

Transplantations de cellules embryonnaires dans la maladie de Parkinson

Contrairement à une idée répandue, l'idée de greffer des cellules saines dans un cerveau malade pour le guérir n'est pas nouvelle et ne date pas de l'engouement que l'on connaît aujourd'hui pour les cellules souches.

La maladie de Parkinson a fait, depuis plus de vingt-cinq ans, l'objet d'essais thérapeutiques basés sur la greffe de tissu neural, et ceci avant qu'on ait mis en évidence la présence de cellules souches endogènes dans le cerveau des mammifères adultes.

La thérapie cellulaire appliquée à ces malades a été inspirée par la connaissance acquise, il y a quelques décennies, des mécanismes physiopathologiques responsables des désordres observés chez les malades.

L'étiologie de la maladie de Parkinson est en effet bien identifiée. Elle est due à la dégénérescence d'une catégorie de neurones situés dans le cerveau moyen (dérivé du mésencéphale ventral) : ils forment un noyau d'autant plus facile à repérer sur des coupes de cerveau qu'il est pigmenté. C'est d'ailleurs la raison pour laquelle il fut baptisé *substancia nigra* par les neuroanatomistes. Les neurones de la substance noire impliqués dans la maladie de Parkinson produisent un neurotransmetteur du groupe des catécholamines : la *dopamine* (DA). Ils projettent leurs axones vers un noyau central, le corps strié (ou *striatum*), qui lui-même joue un rôle dans la commande centrale des muscles striés. La dopamine est un inhibiteur des neurones du *striatum*. L'absence de dopamine a pour résultat des décharges excessives des neurones « striés » et l'apparition des mouvements incontrôlés, qui peuvent dégénérer en rigidité musculaire puis en paralysie.

La pharmacologie consiste à fournir au malade un précurseur de la dopamine (la L-dopa) absorbé par les neurones encore actifs de la substance noire. Ceux-ci sont alors stimulés à produire de la dopamine. Une autre possibilité pour pallier l'absence de dopamine est de traiter les malades avec un agoniste des récepteurs à la dopamine situés sur les neurones striés.

Ces traitements réduisent considérablement les troubles mais perdent leur efficacité lorsque la dégénérescence des neurones à dopamine du malade progresse. De surcroît, l'administration chronique de précurseur de la dopamine entraîne à la longue des complications.

Le laboratoire d'Anders Björklund, à Lund, en Suède, a joué un rôle pionnier en tentant de remplacer les neurones dopaminergiques morts par la greffe intracérébrale de la région destinée à former la substance noire prélevée chez l'embryon. L'expérience, réalisée chez le rat, montrait que des neurones à dopamine se différenciaient à partir du greffon et projetaient des axones vers le corps strié de l'hôte. Les rats receveurs n'étaient évidemment pas sains : ils avaient été rendus « parkinsoniens » expérimentalement par l'administration de poisons spécifiques des cellules à dopamine[*]. Les rats ainsi traités présentent des troubles du mouvement très semblables à ceux observés chez les humains atteints de la maladie de Parkinson. On constate alors que ces dyskinésies sont nettement atténuées par les greffes de mésencéphale ventral.

---

[*] La 6-OH dopamine ou la 1-méthyl-4-phényl-1,2,3,6 tétrahydropyridine ou MPTP.

Depuis 1987, plusieurs « essais ouverts[*] » ont été entrepris chez l'homme en Europe et en Amérique.

Ces premiers essais ont fourni des résultats encourageants : les tissus provenant de fœtus, âgés de 6 à 8 semaines, greffés dans le *striatum* des malades, sont le siège de la différenciation de neurones dopaminergiques fonctionnels, capables de survivre pendant de longues périodes. L'état des malades s'en trouve amélioré, pendant plus de dix ans dans certains cas[29].

Cependant, les résultats de ces interventions étant irréguliers et l'effet placebo n'étant pas exclu dans cette maladie, ces interventions n'ont pas entraîné l'adhésion générale. De nouveaux essais thérapeutiques, financés par le NIH (National Institute of Health aux États-Unis), ont été réalisés d'une manière plus rigoureuse. Dans ces essais en double aveugle, certains des patients étaient opérés sans qu'une greffe ne soit effectuée. Les résultats de cette étude ont été décevants car les patients greffés ne présentaient pas d'amélioration nette de leur état par rapport à ceux qui n'avaient pas bénéficié de transplants.

Il reste que l'homogénéité des procédures de greffes mises en œuvre n'était pas parfaite dans ces essais : l'âge auquel les prélèvements ont été effectués, le traitement des tissus préalablement à la greffe, l'état des malades choisis pour ces essais, etc., étaient variables.

On est amené à considérer que la méthode des transplantations intracérébrales de tissu embryonnaire pour traiter les parkinsoniens est encore incertaine. Le recours à des cellules dopaminergiques obtenues à partir de cellules souches embryonnaires permettra-t-il de mieux contrôler la nature et l'évolution des cellules greffées ? C'est ce que certains neurologues[30] suggèrent.

L'ensemble des interventions chirurgicales réalisées, à ce jour, chez l'homme laisse beaucoup de questions ouvertes : si l'utilisation de cellules souches neurales (embryonnaires ou adultes) est bénéfique, au moins transitoirement, c'est davantage, semble-t-il, en raison de son action indirecte, qui crée un milieu favorable à une stimulation des processus naturels, que par un effet direct comme le serait la production de néoneurones capables de s'intégrer dans les réseaux préexistants.

---

[*] Essais ouverts : il s'agit d'essais thérapeutiques réalisés sur un petit nombre de patients, sans que des groupes contrôles puissent leur être comparés.

Réparer le cerveau :
un immense défi

Le traitement de la maladie de Parkinson par la thérapie cellulaire concerne un cas bien défini d'interactions entre deux noyaux cérébraux. Il apparaît relativement simple lorsqu'il est comparé à d'autres systèmes dont l'architecture et la complexité sont moins bien comprises. Il illustre aussi les obstacles considérables qui s'opposent au projet de reconstruire, chez l'adulte, l'architecture complexe du tissu nerveux telle qu'elle s'est élaborée, étape par étape, au cours du développement embryonnaire.

La structure et les modes de fonctionnement du cerveau humain dépassent l'imagination. C'est l'aboutissement de millions d'années d'évolution. On évalue à 100 milliards le nombre de neurones dans un cerveau humain quand celui d'une souris n'en contient que 75 millions. Chaque neurone possède, en outre, de 5 000 à 200 000 contacts synaptiques. Enfin, la diversité neuronale est considérable.

Le nombre de types de neurones dans le cerveau humain est estimé à au moins 10 000. Au sein d'un même type de neurone, il existe encore une variabilité qui porte sur plusieurs caractères : notamment la nature et le nombre des canaux ioniques présents sur la membrane, qui ont, bien sûr, des conséquences fonctionnelles majeures. *Ces variations sont propres à chaque individu : deux êtres humains, même s'il s'agit de vrais jumeaux, ne peuvent donc posséder deux cerveaux identiques. Le caractère unique de chaque individu provient, en partie, de ce que la structure de ses réseaux neuronaux a été forgée durant sa vie par l'expérience. Elle est donc de nature épigénétique.*

La complexité du cerveau de l'homme est à la base d'aptitudes qui n'existent, ainsi rassemblées et perfectionnées, chez aucun autre être vivant. Le projet de « réparer » le cerveau, lorsque certains de ses circuits neuronaux ont subi des dommages, est donc une tâche particulièrement difficile, d'autant que la genèse de cette extraordinaire complexité est encore loin d'être comprise. Quand et comment l'hétérogénéité neuronale s'établit-elle ? On ne peut, pour l'instant, apporter que des réponses très partielles à cette question.

La recherche de thérapies applicables aux maladies neurodégénératives courantes est de plus en plus active depuis qu'est né l'espoir que les cellules souches pourraient être à l'origine d'une médecine réparatrice intracérébrale. Les thérapeutiques envisagées sont de deux ordres : elles visent soit à assurer le remplacement neuronal, soit à utiliser des cellules comme vecteur de substances destinées à favoriser la survie et la régénération des neurones du malade.

Après les essais de traitement des patients atteints de la maladie de Parkinson par des greffes de cellules productrices de dopamine, les recherches s'orientent en effet vers des voies nouvelles grâce aux connaissances acquises sur les cellules souches endogènes du cerveau. On peut espérer qu'elles conduiront dans un proche avenir à une thérapie cellulaire réparatrice applicable à certaines des maladies du système nerveux central. Les recherches en ce domaine poursuivent trois objectifs. Le premier consiste à tenter de mieux comprendre la régulation de la neurogenèse secondaire, afin de l'orienter et de l'amplifier dans le cerveau lui-même pour combler les déficits dus à la dégénérescence du tissu nerveux dans les zones lésées. Le deuxième vise à tirer profit de la possibilité nouvelle de multiplier *in vitro* les cellules souches neurales en créant des *neurosphères*. Ces cellules pourraient alors être utilisées pour régénérer le tissu atteint. Enfin, le troisième se propose de dériver des neurones à partir de cellules souches embryonnaires qui seraient ensuite introduites dans le cerveau malade.

Utiliser les cellules souches neurales du cerveau malade pour réparer les lésions

Dans le cerveau sain, les cellules souches neurales situées dans la zone sous-ventriculaire ou la zone sous-granulaire de l'hippocampe ont un destin bien déterminé. Est-il possible de les faire migrer vers d'autres destinations ? Si oui, auraient-elles la capacité de se différencier en types de neurones correspondant au site où elles se trouveraient ? Nous avons vu précédemment que ce projet est déjà à l'étude dans certains laboratoires[31] et que des résultats positifs ont été obtenus dans ce sens. On a pu montrer, en effet, qu'il est possible de choisir le destin des néoneurones recrutés dans le cerveau en soumettant les précurseurs neuronaux à des facteurs de transcription capables d'orienter la différenciation des cellules vers un type de neurones déterminé[32].

En produisant une mort neuronale massive au niveau du cortex cérébral par photolyse, l'équipe du Dr Macklis[33] a mis en évidence la production de nouveaux neurones capables de survivre plusieurs mois et d'établir des connexions nerveuses contralatérales. Ces neurones provenaient apparemment de la zone sous-ventriculaire. Une autre étude a révélé que la production de nouveaux neurones dans le corps strié est possible à la suite de lésions ischémiques transitoires chez le rongeur[34]. Ces neurones seraient aussi issus de la zone sous-ventriculaire.

Ces exemples expérimentaux sont intéressants, mais l'analyse approfondie des animaux révèle, dans les deux cas, que le nombre de neurones produits est très faible par rapport à celui des cellules détruites par l'intervention expérimentale. Ils montrent cependant que le cerveau mature peut remplacer certaines catégories neuronales. Ce remplacement s'effectue à partir de la réserve de cellules souches de la zone sous-ventriculaire grâce aux modifications de l'environnement produites par la lésion. Le phénomène, s'il advient spontanément dans le cerveau, ne peut de toute évidence que suppléer une perte minime de neurones. Il demande donc à être amplifié et contrôlé. D'où l'intérêt de connaître les caractéristiques fonctionnelles et les besoins des cellules souches neurales endogènes du cerveau adulte. La survie des neurones nouvellement produits ainsi que leur intégration correcte dans les réseaux neuronaux préexistant doivent également être assurées pour garantir une récupération fonctionnelle.

Les connaissances acquises sur les facteurs de l'environnement qui interviennent dans la survie, la croissance et la différenciation des cellules neurales sont mises à profit pour tenter d'influencer localement l'évolution des cellules souches cérébrales. Ainsi, des facteurs de croissance comme l'EGF et le FGF, dont on sait qu'ils sont favorables à la croissance des neurosphères *in vitro*, ont été injectés dans des modèles expérimentaux de maladie de Parkinson et de lésions des neurones pyramidaux chez la souris et le rat. Les résultats sont encourageants. Une autre stratégie est envisagée. Elle consistera à tenter d'arrêter la progression de la mort neuronale entraînée par la maladie. On connaît maintenant des facteurs naturels dont le rôle trophique sur les neurones est avéré. Il en est ainsi du GDNF par exemple (GNDF, *Glia Derived*

Neurotrophic Factor). Une telle substance pourrait être efficace pour freiner, voire stopper, la mort neuronale dans la maladie de Parkinson.

Ces exemples, choisis parmi beaucoup d'autres, montrent qu'un grand chantier est désormais ouvert dans lequel les techniques de transgenèse et de biologie cellulaire les plus avancées seront combinées pour atteindre l'objectif souhaité.

Un bref rappel des espoirs et des difficultés rencontrés dans certaines de ces tentatives suffira à donner une idée des enjeux.

Perspectives de thérapie cellulaire dans des maladies du système nerveux central autres que la maladie de Parkinson

Lésions traumatiques et ischémiques – Les accidents vasculaires cérébraux provenant du blocage ou de la rupture d'une artère cérébrale entraînent la mort des neurones et des cellules gliales de la région du cerveau irriguée par ce vaisseau. On peut imaginer d'injecter dans la zone lésée des cellules qui seraient capables de remplacer les neurones morts puis de remyéliniser les axones qui idéalement auraient rétabli des connexions convenables avec les réseaux neuronaux avoisinants. Bien que ce programme paraisse difficilement réalisable dans l'état actuel de la technologie, l'absence totale de thérapie disponible a amené à considérer qu'il convenait de procéder à des essais pour apporter ne serait-ce qu'une amélioration à l'état des malades. On a, bien sûr, commencé par des expériences sur l'animal. On transplante, dans le cerveau préalablement lésé d'un rat, des cellules de diverses sources : du tissu neural fœtal, des cellules souches neurales ou même des cellules de la moelle osseuse[*]. Il s'ensuit une certaine amélioration qui tient vraisemblablement à un effet trophique de la greffe (favorisant une reconstitution très partielle des tissus lésés) plutôt qu'à une réelle restauration des réseaux neuronaux détruits.

---

[*] L'utilisation des cellules de la moelle osseuse dans des essais de thérapie cellulaire très variés sera développée dans le chapitre suivant.

Des greffes de cellules souches neurales humaines et de progéniteurs neuraux à partir de cellules souches embryonnaires de singe ont également été introduites dans le cerveau lésé de rats. On a pu voir que les cellules injectées avaient migré vers la zone lésée et qu'elles avaient été le siège d'un certain degré de différenciation neuronale. Il faut souligner que d'autres approches ont révélé que les cellules souches endogènes du rat sont capables de migrer vers les zones lésées puis de se différencier en neurones et en cellules gliales. Le problème se pose de savoir s'il en est de même chez l'homme et quelles seraient les meilleures conditions pour favoriser un tel processus de réparation à partir de cellules souches du malade.

La chorée de Huntington est une maladie fatale, caractérisée par des mouvements incontrôlables, pour laquelle il n'existe aucun traitement : elle évolue inéluctablement vers la démence et la mort. Elle est causée par la mort des neurones du *stratium*. Il s'agit d'une maladie monogénique que l'on peut reproduire expérimentalement chez la souris. Comme pour la maladie de Parkinson, on a tenté de pallier la perte de neurones par la greffe de tissu neural fœtal dans le cerveau de l'animal. Une amélioration fonctionnelle a été observée. Il existe quelques résultats du même ordre chez l'homme. Une autre tentative a consisté à greffer chez les rats malades des cellules souches neurales humaines. Le syndrome moteur a été réduit, non pas grâce à la reconstitution des réseaux neuronaux, mais plutôt grâce à l'effet trophique réduisant la progression de la mort neuronale. C'est dans cette voie que s'orientent, aujourd'hui, les projets de thérapie cellulaire chez les patients atteints de la chorée de Huntington.

Dans la *sclérose amyotrophique latérale* (SAL), dont l'étiologie est inconnue, les neurones moteurs de la moelle épinière et du cerveau dégénèrent spontanément. Faute de disposer de remèdes, la recherche médicale tente d'ouvrir des pistes inédites. On peut obtenir la différenciation de motoneurones *in vitro* à partir de cellules souches neurales ou embryonnaires. Si ces neurones sont cultivés en présence de fibres musculaires, ils peuvent établir avec celles-ci des synapses fonctionnelles. Pourquoi donc ne pas essayer de reproduire ce résultat *in vivo* chez les malades ? Jusqu'ici, l'intégration des neurones qui se différencient, à partir des cellules greffées, dans les circuits neuronaux préexistants, n'a jamais pu être démontrée.

Perspectives

Cet aperçu des travaux consacrés au tissu neural montre une fois encore que les découvertes les plus fécondes surviennent souvent là où on ne les attend pas. C'est à partir de recherches d'éthologie sur les oiseaux qu'a été faite une découverte décisive entre toutes en ce domaine : un renouvellement des neurones peut avoir lieu dans le cerveau des vertébrés supérieurs adultes. Ce fut le point de départ à partir duquel a progressivement émergé l'idée capitale selon laquelle le cerveau et la moelle épinière contiennent pendant la vie entière des cellules résidentes de type embryonnaire capables de proliférer, de s'autorenouveler et de produire, au moins *in vitro*, les types cellulaires constituant le tissu nerveux : neurones et cellules gliales. L'importance physiologique de cette potentialité du cerveau adulte chez l'homme n'est pas complètement documentée dans l'état actuel des recherches. Cependant, l'existence même de cellules présentant de telles potentialités ouvre des perspectives thérapeutiques inattendues.

Les cellules souches provenant des patients, amenées à se multiplier *in vitro*, seront peut-être une source de jouvence pour traiter des maladies neurodégénératives jusque-là jugées incurables. Parviendra-t-on à exploiter les ressources que représentent les cellules souches neurales *in situ* en les amenant à migrer dans les régions lésées du cerveau ? Seront-elles capables de remplacer les neurones déficients ? Au stade où en sont nos connaissances, il est difficile de dire avec certitude d'où viendront les solutions aux problèmes posés par les pertes neuronales. Il est clair que les difficultés rencontrées sont plus grandes pour réparer le système nerveux que pour pallier la perte de cellules dans d'autres tissus dont la structure est plus simple et plus homogène. Cependant, il est encourageant de constater que les recherches menées dans le domaine des cellules souches neurales de l'adulte et de l'embryon sont extrêmement actives. Ce champ de recherche s'enrichit jour après jour de nouvelles découvertes qui permettent d'espérer que les maladies du système nerveux perdront le caractère incurable qu'on leur connaît aujourd'hui.

La stabilité
de l'état différencié

*Les cellules souches de la moelle osseuse,
source de tous les espoirs ?*

Les recherches sur les cellules souches ont amené les chercheurs à remettre en cause le dogme longtemps admis de l'irréversibilité du destin des cellules. Dans certaines conditions, des cellules déterminées peuvent être conduites à manifester ou à retrouver un état d'indétermination et de pluripotence qui les rend aptes à générer de nouveau des cellules de plusieurs types. Nous en verrons un exemple particulièrement frappant à propos de la moelle osseuse, tissu complexe dans sa composition et son origine embryologique. Comme nous l'avons vu précédemment, la moelle osseuse est formée d'un réseau de cellules dites mésenchymateuses dans les mailles duquel se trouvent les cellules souches du sang et leurs dérivés : les éléments sanguins en cours de différenciation. En outre, le mésenchyme de la moelle est lui-même à l'origine du renouvellement constant du tissu osseux et de la formation, dans les os longs, de tissu adipeux. À ce titre, il renferme des cellules souches qui lui sont propres.

Qu'est-ce que le mésenchyme ?

Le terme de *mésenchyme* est utilisé par les embryologistes pour désigner des tissus dont les cellules ne sont pas disposées selon une couche régulière reposant sur une membrane basale comme lorsqu'elles forment un épithélium. Les cellules mésenchymateuses se présentent d'une manière, en apparence, non ordonnée, et établissent entre elles des contacts généralement peu étroits. Les mésenchymes sont dérivés, pour la plupart, du feuillet moyen, le mésoderme. Cependant, au niveau de la tête, le mésenchyme a pour origine le feuillet ectodermique. Comme cela a été mentionné à plusieurs reprises dans cet ouvrage, des cellules de l'ébauche neurale épithéliale primitive s'individualisent à partir de la crête neurale et forment la plus grande part du mésenchyme céphalique.

Les états mésenchymateux et épithélial sont interconvertibles. Ainsi, les tubules épithéliaux du rein s'organisent à partir d'une ébauche mésenchymateuse. Dans le cas de la crête neurale, on assiste au contraire à une conversion épithélio-mésenchymateuse.

Le squelette, un tissu complexe issu de cellules d'origines diverses

Le mésoderme comme le mésenchyme céphalique dérivé de la crête neurale sont à l'origine du squelette. L'ébauche des os se présente tout d'abord comme un amas de mésenchyme dense dont les cellules vont se différencier en *chondrocytes* : c'est le cas, du moins quand l'os commence par se présenter sous la forme d'une ébauche cartilagineuse. Les cellules situées au centre de cet amas produisent la matrice extra-cellulaire semi-rigide (riche en chondrine) du cartilage. Celles qui se situent à la périphérie restent indifférenciées : il s'agit en fait de cellules souches (ou *périchondre*) qui permettront l'accroissement périphérique du cartilage. Lorsque celui-ci est transformé en os, elles subsistent pour former le *périoste*. En effet, la plupart des ébauches cartilagineuses, comme celle du fémur par exemple, s'ossifient par la suite.

Dans d'autres cas, la différenciation des cellules du mésenchyme les amène à former directement des cellules osseuses (ou ostéocytes) qui produisent la matrice intercellulaire calcifiée de l'os.

Alors que le cartilage est un tissu totalement dépourvu de vaisseaux sanguins, le passage cartilage/os s'accompagne de la production par les chondrocytes d'un facteur de croissance vasculaire, le VGEF (*Vascular Endothelium Growth Factor*). Les vaisseaux qui entouraient l'ébauche cartilagineuse y pénètrent alors en entraînant des cellules mésenchymateuses indifférenciées appartenant au périchondre. L'os a donc une origine embryologique composite : il est formé à partir de cellules mésenchymateuses, comme celles qui constituent le périoste, parmi lesquelles se trouvent de véritables cellules souches qui assurent le remodelage constant du tissu osseux et qui font partie de la moelle osseuse. Les cellules de la moelle osseuse forment une sorte de réseau, ou « stroma mésenchymateux », où se mêlent aussi des cellules de la paroi des vaisseaux (endothélium vasculaire), qui ont une origine étrangère à l'ébauche osseuse.

Au stade où se forme le tissu osseux, le sang fœtal contient de nombreuses cellules souches hématopoïétiques (CSH) qui se localisent dans les espaces extravasculaires de la moelle où elles trouvent une niche apte à réguler leur activité prolifératrice.

Ainsi le squelette est-il un tissu complexe, non seulement par sa composition cellulaire, mais encore par l'origine embryologique de ses éléments constitutifs. La moelle osseuse joue un rôle majeur dans le renouvellement du tissu osseux : elle fournit des *ostéoblastes* (ou futures cellules osseuses), mais contient également des cellules capables de détruire l'os, les *ostéoclastes*, formées par la fusion de cellules sanguines apportées par les vaisseaux.

Cellules souches mésenchymateuses

Le mésenchyme est à l'origine du tissu adipeux, qu'il soit d'origine mésodermique ou ectodermique. Il participe au développement de nombreux organes d'origine mixte, où il est associé à une ébauche épithéliale dérivée de l'ectoderme ou de l'endoderme. Il en est ainsi des segments du tube digestif (estomac, intestin, etc.) ou des divers tissus glandulaires dérivant de l'endoderme, comme le pancréas, la thyroïde, les parathyroïdes, le thymus, et le foie. Les phanères (plumes, poils et écailles), les glandes cutanées et les glandes mammaires sont des dérivés de l'ectoderme et du mésenchyme.

D'une manière générale, l'information génétique concernant la nature de l'organe à construire réside initialement dans la composante épithéliale de l'organe. Celle-ci, cependant, ne peut se développer que si elle reçoit des signaux émanant du mésenchyme. Ainsi s'établit un « dialogue moléculaire » entre les territoires épithéliaux et mésenchymateux de chacune des ébauches en voie de développement.

L'épiderme de la peau ne peut, nous l'avons vu, devenir la couche protectrice indispensable à la survie de l'organisme que si l'ectoderme de revêtement de l'embryon est associé au mésenchyme qui formera le derme. Celui-ci est lui-même le site de la différenciation de divers types cellulaires : les fibroblastes du tissu conjonctif sous-cutané, des cellules musculaires lisses et la couche de cellules adipeuses sous-cutanées.

Comme il existe des cellules souches de l'épiderme, capables de le renouveler sans cesse (voir Partie III, Chapitre 2), il existe aussi des cellules souches mésenchymateuses pluripotentes dans la peau et dans le tissu conjonctif distribué dans les divers organes.

Ces cellules souches n'ont retenu l'attention des biologistes que très récemment. Elles sont particulièrement mal caractérisées au plan moléculaire. Leur existence a été déduite de leur capacité de fournir divers types de cellules différenciées et de s'autorenouveler.

Dès les années 1970, on s'est intéressé au stroma mésenchymateux de la moelle osseuse à cause de ses relations avec le développement des éléments constitutifs du sang (c'est-à-dire l'hématopoïèse). On a cherché à reconstituer *in vitro* le microenvironnement dans lequel a lieu l'hématopoïèse. En transplantant *in vitro* des cellules de la moelle, on a pu obtenir des cultures de cellules stromales que l'on distingue des cellules souches hématopoïétiques parce qu'elles adhèrent au fond de la boîte de culture. Les cellules souches hématopoïétiques, au contraire, restent en suspension, ou au contact des cellules stromales, qui forment un tapis favorable à leur survie et à leur différenciation. Placées dans un milieu de culture convenable, les cellules stromales se différencient en ostéoblastes, chondroblastes et adipocytes. Les cultures de cellules stromales peuvent être propagées par transplantations successives de cellules isolées. La moelle renferme donc des cellules capables de s'autoreproduire et de fournir une variété de types cellulaires correspondant à ceux qui se développent dans l'os. On les désigne par le terme de « cellules souches mésenchymateuses » (CSM). Des cellules de ce type ont été mises en évidence dans la moelle osseuse de souris et d'homme. Les cellules stromales ainsi obtenues constituent un milieu favorable au développement de cellules sanguines à condition qu'elles soient ensemencées par des cellules souches hématopoïétiques. Elles sont en effet responsables *in vitro* comme *in vivo* de la production des cytokines et des composants de la matrice extra-cellulaire qui stimulent l'hématopoïèse.

Des tissus autres que la moelle osseuse peuvent contenir des cellules souches mésenchymateuses. On en a trouvé, par exemple, dans le tissu adipeux humain[1]. La liste des tissus d'où l'on parvient à en extraire s'allonge à mesure que les recherches progressent.

Elles sont également en abondance dans le sang du fœtus. Le sang du cordon ombilical récupéré à partir de la decidua humaine contient non seulement des cellules souches hématopoïétiques (couramment utilisées pour des transplantations dans certaines maladies hématologiques), mais aussi des cellules souches mésenchymateuses.

Le caractère ubiquitaire de ces cellules n'est pas surprenant compte tenu de la présence, mentionnée ci-dessus, de mésenchyme embryonnaire dans virtuellement tous les organes.

Leur isolement à partir de ces divers tissus n'est cependant pas aisé car elles ne sont présentes qu'en petit nombre dans les organes de l'adulte.

Marqueurs moléculaires des cellules souches mésenchymateuses

Les tissus différenciés sont, dans tous les cas, constitués d'un mélange hétérogène de cellules de divers types. D'une manière générale, un type cellulaire est dominant, d'autres sont représentés en nombre plus faible. Dans cet ensemble, les cellules souches se révèlent particulièrement rares.

La fréquence de molécules de surface spécifiques d'un ou l'autre type de cellule permet de les séparer les unes des autres. Les cellules souches, n'étant pas différenciées, sont généralement dépourvues de marqueurs spécifiques. Il existe cependant une molécule (CD-133 ou prominin) exprimée à la surface des cellules souches mésenchymateuses ainsi que des cellules souches appartenant à divers autres tissus adultes comme *les cellules souches épithéliales de la glande mammaire humaine et les cellules souches hématopoïétiques*[2]. On peut, grâce à ce marqueur, repérer ces cellules souches pour en enrichir une suspension de cellules de moelle osseuse humaine ou de souris.

L'utilisation de cellules souches mésenchymateuses pour la thérapie cellulaire

Les cellules souches contenues dans le stroma de la moelle osseuse sont des candidats pour certaines thérapies cellulaires destinées à pallier le déficit pathologique de diverses cellules. L'avantage que présente le recours à ces cellules est que celles du patient lui-même peuvent être obtenues facilement, ce qui évite leur rejet par le système immunitaire.

En outre, la culture des cellules souches mésenchymateuses a fait l'objet de nombreuses recherches et les milieux utilisés pour les cultiver *in vitro* ont atteint une qualité remarquable. On peut ainsi obtenir en trois semaines un accroissement de plus de 500 fois le nombre initial des cellules transplantées : cela permet d'envisager de les utiliser en thérapie cellulaire, à condition qu'elles aient conservé leur capacité de différenciation après cette phase proliférative.

Au cours de ces dernières années, nombre d'articles sont parus relatant des expériences réalisées chez la souris où des cellules souches du stroma de moelle osseuse cultivées *in vitro*, puis transplantées dans un hôte irradié létalement, pouvaient être capables de s'intégrer dans des tissus aussi divers que le foie, le cerveau, les poumons, l'os, le muscle, le cœur, le cartilage, le derme, et y fournir les types cellulaires correspondant au site concerné. De plus, des cellules issues de celles du donneur étaient isolées chez le receveur, puis retransplantées dans un nouvel hôte irradié où elles parvenaient à reproduire des colonies de même type. On retrouve là les caractères des cellules souches initialement mis en évidence pour les cellules souches hématopoïétiques dans les expériences décisives de Till et McCulloch en 1961 (voir Partie III, Chapitre premier).

Ces résultats expérimentaux ont cependant reçu un accueil mitigé car, dans bien des cas, ils n'ont pas pu être reproduits.

La plasticité des cellules souches mésenchymateuses

Le laboratoire du Dr Catherine Verfaillie de Minneapolis, aux États-Unis, a mis en évidence, après plusieurs cycles de culture et de tri, une population discrète (environ 1/1 000 cellules) de cellules de moelle osseuse de souris, de rat et d'humain dont les potentialités de différenciation paraissent particulièrement étendues. Ces cellules sont désignées pour cette raison : progéniteurs multipotents adultes (MAPC pour *Multipotent Adult Progenitor Cells*). Lorsque ces cellules sont injectées dans un blastocyste, il semble qu'elles contribuent à la plupart des tissus somatiques de l'hôte. Si elles sont transplantées dans un hôte adulte, les MAPC s'incorporent aux divers tissus du receveur et s'y différencient en cellules sanguines hépatiques, pulmonaires et intestinales, entre autres. Comme le soulignent les auteurs de ce travail : « Étant donné que les MAPC prolifèrent activement sans présenter de signes de sénescence ou de perte de leur potentiel de différenciation, elles peuvent constituer une source idéale pour la thérapie de maladies héréditaires ou dégénératives[3]. »

Là encore, les résultats attendent d'être reproduits par d'autres laboratoires. Le caractère spectaculaire de ces expériences tient au fait que les MAPC ainsi que d'autres cellules souches mésenchymateuses révèlent des potentialités de différenciation qui dépassent celles qu'elles ont dans leur environnement naturel. Elles manifestent donc un niveau de plasticité considérable par rapport à leur origine tissulaire. D'autres recherches ont révélé des propriétés similaires dans des cellules souches d'origine différente.

Qu'en est-il des autres cellules souches de l'adulte ?

Plusieurs articles publiés au début des années 2000 montrent que certaines cellules souches adultes présentent une versatilité considérable dans leur devenir, lorsqu'elles sont extraites de leur niche naturelle puis soumises à un environnement différent (culture *in vitro* ou transplantation). Une étude parue en 1999 dans la revue *Science* et intitulée « Turning brain into blood : A hematopoietic fate adopted by adult neural stem cells *in vivo*[4] » rapportait que des cellules souches neurales, isolées *in vitro* dans des conditions favorables à leur prolifération, pouvaient reconstituer le système sanguin d'une souris irradiée létalement. On avait aussi réussi à créer des chimères poulet/souris dans lesquelles des cellules souches neurales adultes de souris étaient incorporées à un blastoderme de poulet et participaient à la formation de la plupart des tissus du poulet[5] !

D'autres travaux[6], non moins étonnants, suggéraient que des cellules souches hématopoïétiques (CSH) injectées chez une souris irradiée létalement, donc démunie de ces cellules dont dépend le développement rapide des tissus, pouvaient contribuer, non seulement à la lignée sanguine, mais aussi à l'épithélium intestinal et bronchique.

Même entre les mains de chercheurs compétents et prudents, toutefois, des expériences aussi complexes donnent parfois lieu à des interprétations erronées. En 1999, Margaret Goodell[7] avait, dans un premier temps, annoncé que des cellules issues du muscle pouvaient, si elles étaient injectées à une souris irradiée, participer à la reconstitution hématopoïétique de l'hôte. Ce rôle était attribué aux cellules satellites des fibres musculaires dont la fonction dans la néogenèse musculaire tout au long de la vie est bien connue. Mais en testant la validité de cette conclusion par le recours à un système chimérique dans lequel les cellules injectées provenaient d'une souris porteuse d'un marqueur génétique, elle s'est aperçue que, malgré les précautions prises, la composition des cellules injectées n'était pas homogène. À côté des cellules souches du muscle se trouvaient des cellules souches hématopoïétiques résidentes, dont elle a pu identifier les caractéristiques et vérifier qu'elles sont en fait à l'origine des cellules sanguines apparues chez l'hôte irradié.

La répétition d'une expérience par plusieurs laboratoires peut seule la valider définitivement

L'exemple de lucidité et de rigueur donné par Margaret Goodell a inspiré une série de travaux visant à identifier, avec un degré de certitude toujours plus élevé, la nature des cellules injectées. La pureté de l'inoculat est ici une condition décisive de la fiabilité des expériences. La contamination par une seule cellule différant du type souhaité peut gravement induire en erreur, compte tenu du pouvoir important de prolifération de certaines d'entre elles lorsque l'environnement leur est favorable. Irving Weissman a su repérer les caractéristiques moléculaires qui permettent d'identifier les cellules souches hématopoïétiques, d'en connaître les migrations, la localisation tissulaire et le nombre. Il démontre que ces cellules, bien que résidant essentiellement dans la moelle osseuse, sont mobilisées et deviennent circulantes dans une proportion plus grande qu'on ne le croyait. Chez la souris, environ 30 000 cellules souches transitent dans le sang circulant par jour. Cela implique que nombre d'entre elles se retrouvent dispersées dans les tissus, comme l'avait observé Margaret Goodell. Une grande prudence doit donc être observée touchant à l'interprétation de résultats récents suggérant que des cellules souches de tissus autres que la moelle osseuse (par exemple le muscle, le cerveau, etc.) sont capables de se convertir en cellules sanguines.

Le fait que des cellules souches mésenchymateuses capables de fournir des représentants de lignages normalement issus du mésoderme soient présentes dans la moelle osseuse, ou dans divers autres tissus embryonnaires ayant la même origine, n'a en soi rien de surprenant. Si on admet, comme les recherches récentes tendent à le confirmer, que chaque tissu renferme un stock de cellules qui ont gardé les caractères des cellules embryonnaires dont elles dérivent, on comprend que les organes formés à partir du mésoderme renferment des cellules souches mésenchymateuses. Celles-ci sont aptes, en fonction des messages chimiques qu'elles reçoivent de leur environnement, à produire les progéniteurs des fibroblastes, des muscles lisses, du muscle strié, du cartilage, de l'os et du tissu adipeux par exemple.

Selon certains auteurs, les cellules souches mésenchymateuses de la moelle osseuse pourraient aussi produire du sang. En fait, le sang et l'endothélium vasculaire proviennent, comme nous l'avons vu, d'un précurseur commun, *l'hémangioblaste,* qui s'individualise très précocement à partir du mésoderme. Il est donc concevable qu'en amont de la spécification de l'hémangioblaste, il existe un précurseur mésodermique commun à cette cellule et à la cellule souche mésenchymateuse telle qu'elle a été définie plus haut.

En revanche, on a plus de difficulté à expliquer les résultats de divers laboratoires, selon lesquels des cellules souches mésenchymateuses pourraient donner naissance, en culture, à des types cellulaires qui, au cours du développement embryonnaire, ne dérivent pas du mésoderme mais d'un autre feuillet : l'endoderme, par exemple, pour le foie, ou l'ectoderme pour le tissu neural. Cela voudrait dire que la limitation des potentialités de différenciation imposées aux cellules de l'embryon lors de la formation des feuillets n'a pas le caractère stable – sinon totalement irréversible – que les embryologistes lui avaient attribué. Certes, un territoire de l'embryon transplanté dans une autre région s'adapte à son nouvel environnement si l'opération a eu lieu à un stade précoce de l'embryogenèse. Mais, progressivement, chaque territoire embryonnaire acquiert ses caractéristiques propres, son destin est fixé ou, selon le terme consacré, « déterminé ». Après le stade de *détermination*, un changement dans l'environnement embryonnaire ne modifie plus le devenir du territoire greffé. On sait aujourd'hui que la *détermination* (on dit aussi « spécification ») correspond à la mise en œuvre de processus épigénétiques qui régulent dans chaque cellule l'activation ou la répression de l'activité des gènes.

Les expériences montrant la plasticité considérable des cellules souches adultes ont donc paru surprenantes car elles ébranlaient un dogme qui paraissait bien établi. Elles ont été publiées dans des journaux scientifiques à très large diffusion qui ne publient, en principe, que des résultats jugés, par des spécialistes indépendants et compétents, comme fiables, de la plus haute importance et dignes, par conséquent, de toucher un large public. Pourtant, les travaux dont nous parlons n'ont pas laissé de susciter un certain scepticisme.

Les chercheurs ne sont pas encore quittes lorsqu'ils ont franchi cette première barrière que représente l'acceptation de la publication de leurs recherches par leurs pairs ; il leur faut encore surmonter un second obstacle : les résultats qu'ils présentent doivent pouvoir être reproduits par n'importe qui d'autre, à condition évidemment que les méthodes et les conditions de l'expérience soient identiques.

Les expériences dans lesquelles les cellules souches mésenchymateuses ou neurales, extraites de tissus adultes puis transplantées *in vivo*, ont fourni des dérivés qui ont franchi la limite du feuillet embryonnaire dont ils sont issus attendent encore d'avoir été répétées. Un doute subsiste donc quant à la réalité de ces transgressions, leur fréquence, leur « robustesse » et leur caractère physiologique.

Autres interprétations de l'apparente plasticité des cellules souches de l'adulte

La plasticité des cellules souches adultes a intrigué de nombreux chercheurs, qui ont tenté de trouver une explication crédible à ce phénomène. L'une d'elles pourrait tenir au changement radical d'environnement que les techniques expérimentales font subir aux cellules souches lorsqu'elles sont transférées en culture *in vitro*. Il est reconnu, en effet, que la niche dans laquelle elles se trouvent dans l'organisme contribue d'une manière décisive à leur maintien dans l'état de cellules souches.

Une autre cause susceptible de rendre compte de certains des phénomènes de plasticité décrits dans la littérature est que les cellules souches mises au contact de cellules différenciées fusionnent avec ces dernières pour constituer des hybrides cellulaires (aussi appelés hétérocaryons, possédant deux noyaux et mettant en commun leur cytoplasme) qui ont été faussement interprétés comme des cas de transdifférenciation.

La reprogrammation cellulaire
par fusion

En 2002, deux articles parus côte à côte dans la revue *Nature*[8] montraient que des cellules souches embryonnaires cultivées avec des cellules différenciées de divers types fusionnaient spontanément avec ces dernières et adoptaient ainsi leurs phénotypes, à l'état d'hétérocaryons.

Révélé au cours de l'une des conférences qui se tiennent chaque année à Keystone dans le Colorado et qui réunissent de nombreux aficionados des cellules souches, ce « scoop » a jeté un froid sur l'enthousiasme que commençait à susciter la perspective d'utiliser la moelle osseuse du patient pour pallier le déficit de toutes sortes de cellules. En effet, les cellules résultant de ces fusions sont potentiellement anormales car elles sont sujettes à la perte ou à la recombinaison de chromosomes lorsqu'elles se divisent. Leur utilisation n'est donc pas dépourvue de risques.

À la suite de ces travaux, les cas de transdifférenciation obtenus *in vivo*, même sans coculture préalable, ont été reconsidérés avec l'idée qu'il pourrait s'agir d'un phénomène analogue se produisant dans l'organisme lui-même.

L'une des expériences les plus significatives à cet égard est celle où une transplantation de cellules souches hématopoïétiques s'est avérée jouer le même rôle salvateur que la greffe de foie dans un modèle de tyrosinémie chez la souris. Ce modèle reproduit une maladie hépatique humaine fatale, dans laquelle une enzyme (la fumarylacétoacétate hydrolase ou *Fah*) est déficiente et qui conduit à l'apoptose des cellules du foie. La greffe de cellules souches hématopoïétiques a réellement corrigé la maladie hépatique due à la mutation du gène *Fah*. Cependant, la régénération des hépatocytes de l'hôte ne provenait pas de la transdifférenciation des cellules greffées mais de leur fusion avec les cellules malades. Celles-ci apportaient à la cellule hybride les facteurs cytoplasmiques permettant l'activation des gènes normalement fonctionnels dans les cellules hépatiques alors que les cellules souches hématopoïétiques du donneur apportaient le gène *Fah* normal capable de corriger l'anomalie génétique du receveur[9].

D'autres cas de fusions entre cellules du receveur et cellules du donneur ont été décrits. Ainsi Helen Blau et ses collaborateurs de l'Université Stanford aux États-Unis ont publié, en 2004[10], les résultats d'expériences consistant à incorporer des cellules souches hématopoïétiques dans le muscle strié chez des souris dont les myofibrilles avaient auparavant été lésées par une myotoxine. Depuis, la fusion de cellules de moelle osseuse, avec des neurones de Purkinje du cervelet, a été observée par ce groupe. Il convient de noter cependant qu'il s'agit là d'un phénomène peu fréquent.

La fusion cellulaire est un processus courant dans beaucoup d'organismes allant de la levure à l'homme. Nombre d'événements impliquant la fusion entre cellules se produisent au cours du développement et chez l'adulte. Le phénomène naturel de fécondation de l'ovocyte par le spermatozoïde en est un exemple. Les fibres des muscles striés sont des cellules géantes multinucléées qui résultent de la coalescence de cellules uninucléées post-mitotiques, les myoblastes. Lorsque le muscle travaille, les cellules musculaires s'accroissent en volume en synthétisant des protéines spécifiques et en s'adjoignant des cellules mononucléées qui se trouvent accolées à leur surface externe (cellules satellites). Les cellules satellites représentent une réserve de cellules souches qui permet au muscle adulte de s'accroître ou de se réparer en cas de traumatisme[11]. Les expériences comme celles de Blau suggèrent que les cellules de la moelle osseuse pourraient constituer une source, extrinsèque au muscle lui-même, de cellules souches capables de reconstituer les fibres musculaires en cas de besoin. Cette hypothèse, comme celles qui attribuent à la moelle osseuse des capacités de régénération de tissus très variés, doivent être confirmées par des analyses expérimentales plus approfondies.

Dans les cas où la fusion cellulaire est un phénomène normal, elle n'entraîne pas d'anomalies chromosomiques, à la différence de ce qui advient quand deux cellules diploïdes étrangères l'une à l'autre sont mises en contact expérimentalement. Les hétérocaryons ainsi produits sont en général amenés à se diviser. C'est alors que les 2n chromosomes des deux cellules se retrouvent dans un même noyau qui devient ainsi tétraploïde (il contient quatre fois le stock chromosomique « n » de l'espèce). Cette situation est de nature à générer les pertes, ruptures, translocations chromosomiques mentionnées plus haut.

Lorsque la fusion se produit entre deux gamètes, les noyaux haploïdes fusionnent et le stock chromosomique diploïde de l'espèce (2n chromosomes) s'établit dans l'œuf. Dans le cas du muscle strié dont les myofibrilles sont des cellules plurinucléées, la fusion cytoplasmique n'est pas suivie de fusion des noyaux. Ceux-ci ne se divisent pas. Ils restent donc indépendants les uns des autres et diploïdes.

Les cellules déjà différenciées peuvent-elles se reconvertir en un autre type cellulaire ?

Bien que le dogme de l'irréversibilité de l'état différencié se soit depuis longtemps imposé aux embryologistes, des cas de « transdifférenciation » (c'est-à-dire de modification de l'état d'une cellule et par conséquent des protéines qu'elle synthétise), faisant exception à la règle, ont été rapportés à plusieurs reprises.

L'embryologiste japonais Tokindo Okada[12] a, en 1991, publié un ouvrage intitulé *Transdifferentiation*, dans lequel il décrivait, nous l'avons vu, des événements de cet ordre chez les amphibiens, lors de processus de régénération. Mais il a été plus loin en obtenant des changements spectaculaires et incontestables, en culture *in vitro*, de l'état différencié des cellules de la rétine neurale provenant de vertébrés supérieurs. On peut ainsi faire apparaître, dans des cultures de tissu neural de rétine de poulet, des cellules qui produisent des protéines de cristallin.

Des cellules isolées de la rétine pigmentaire, soumises à des conditions de culture particulières, peuvent aussi être induites à proliférer et à se différencier en neurones, cellules gliales ou cellules cristalliniennes[13].

Des expériences réalisées récemment dans mon laboratoire ont montré que, dans le spectre des cellules appartenant aux lignages issus de la crête neurale, des conversions d'un type cellulaire à un autre sont possibles. Des mélanocytes, d'abord isolés de la peau d'embryons de caille (en fin d'incubation ou après la naissance), puis placés en culture *in vitro* à l'état de cellules uniques, peuvent être induits à proliférer par un facteur de croissance, l'endothéline 3 (ET3). Dans les clones obtenus, contenant des centaines de milliers de cellules après 10 jours de culture, on trouve non seulement des mélanocytes comme on pouvait s'y attendre, mais aussi des cellules gliales de Schwann et des cellules de muscle lisse. Parmi ces clones se trouvent également des cellules, qui, retransplantées, fournissent des mélanges cellulaires du même type. *La cellule différenciée initiale a donc produit des cellules filles qui ont parcouru le chemin inverse de celui qui est normalement suivi lors du développement de l'embryon. Elles sont allées, en culture, d'un état différencié à un stade plus précoce et moins différencié.* Qui plus est, un certain nombre de ces cellules se sont montrées capables d'autorenouvellement et méritent donc d'être considérées comme des cellules souches. De telles cellules souches, dont les potentialités de différenciation comprennent les cellules pigmentaires, des cellules de glie et des myofibroblastes, existent dans le cours du développement normal des cellules de la crête neurale.

Des résultats analogues ont été obtenus par Kondo et Raff[14] qui ont montré que des signaux extra-cellulaires pouvaient induire des précurseurs d'*oligodendrocytes* (cellules gliales du système nerveux central, productrices de myéline) en cellules souches neurales capables de fournir non seulement des oligodendrocytes, mais aussi d'autres cellules neurales, les *astrocytes*, et des *neurones*.

L'explication d'un tel phénomène est à rechercher dans les modifications qui affectent les mécanismes épigénétiques dont dépendent la détermination puis la différenciation des cellules.

Dans les cas de transdifférenciation, l'interconvertibilité des cellules demeure à l'intérieur de limites bien définies correspondant au lignage auquel appartient le type cellulaire de départ. La plasticité cellulaire s'exerce au sein d'une même « famille » de cellules et ne franchit jamais la barrière des feuillets embryonnaires.

Tout semble donc indiquer qu'il existe plusieurs niveaux dans la régulation négative des gènes. Le premier et le plus stable est celui qui correspond à une spécification globale où les potentialités de différenciation de la cellule sont limitées à un certain nombre de phénotypes à l'exclusion des autres. *Ce stade correspond à l'engagement pris par les cellules lorsqu'elles deviennent membres de l'un des trois feuillets embryonnaires.* Il est suivi par un second niveau, *la détermination d'un lignage donné.* Ainsi, au sein du mésoderme, les cellules peuvent prendre part à la formation du rein, mais également du cœur, des muscles squelettiques, du sang ou de la paroi de l'intestin. Enfin, à l'intérieur de chaque lignage, un choix ultime conduira les cellules à leur phénotype définitif.

Cette dernière étape est, on l'a vu, relativement instable : elle autorise dans certains cas des marges de « transdifférenciation ». Il semble donc que, plus le choix se situe en amont de cette cascade, plus il est stable.

La conclusion provisoire que l'on peut apporter au problème de la flexibilité de l'état de détermination dans les cellules est que, fort heureusement pour le fonctionnement harmonieux de notre organisme, les mécanismes épigénétiques responsables de la régulation de l'activité des gènes sont d'une remarquable constance. Plus les recherches progressent en ce domaine, plus on voit que l'évolution a sélectionné des moyens multiples et parfois redondants pour assurer le choix des gènes qui doivent être actifs ou inactifs dans un type cellulaire donné.

Les manipulations imposées aux cellules, hors de leur contexte biologique normal, par une variété de facteurs de croissance, montrent que cette robustesse n'est pas à toute épreuve.

Une connaissance plus approfondie des mécanismes intimes de la différenciation pourrait, à l'avenir, permettre de mieux maîtriser les événements rares qui sont probablement à l'origine de la découverte de cellules souches dont les potentialités de différenciation dépassent, dans les conditions expérimentales auxquelles elles sont soumises, celles de leur tissu d'origine.

Une autre explication à la présence de quelques cellules pluripotentes chez l'adulte doit être évoquée, bien qu'aucune preuve ne soit jusqu'ici venue l'étayer : ces cellules pourraient être des cellules embryonnaires résiduelles qui auraient échappé à l'action des forces organisatrices de l'embryogenèse.

Des essais cliniques utilisant les cellules souches mésenchymateuses

De nombreux essais cliniques sont déjà réalisés chez l'homme : ils utilisent des cellules de moelle osseuse pour tenter de pallier le manque de cellules d'un type ou d'un autre.

Des résultats encourageants semblaient avoir été obtenus, par exemple, dans des cas de transplantations intracardiaques dans lesquelles la moelle osseuse du patient est la source des cellules injectées. Un traitement des infarctus du myocarde par injection de cellules mononucléées de la moelle osseuse du patient (incluant les cellules souches hématopoïétiques et les cellules souches mésenchymateuses) au niveau des lésions ischémiques a été tenté dans de nombreux centres.

Il est difficile, voire impossible, dans la plupart des cas, de vérifier chez l'homme le destin des cellules greffées dans le cœur des patients. Les rares cas d'autopsie de receveurs décédés n'ont pas permis de conclure à la différenciation des cellules injectées en cardiomyocytes. *On s'accorde pour considérer que l'effet bénéfique (plus ou moins reconnu) de l'intervention tient de l'apport de facteurs trophiques produits par les cellules greffées sur le myocarde du receveur et non de la différenciation des cellules de moelle osseuse injectées.*

On a eu tendance, ces dernières années, à voir dans la moelle osseuse une source possible de toutes sortes de types cellulaires. Des travaux récents lui ont même attribué la capacité de fournir (ou de contenir) des ovocytes ou cellules sexuelles femelles.

La moelle osseuse et le sang circulant, source d'ovocytes ?

Alors que les mâles conservent des cellules souches germinales dans le testicule pendant la vie entière, il est admis qu'il n'en est pas de même chez les femelles des mammifères. La production d'ovocytes s'achève avant la naissance. Les femelles naissent avec un stock défini de cellules sexuelles (arrêtées au stade 1 de la méiose) entourées de cellules ovariennes formant un follicule. Le stock d'ovocytes présent à la naissance diminue donc au cours de la vie. Nombre d'entre eux dégénèrent par apoptose. À partir de la puberté, certains follicules subissent une évolution qui les conduit à l'ovulation. Le nombre d'ovocytes est épuisé chez la femme au cours de la cinquième décennie de vie et cette exhaustion conduit à la ménopause. Une telle différence entre sexes mâle et femelle est loin d'être un phénomène général dans le règne animal. Ainsi, chez la mouche drosophile, des gamètes sont produits à partir de cellules germinales durant toute la vie de l'animal dans les deux sexes.

Une étude récente a mis en doute le dogme, pourtant solidement établi, selon lequel les ovocytes ne sont produits que dans l'embryon et le fœtus. Elle rapporte que, chez la souris, de nouveaux ovocytes sont générés après la naissance. Ils s'associent avec des cellules somatiques de la gonade, formant ainsi de nouveaux follicules chez la femelle adulte ! Si l'on traite des souris prépubères avec une drogue toxique pour les ovocytes, on élimine la réserve de follicules jeunes. Dans ce cas, les ovaires peuvent réacquérir, après quelques jours, des ovocytes qui, selon les auteurs de ce travail, auraient une origine extrinsèque.

Le problème se posait alors de savoir d'où provenaient les cellules germinales capables de coloniser la gonade de l'adulte et de s'y différencier en ovocytes. Après de nouvelles recherches, la même équipe a situé la source de ces cellules dans la moelle osseuse et le sang circulant. Des injections intraveineuses de sang ou de moelle osseuse prélevées chez un donneur transgénique (dont on peut reconnaître les cellules grâce au transgène) permettent la restauration, dans les jours qui suivent, du stock des ovocytes de femelles préalablement stérilisées chimiquement ou génétiquement.

Les auteurs considèrent donc que, chez la souris normale, de nouveaux ovocytes sont produits pendant toute la période reproductrice de la femelle à partir de cellules germinales situées hors de l'ovaire, dans le sang et surtout la moelle osseuse. La fécondabilité des ovocytes ainsi formés chez l'adulte n'a pas été établie. Mais, selon l'équipe responsable de ces travaux, la moelle osseuse contient bien des cellules possédant des marqueurs de cellules germinales, tels que l'équivalent mammalien du produit du gène *Vasa* de la drosophile. Ces cellules seraient les candidats plausibles d'une évolution en gamètes femelles.

Cette nouvelle potentialité des cellules de moelle osseuse est particulièrement inattendue. Les cellules germinales primordiales qui s'isolent de la lignée somatique précocement au cours du développement embryonnaire ne se localiseraient pas toutes dans l'ébauche gonadique comme on le pensait. Certaines d'entre elles suivraient les mêmes voies que les cellules souches hématopoïétiques et se retrouveraient ainsi dans la moelle osseuse.

Si ces conclusions du groupe dirigé par Jonathan Tilly[15] se trouvaient confirmées, et si les ovocytes générés pendant la vie postnatale étaient fécondables, il s'ensuivrait que les femmes ayant reçu une greffe de moelle osseuse pourraient donner naissance à des enfants qui leur seraient génétiquement étrangers car ils n'auraient avec elles aucun gène en commun !

Le laboratoire du Dr Amy Wagers[16], à Boston, a récemment mis au point un système expérimental testant d'une autre manière la potentialité de cellules non ovariennes à coloniser l'ovaire et à produire des ovocytes chez les mammifères femelles. Ce système, simple et direct dans sa conception, consiste à réunir deux souris femelles adultes par des parabioses vasculaires en établissant une suture de la peau latérale de l'abdomen. L'une des souris est normale (souris A), l'autre (souris B) est génétiquement modifiée afin que toutes ses cellules expriment la protéine fluorescente GFP. La circulation sanguine de ces deux souris étant commune, il est clair que, si la moelle osseuse contribue au contingent d'ovocytes de l'ovaire, des ovocytes-GFP positifs (verts en lumière UV) seront présents dans les ovaires de la souris normale (et *vice versa*). Mais tel n'a pas été le cas. Les cellules GFP positives présentes dans l'ovaire de la souris A appartenaient aux lignées hématopoïétiques et non à la lignée germinale. Les parabioses prolongées 6 à 8 mois, même après induction hormonale de superovulation, n'ont jamais montré de chimérisme des ovocytes obtenus à partir de l'une ou l'autre des souris qui partageaient le même sang circulant. Ce dernier, par contre, était toujours constitué d'un mélange de cellules sanguines des deux partenaires.

Ces résultats semblent bien indiquer que la moelle osseuse, malgré les nombreuses potentialités attribuées à ses cellules, n'est pas une source d'ovocytes fonctionnels chez la femelle adulte de mammifères. Le groupe de Jonathan Tilly fait remarquer qu'il n'a pas démontré que les ovocytes qui ont colonisé l'ovaire adulte à partir des cellules de moelle ou de sang injectées pouvaient atteindre un état fonctionnel et être émis par l'ovaire. Cependant, si une colonisation importante de l'ovaire avait eu lieu, elle aurait dû être observée dans l'expérience des parabioses.

Les espoirs mis dans la moelle osseuse comme source de cellules souches à potentialités multiples n'ont été, au stade où en sont actuellement les recherches, que partiellement confirmés. Il s'agit d'un tissu accessible chez l'adulte, capable de se régénérer après qu'une certaine quantité en ait été prélevée chez un patient. On sait qu'il est possible de l'injecter sans grave danger dans un organe adulte. Ceci a été bien démontré dans les autogreffes de moelle osseuse pratiquées dans le myocarde de patients victimes d'infarctus. Les résultats bénéfiques, qui ont été décrits dans ce type d'intervention, semblent cependant devoir être attribués à l'action de facteurs produits par les cellules de moelle injectées.

Certaines de ces substances auraient un effet angiogénique (stimulant la production de vaisseaux sanguins dans le tissu cardiaque) qui faciliterait la régénération de la fonction du myocarde. La présence de cellules souches dans la moelle osseuse et dans d'autres tissus dérivés du mésenchyme embryonnaire (comme le tissu adipeux par exemple) est bien réelle. Il n'est pas certain que la variété des types cellulaires auxquels elles peuvent donner naissance soit aussi étendue que certains travaux l'ont suggéré.

CHAPITRE 5

Cellules souches, cancer et cellules souches du cancer

Le concept de cellules souches du cancer

La connaissance des cellules souches apporte de nouvelles lumières sur la dynamique cellulaire qui préside à la genèse et à la pérennité des tumeurs malignes.

Les cellules cancéreuses se multiplient d'une manière illimitée et incontrôlable si les conditions qu'elles rencontrent permettent leur survie : on en a longtemps rendu compte en se contentant de considérer que n'importe quel type cellulaire peut subir une série de mutations qui le conduisent à s'accroître sans limites. Selon ce scénario, toutes les cellules d'une tumeur possèdent un potentiel anormal de prolifération qui peut toutefois se manifester différemment dans les différentes cellules de la tumeur. Il est possible que certaines tumeurs correspondent à ce modèle.

Une autre hypothèse, développée notamment par Irving Weissman[1] et basée sur l'étude de tumeurs des cellules sanguines, serait que la plupart des tumeurs malignes ont pour origine une (ou un petit nombre) des cellules souches capables d'autorenouvellement. La cellule fondatrice de la tumeur (une cellule souche normale) aurait acquis, à la suite de mutations successives, des caractéristiques génétiques anormales qu'elle perpétuerait ensuite dans sa descendance, en conservant le pouvoir d'autorenouvellement que lui confère son origine.

Les cellules tumorales issues de la cellule souche initiale ainsi produite proliféreraient abondamment (comme le font les progéniteurs multipotents produits par les cellules souches normales), puis se différencieraient d'une manière plus ou moins complète et plus ou moins proche du phénotype normal. Après une durée de vie variable, elles disparaîtraient par apoptose. La tumeur n'en survivrait pas moins grâce à son constant renouvellement assuré par le stock de cellules souches transformées. Les mécanismes qui assurent l'autorenouvellement de ce compartiment de cellules souches échapperaient au contrôle qui s'exerce sur les cellules normales de même type et qui en limite rigoureusement le nombre (Figure 3.5.1).

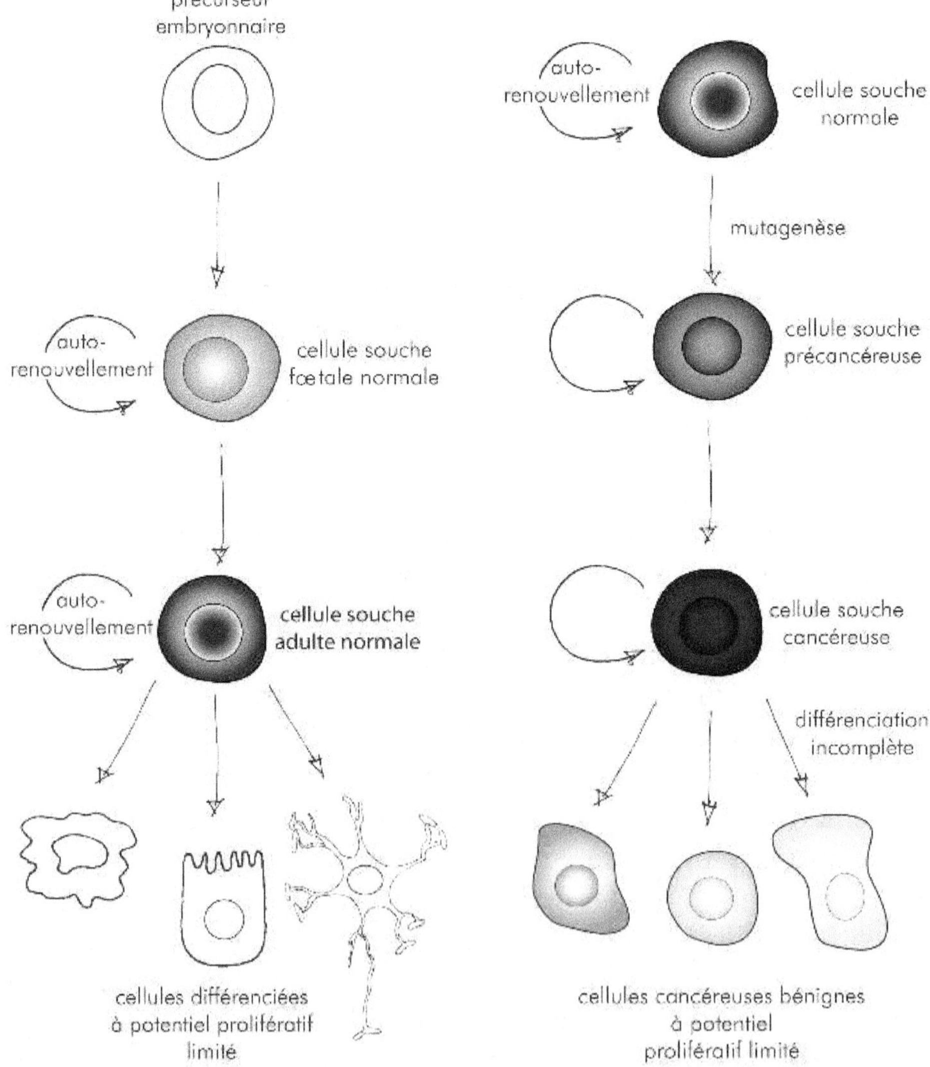

Figure 3.5.1 *Parallèle entre cellules souches normales et cancéreuses*
A- Des précurseurs embryonnaires fournissent des cellules souches fœtales douées de la capacité de s'autorenouveler qui sont à l'origine des tissus et organes. Certaines cellules souches subsistent chez l'adulte et permettent

le renouvellement des cellules différenciées dont la durée de vie est plus ou moins longue.

B- Une cellule souche normale adulte peut subir une (ou plusieurs) mutations qui entraîne(nt) sa transformation en cellule tumorale tout en lui conservant sa qualité de cellule souche et sa capacité d'autorenouvellement. Elle donne alors naissance à des cellules incomplètement différenciées dont le potentiel prolifératif est limité mais qui seront sans cesse renouvelées grâce à l'activité de la cellule souche cancéreuse. Celle-ci produira, en effet, des cellules hautement et transitoirement prolifératives qui ne seront capables que d'une différenciation incomplète et qui reconstitueront sans cesse la tumeur. Ce compartiment prolifératif est la cible de la thérapie antimitotique utilisée pour traiter la maladie. Cependant, la cellule souche cancéreuse, qui ne se divise que lentement, échappera à ce traitement et la tumeur récidivera. Modifié d'après Pardal *et al.*, 2003, *Nature Reviews Cancer*, 3, 895-902).

Autrement dit, les cellules souches du cancer s'approprieraient la machinerie moléculaire responsable du processus d'autorenouvellement à l'œuvre dans les cellules souches normales, sans que soit altérée leur capacité de produire des progéniteurs multipotents.

L'accumulation de mutations transformantes dans les cellules souches à longue durée de vie

Un argument favorable à l'hypothèse de cellules souches du cancer, existant en petit nombre et générant la tumeur maligne, est que les cellules souches normales ont une vie plus longue que les progéniteurs auxquels elles donnent naissance. De ce fait, elles ont plus de temps pour accumuler les mutations « transformantes ». On sait en effet que le phénomène de cancérisation nécessite l'accumulation de plusieurs (de 8 à 10) événements de mutations somatiques.

Si une cellule souche est transformée, elle donnera naissance à une tumeur durable du fait même de sa longévité et de son pouvoir d'autorenouvellement. Au contraire, les mutations qui surviennent au sein d'un progéniteur transformé destiné à mourir disparaîtront quand les cellules qui en dérivent auront atteint le terme de leur vie. Encore faut-il que la dérégulation génétique de ce progéniteur ne lui ait pas conféré le pouvoir de s'autorenouveler et d'acquérir ainsi, par lui-même, le statut de cellule souche. Cette éventualité n'est pas exclue. Si elle se produit au sein d'une tumeur, elle augmente la population de cellules souches tumorales et rend le cancer plus agressif.

Pour étayer cette hypothèse il convient de mieux comprendre, au niveau moléculaire et génétique, sur quoi repose le caractère particulier des cellules souches.

Plusieurs molécules de signalisation jouent un rôle dans la différenciation de divers types cellulaires : elles ont été identifiées et certaines d'entre elles sont impliquées dans le processus d'auto-renouvellement des cellules souches durant le développement normal. Nous aurons l'occasion de les évoquer plus loin. Il s'agit en particulier des systèmes de signalisation *Notch, Wnt, Shh* qui sont profondément perturbés dans les tumeurs dérivant des tissus où ils interviennent normalement.

On a de longue date reconnu des analogies entre développement embryonnaire et cancer. On voit en effet dans la tumorigenèse un dérèglement du processus normal d'organogenèse. Le concept de cellules souches du cancer permet de préciser ce rapprochement car il conduit à établir un parallèle entre la formation d'un organe au cours du développement et celle d'un cancer dans l'organisme déjà formé. *La tumeur est en somme un organe anormal dérivant d'une cellule souche cancéreuse qui a la propriété de se renouveler indéfiniment alors qu'elle a acquis celle de produire des cellules anormales par le jeu de mutations accumulées.*

La transplantation des tumeurs

Un des critères de malignité des cellules tumorales est leur capacité d'être transplantées d'un hôte à l'autre. Elles disparaissent lorsqu'elles ont tué leur hôte mais peuvent se perpétuer indéfiniment à la condition qu'elles trouvent les ressources nécessaires à leur propagation dans un nouveau receveur. Quelques cellules seulement de la tumeur primaire sont suffisantes pour reproduire la maladie chez un hôte sain histocompatible. On sait que, dans les leucémies ou les myélomes, seule une faible proportion (1/10 000 à 1/100) de cellules malades transplantées *in vitro* sont capables de proliférer et de constituer des colonies, elles-mêmes transplantables. Il en est de même pour les tumeurs solides comme les cancers du poumon, de l'ovaire, les neuroblastomes ou les tumeurs du sein.

Ces expériences ont conduit à la notion que, dans une tumeur, une sous-population seulement des cellules qui la constituent est tumorigène. *Ces cellules tumorigènes peuvent être considérées comme des cellules souches du cancer.*

Des recherches réalisées sur les tumeurs humaines malignes du cerveau, par exemple les glioblastomes[2], ont permis d'isoler des cellules qui portent les marqueurs moléculaires des cellules souches neurales normales. Comme celles-ci, elles se sont révélées capables de générer des neurosphères en culture *in vitro*, à partir desquelles peuvent se différencier des cellules gliales et des neurones. Ces neurosphères contenaient également des cellules indifférenciées, possédant le pouvoir de reproduire de nouvelles colonies. Pour étudier leur capacité tumorigène, on a utilisé comme receveur une souche de souris immunodéficientes, inaptes à rejeter les greffes. Les tumeurs induites par ces cellules présentaient les caractères de la tumeur primaire humaine. À partir de cette tumeur transplantée, de nouvelles cellules souches ont été isolées et ont servi à propager sériellement la tumeur à de nouveaux hôtes. Ce processus peut être répété d'une souris à une autre, apparemment sans limites. Le critère d'autoreproduction indéfinie qui s'applique ainsi à ces cellules tumorales permet de leur attribuer la qualité de cellules souches[*].

Il est donc probable que, dans le tissu nerveux, les cibles des mutations qui conduisent à l'émergence des cellules tumorales sont les cellules souches neurales normales. Il est cependant impossible d'exclure que les cellules appartenant au compartiment hautement prolifératif des précurseurs ne soient aussi capables de *revenir au stade de cellules souches après avoir subi une série de mutations conduisant à la malignité.*

Des travaux restent à accomplir pour clarifier ces points décisifs. En effet, la connaissance précise des cellules qui sont à l'origine des tumeurs pourrait être d'un intérêt clinique considérable. On chercherait à leur appliquer des thérapies ciblées qui n'affecteraient pas les cellules normales en division. Actuellement, des can-

---

* Les cellules capables de propager la tumeur possèdent un antigène à leur surface (CD133) retrouvé sur d'autres types de cellules souches normales, comme les cellules souches hématopoïétiques.

cers sont traités comme si toutes les cellules qui les composent étaient douées d'un pouvoir illimité de prolifération et possédaient toutes également la capacité de générer des métastases.

Vers une thérapie anticancéreuse visant les seules cellules souches de la tumeur

Seules les cellules souches de la tumeur douées de cette propriété devraient constituer la cible de la thérapie anticancéreuse qui ainsi n'inclurait pas les cellules saines de l'organisme en phase de prolifération, comme c'est le cas de la chimiothérapie et de la radiothérapie utilisées actuellement. Pour atteindre cet objectif, il convient que leurs propriétés soient bien définies. On peut concevoir en effet que des médicaments spécifiquement dirigés contre ces cellules permettraient d'obtenir de meilleurs résultats et peut-être même la guérison définitive des malades atteints de tumeurs solides métastatiques.

On voit que ces recherches sur les cellules souches ont un intérêt qui dépasse celui de la thérapie cellulaire et de la médecine régénératrice.

Elles sont d'une très grande importance pour la compréhension des mécanismes qui président à l'homéostasie cellulaire dans la construction de l'embryon ou dans les tissus de l'adulte qui, nous l'avons vu, sont soumis à un constant renouvellement. Elles ont encore le mérite d'éclairer sous un jour nouveau, probablement plus proche de la réalité que celui qui prévalait jusque-là, les mécanismes responsables d'un des fléaux de l'humanité : le cancer.

Si le pouvoir prolifératif et invasif des tumeurs malignes tient à l'activité d'un petit groupe de cellules souches, capables de les régénérer d'une manière incessante, alors ce sont ces cellules qui constituent en quelque sorte le germe du mal, qu'il faut combattre tout spécialement pour éradiquer la maladie. Et si l'on se réfère à la manière dont fonctionnent les cellules souches des tissus normaux, il est évident que les cellules souches du cancer ont des propriétés particulières qui diffèrent de celles des cellules de la tumeur elle-même contre lesquelles les thérapies actuelles sont principalement ciblées.

Partie IV

LA VIE SAISIE
PAR LES BIOTECHNOLOGIES

Les progrès considérables de nos connaissances dans le domaine du fonctionnement des cellules, de leurs besoins et des facteurs qui, dans l'organisme, influencent leur devenir, ont permis de les maintenir en vie hors de l'organisme. La possibilité de cultiver les cellules *in vitro* associée aux avancées de la biologie moléculaire sont à l'origine des biotechnologies. Une des réalisations les plus spectaculaires de ces techniques nouvelles est la possibilité de cultiver des cellules de l'embryon de mammifère à un stade où chacune de ces cellules possède encore des capacités de différenciation aussi importantes que celles de l'œuf lui-même. Dans l'embryon, ce stade est éphémère car les cellules qui le constituent se spécialisent très rapidement. Elles perdent progressivement la plupart de leurs potentialités de différenciation pour n'en garder qu'un petit nombre puis une seule qu'elles exprimeront pour constituer les différents tissus de l'organisme.

La manière dont cette avancée technologique a été acquise ainsi que les perspectives qu'elle a ouvertes font l'objet de la quatrième partie de ce livre.

Ces perspectives concernent l'utilisation des cellules souches embryonnaires pour mettre au point une thérapie cellulaire d'un type nouveau qui s'affranchirait des limitations de celle qui est basée sur les capacités de régénération des cellules souches adultes que nous venons d'évoquer.

L'utilisation de cellules souches issues d'embryons a soulevé de grands espoirs chez les biologistes et dans le public. Elle n'est cependant pas encore opérationnelle pour diverses raisons d'ordre technique et biologique que nous passerons en revue dans les chapitres qui suivent. De plus, l'utilisation de cellules issues d'embryons pour traiter des patients soulève des problèmes d'ordre éthique. Notons que l'imagination et le génie des chercheurs tentent de les contourner en inventant encore de nouvelles technologies.

Comme nous le verrons, les cellules souches embryonnaires constituent un domaine de recherche très actif qui génère des progrès dans nos connaissances d'un intérêt biologique très général.

Il est frappant de constater qu'en ce début du XXIe siècle, nous vivons un de ces moments rares dans l'Histoire où la science nous ouvre une liberté de choix et d'action dans un domaine où nous devions jusqu'alors nous contenter de subir les diktats de la Nature. Nous pouvons désormais, et nous pourrons toujours davantage, intervenir au plus intime de ce qui crée et prolonge la vie. Cela bouleverse notre vision de l'homme et nos valeurs : un travail de réélaboration devient, à cet égard, nécessaire.

Un produit
des biotechnologies :
les cellules souches
embryonnaires

*La totipotence de l'œuf
et son prolongement
au cours du développement embryonnaire*

Capable de fournir, dans sa descendance, tous les types cellulaires qui composent l'organisme de l'adulte, l'œuf est une cellule « totipotente ». Elle possède l'information nécessaire pour que s'expriment, dans les cellules qu'elle produit, chacune des combinaisons génétiques qui caractérisent les divers états différenciés. À mesure qu'elles se spécialisent, les cellules issues de la division de l'œuf perdent les potentialités de la cellule initiale.

Le processus de restriction des capacités de différenciation des cellules embryonnaires se déroule selon un programme et une chronologie qui varient selon les espèces. Ces variations sont évidentes si l'on compare, comme nous l'avons fait plus haut, les premiers stades du développement d'invertébrés marins comme l'oursin et l'ascidie* *Styela partita*. Chez *Styela*, dès les premières divisions de l'œuf, les blastomères ont une destinée bien déterminée et la blastula est une mosaïque de territoires distincts les uns

---

* Les ascidies sont des animaux marins qui vivent fixés sur un support mais dont les formes larvaires sont libres et présentent des caractères communs avec les vertébrés, notamment une queue munie d'une notocorde et de somites à l'origine de muscles. Les ascidies sont des *urochordés* et, comme les vertébrés et l'amphioxus, appartiennent au groupe des *chordés* (animaux munis d'une notocorde).

des autres. Dans ce cas, les interactions inductrices ou inhibitrices entre les cellules, même si elles existent, jouent un rôle beaucoup plus modeste dans le développement de l'embryon que dans d'autres espèces dont le prototype est l'oursin.

Depuis l'expérience historique de Hans Driesch en 1891, on sait que, si l'on sépare l'un de l'autre les deux premiers blastomères de l'oursin, chacun d'eux est capable de reconstituer une larve *Pluteus* entière et normale. Pourtant, lorsqu'elles restent associées l'une à l'autre, comme c'est le cas au cours du développement naturel de l'embryon, chacune de ces cellules ne fournit qu'une demi-larve. Une interaction inhibitrice s'exerce donc entre elles dès le début du développement.

L'expérience de Driesch révèle, chez l'embryon d'oursin, un pouvoir de régulation remarquable. Les œufs de ce type (dits œufs à régulation) tendent à compenser la perte ou le gain de matériel embryonnaire pour aboutir à la formation d'un embryon normal. Ils s'opposent aux œufs dits à développement « en mosaïque », comme ceux des ascidies, dont le cytoplasme est constitué de zones distinctes où se sont accumulées, au cours de l'ovogenèse, des molécules porteuses d'une information particulière produites par le noyau de l'ovocyte. Cette information, nous le savons, est transmise par les ARN messagers. Ceux-ci contrôlent la synthèse des protéines nécessaires au développement de tel ou tel tissu.

Les expériences montrant que les œufs qui ont un développement en mosaïque sont incapables de régulation remontent à la première moitié du XXᵉ siècle[1]. Elles ont été confirmées et approfondies par la suite. Ainsi, les blastomères du croissant jaune (B4.1., Figure 4.1.1), lorsqu'ils sont isolés, forment du muscle comme ils le font dans l'embryon. Les cellules musculaires peuvent être reconnues parce qu'elles produisent une enzyme, l'acétylcholinestérase, comme l'a montré Whittaker, dès 1973[2]. Poussant plus avant son analyse, il eut même l'idée de transplanter, à l'aide d'une pipette fine, un peu de cytoplasme du croissant jaune dans les blastomères destinés à fournir l'ectoderme : ceux-ci devenaient alors capables de fournir du muscle[*3],

---

* On a identifié le produit d'un gène (*macho-1*) présent dans les cellules du croissant jaune. L'ARNm de *macho-1* s'est révélé essentiel pour la différenciation des muscles de la queue du têtard d'Ascidie : s'il est détruit, les

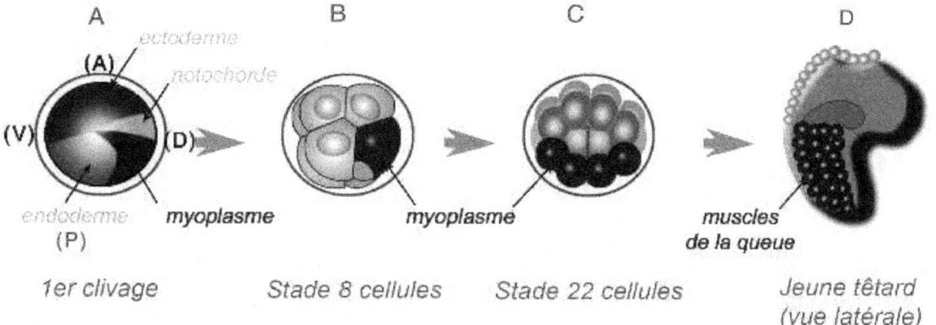

Figure 4.1.1 *Le développement de l'œuf Ascidie* (Styela partita)
A : au stade non segmenté, l'œuf fécondé montre des zones cytoplasmiques distinctes portant des inclusions de couleurs différentes. Sur une vue latérale de l'œuf, on distingue un croissant gris sur la face dorsale (D) qui sera à l'origine du tube neural. Postérieurement (P) à celui-ci, un croissant, qui dans l'œuf est de couleur jaune, correspond à la région destinée à former les muscles de la queue de la larve (appelée myoplasme). Ventralement se trouve le territoire du futur tube digestif et dans la moitié antérieure (A) de l'œuf le futur ectoderme.
B : la première division partage l'œuf en une moitié droite et une moitié gauche. La seconde en une moitié antérieure et une autre postérieure. La figure représente une vue latérale gauche de la morula. Le myoplasme est localisé dans deux blastomères postérieurs.
C : stade 22 cellules montrant, sur une vue dorsale, les précurseurs des cellules musculaires de la queue de la larve.
D : vue latérale de la larve où les muscles dérivés du myoplasme de l'œuf se trouvent dans la queue.

ce qui confirmait la présence, dans les cellules transplantées, de déterminants cytoplasmiques décisifs pour la différenciation du muscle.

---

muscles ne se développent pas ; s'il est transféré dans des cellules à destinée ectodermique, celles-ci deviennent capables de se différencier en muscle. *Macho-1* code pour un facteur de transcription qui, chez l'ascidie, est capable de déclencher le programme de différenciation musculaire. (Nishida H. et Sawada K., *Nature*, 2001.)

Plasticité du développement précoce
chez les mammifères

Les mammifères se développent, comme l'oursin, selon un mode régulatif. L'existence de vrais jumeaux dans l'espèce humaine le démontre clairement. Ils proviennent, on y a déjà fait allusion, de la scission d'un embryon et représentent un clone de deux individus : ils dérivent du même œuf, dont les cellules possèdent le même génome, comme c'est le cas pour les blastomères d'oursin que Driesch avait séparés dans l'expérience mentionnée plus haut. Les jumeaux monozygotes résultent d'une scission embryonnaire qui se produit au sein du blastocyste à un stade plus ou moins précoce de son développement. Si la scission se produit juste après la formation de la masse cellulaire interne, chacun des embryons aura son propre placenta ; si elle est plus tardive, les deux fœtus partageront le même placenta tout en ayant des amnios distincts. Il arrive même qu'ils soient réunis au sein d'une même cavité amniotique : les embryons peuvent alors entrer en contact l'un avec l'autre et des fusions embryonnaires, à l'origine de siamois, peuvent alors survenir.

On voit toute la plasticité dont l'embryon des mammifères est capable. Les expérimentations auxquelles il a été soumis depuis que l'on sait le cultiver *in vitro* ont confirmé ces conclusions issues de la simple observation.

Les premiers stades du développement des mammifères se déroulent dans les trompes utérines et, pour cette raison, ils ont longtemps échappé à toute étude expérimentale. Ils sont donc restés beaucoup moins bien connus que ceux d'espèces telles que l'oursin, la grenouille ou le poulet dont l'œuf et l'embryon sont facilement accessibles. Au cours des années 1950, on est parvenu à créer des milieux de culture pour l'œuf de souris, qui permettaient non seulement d'obtenir la fécondation de l'ovocyte en dehors du corps de la mère (*in vitro*), mais aussi d'assurer, dans les mêmes conditions, le développement de l'embryon[*,4,5,6,7].

---

* Après les travaux pionniers de Hammond (réf. 4), Whitten (réf. 5) et Thibaut (réf. 6), les recherches de Ralf Brinster (réf. 7) aux États-Unis ont

L'embryogenèse peut se dérouler normalement, dans un récipient maintenu à la température corporelle, jusqu'au stade blastocyste. Au-delà, l'embryon a besoin des conditions qui lui sont fournies lorsqu'il s'implante dans l'utérus maternel. Jusqu'ici, ces conditions n'ont pas pu être reproduites hors de l'organisme : la survie de l'embryon au-delà du blastocyste dépend donc de son transfert dans l'utérus d'une mère porteuse[*8].

La culture des gamètes puis de l'embryon est désormais appliquée en routine chez de nombreuses espèces de mammifères telles que les bovins et les ovins, comme pratique d'élevage, et chez l'homme où elle permet une assistance médicale à la procréation[**].

Outre ces applications, la culture *in vitro* de l'embryon de mammifère a permis d'étudier plus précisément la plasticité du développement embryonnaire et d'en tirer parti pour mettre au point des techniques de biotechnologie d'une grande importance tant au plan pratique que théorique. On a montré notamment que l'embryon n'est pas seulement capable de réguler des pertes de substances (comme le prouve sa capacité à produire un adulte normal à partir d'un demi-blastocyste), mais qu'il peut aussi « réguler les excédents ». Ainsi, l'association de deux morulas de souris, réalisée par Andrzej Tarkowski puis par Beatrice Mintz au début des années 1960[9,10], donne naissance à une souris unique de taille normale, mais dont tous les tissus sont constitués de cellules provenant des deux œufs associés. C'est ce qu'on peut démontrer lorsque les deux embryons associés portent des marqueurs génétiques différents qui permettent de déterminer l'origine des cellules constituant les tissus et organes de la souris résultant de la fusion[***]. Celle-ci est une *chimère*, formée par des cellules provenant de deux

---

établi les conditions permettant la survie et le développement de l'œuf de souris. L'introduction des antibiotiques dans les milieux a beaucoup aidé au succès de cette technique utilisée maintenant en routine pour cultiver l'œuf humain dans les centres de fécondation *in vitro* (FIV).

* La démonstration que les embryons qui ont accompli leur segmentation *in vitro* peuvent se développer normalement après transfert dans l'utérus d'une mère porteuse dont la muqueuse est dans un état favorable à son implantation a été apportée grâce aux travaux de Mc Laren et Biggers, en 1958 (réf. 8).

** En français, PMA pour *procréation médicalement assistée*. En anglais, IVF pour *in vitro fertilization*.

*** La proportion des cellules de chacun des génotypes varie selon les cas, mais leur coexistence est constante.

événements distincts de fécondation et possédant deux génomes différents.

La totipotence des cellules de l'embryon a été démontrée quelques années plus tard par une expérience spectaculaire. Elle révélait qu'il n'est pas nécessaire de provoquer la fusion de deux embryons entiers pour obtenir des chimères : une unique cellule de la masse cellulaire interne provenant d'un embryon d'une souche B injectée au stade blastocyste dans un embryon d'une souche A donne naissance à une souris dont pratiquement tous les tissus contiennent des cellules du donneur et du receveur.

Ces expériences montrent que les cellules embryonnaires sont, comme l'œuf, capables de générer une descendance dans laquelle tous les types cellulaires de l'adulte sont représentés.

Il est donc clair que l'orientation des cellules embryonnaires vers un destin particulier survient tardivement au cours du développement des mammifères. En effet, l'ovocyte des mammifères placentaires est de petite taille et dépourvu de réserves nutritives. Celles-ci sont fournies à l'embryon par la mère via le placenta. Les déterminants cytoplasmiques capables, chez l'ascidie, d'orienter le devenir des cellules embryonnaires dès les stades précoces du développement de l'œuf sont absents dans le gamète femelle des mammifères placentaires : ils sont élaborés progressivement au cours du développement de l'embryon. Il en résulte que les cellules embryonnaires restent équivalentes et tout aussi totipotentes que l'œuf, au moins jusqu'à la fin du stade blastocyste. Les polarités antéropostérieures et dorsoventrales ne sont établies que lorsque débutent la gastrulation et la formation des feuillets embryonnaires, après l'implantation de l'embryon dans l'utérus.

Les cellules souches embryonnaires (ES) : une « capture » et un prolongement biotechnologique d'un stade fugitif du développement normal

La totipotence des cellules embryonnaires a été mise à profit pour établir des lignées de cellules qui conservent la capacité de se multiplier sans se différencier.

En 1981, deux laboratoires, ceux de Gail Martin aux États-Unis[11] et de Martin Evans en Angleterre[12], ont mis au point les conditions de culture qui permettent de maintenir les cellules de la masse cellulaire interne de l'embryon de souris dans un état stable où elles prolifèrent abondamment et indéfiniment si elles sont maintenues dans un milieu convenable. Les cellules sont prélevées à partir de blastocystes de quatre jours (post-fécondation) et cultivées sur une couche de cellules nourricières fibroblastiques. Elles peuvent être retransplantées, virtuellement sans limites, et fournissent des lignées permanentes qui conservent un nombre normal de chromosomes (ce qu'on exprime en disant qu'elles restent *euploïdes*).

La preuve qu'elles gardent intactes leurs capacités de différenciation est fournie de plusieurs manières : si elles sont transplantées en l'absence de couche nourricière, elles prolifèrent moins et se différencient en multiples types cellulaires (muscle, cardiomyocytes, épithéliums, neurones, cartilage, etc.) comme le font des cultures primaires[*] de cellules embryonnaires, formant sur le fond du récipient de culture des tissus désorganisés. Par ailleurs, si ces cellules sont transplantées individuellement dans le blastocyste d'un embryon receveur, elles peuvent, tout comme les cellules de la masse cellulaire interne, participer à tous les tissus de l'embryon. Il s'agit donc de cellules souches embryonnaires (*Embryonic Stem Cells : ES cells*) qui peuvent à la fois se reproduire telles quelles (en restant totipotentes) et produire des cellules différenciées en fonction de l'environnement dans lequel elles se trouvent.

Les cellules souches embryonnaires sont donc la prolongation artificielle d'un état embryonnaire normalement fugitif. Au cours de son évolution normale, le blastocyste s'engage rapidement dans la phase de gastrulation au cours de laquelle les axes de polarité du futur embryon sont établis et les cellules embryonnaires se distribuent en feuillets. Ce processus s'accompagne d'une restriction de leurs potentialités.

Ainsi, les premières cellules issues de la division de l'œuf des mammifères conservent la totipotence de l'œuf lui-même. Cependant,

---

[*] Le terme de « culture primaire » s'applique aux cellules prélevées dans l'organisme et explantées *in vitro*. Il s'oppose à ceux de « cultures secondaires » ou de « lignées cellulaires » qui s'appliquent aux cultures provenant du repiquage de cellules déjà en culture.

elles ne possèdent pas son pouvoir organisateur. Lorsqu'elles sont placées dans des conditions qui leur permettent de se différencier, elles fournissent des tissus disposés sans ordre. Le plan d'organisation qui assigne à chaque tissu une place et une taille déterminées dans l'organisme en construction ne se met en place que lorsque le développement procède à partir de l'œuf lui-même.

La possibilité de propager les cellules ES en culture par simple repiquage dans du milieu frais sans que leur pouvoir prolifératif ne soit altéré montre qu'elles ont acquis un statut d'« immortalité ». Il faut souligner que cette propriété appartient aussi à des lignées de cellules tumorales. La grande différence entre cellules ES et cellules « transformées » réside dans le fait que les premières conservent un caryotype normal, alors que les cellules tumorales sont aneuploïdes.

Pendant de nombreuses années, la production de cellules ES a été limitée à la souris, seule espèce qui paraissait pouvoir se prêter à cette experience[*]. Cependant, en 1998, des lignées permanentes de cellules souches humaines ont été établies, ouvrant ainsi des perspectives considérables en médecine régénérative[**].

Lignées de cellules souches dérivées du germen

S'il est vrai qu'à partir du début de la gastrulation les cellules de l'embryon ne se prêtent plus à l'établissement de lignées continues de cellules ES, on trouve cependant, dans les gonades embryonnaires, des cellules qui ont conservé la totipotence de l'œuf : ce sont les *cellules germinales primordiales* (CGP) qui, au cours de l'embryogenèse, vont se loger dans les gonades, et plus tard se différencient en cellules sexuelles. Alors que les cellules embryonnaires s'engagent dans une voie de différenciation, celles qui sont destinées à devenir des gamètes restent totipotentes. En 1992, deux laboratoires américains, celui de Brigid Hogan et celui de Peter Donovan, ont montré qu'un facteur particulier (le LIF), agissant en synergie

---

[*] Pour plus de détails, se reporter à *Des chimères, des clones et des gènes, op. cit.*

[**] Voir Thomson *et al.*, *Science*, 1998.

avec d'autres facteurs de croissance[*], permettait non seulement de maintenir les CGP en culture mais aussi d'induire leur prolifération dans un état indifférencié qui est très similaire à celui des cellules ES obtenues à partir des premières cellules de l'embryon.

Les cellules souches dérivées des CGP (appelées cellules EG pour les distinguer des cellules ES) forment des colonies que l'on peut entretenir d'une manière continue à l'état indifférencié mais dont il est également possible d'induire la différenciation en modifiant l'environnement dans lequel elles se trouvent. Elles sont alors capables de contribuer à tous les tissus d'une souris ou de former des « chimères d'injection » si elles sont introduites dans le blastocyste d'un autre animal, alors que les CGP dont elles dérivent en sont incapables. C'est donc la prolifération de ces cellules en culture *in vitro* qui leur rend les caractères de cellules ES que leurs ancêtres possédaient dans le blastocyste avant que la lignée germinale ne se soit ségrégée de la lignée somatique. Ainsi, la culture *in vitro* permet de lever l'inhibition qui, *in vivo*, empêche les CGP de se différencier ; elle les transforme, par un artefact expérimental, en cellules souches pluripotentes.

Les progrès réalisés dans la maîtrise du comportement cellulaire par la culture *in vitro* ont permis récemment d'*obtenir des cellules type ES à partir de testicules adultes*.

Le testicule de l'adulte renferme des cellules, dérivées des CGP de la gonade embryonnaire, appelées *spermatogonies*. Leur destin normal est de produire des gamètes mâles. En fait, elles constituent une réserve de cellules souches (les CSS pour cellules souches spermatogoniales) et assurent la production de spermatozoïdes pendant la vie entière dans le sexe mâle. En les soumettant à des méthodes de culture et de sélection appropriées, un groupe de chercheurs de l'Université de Göttingen[13] est parvenu à en isoler une lignée de cellules qui possèdent les caractéristiques des cellules ES : expression du facteur de transcription *Oct4*, croissance illimitée, capacité de se différencier en tous types cellulaires selon les conditions d'environnement qui leur sont offertes. Ces cellules appelées *multipotent adult Germ Line Stem Cells* ou maGSC sont aussi aptes à former des tératomes (c'est-à-dire des masses de cellules différenciées, non organisées et appartenant aux trois

---

[*] Le SCF (*Stem Cell Factor*), dont il est question plus loin, et le FGF (*Fibroblast Growth Factor*).

feuillets embryonnaires) lorsqu'elles sont injectées dans un hôte adulte, à l'instar des cellules ES elles-mêmes. Lorsque les maGSC sont injectées dans des blastocystes, elles participent en général à tous les tissus, comme le font les cellules des blastocystes normaux et les cellules ES.

Ces maGSC (cellules souches multipotentes d'origine gonadique) résultent de la reprogrammation de cellules souches des spermatogonies, favorisée par les conditions de l'environnement. De tels événements de reprogrammation sont rares mais donnent naissance à des cellules dotées d'un pouvoir important de prolifération.

L'intérêt que présente ce type de cellules du point de vue thérapeutique est évident. La possibilité de dériver des cellules souches multipotentes à partir de cellules testiculaires adultes pourrait permettre d'éviter l'utilisation de cellules souches embryonnaires dans le cadre de protocoles médicaux visant à régénérer des tissus lésés.

Les clés génétiques du pouvoir d'autorenouvellement

La cellule œuf, nous l'avons souligné à maintes reprises, possède des caractéristiques génétiques qui la rendent différente des autres cellules de l'organisme. Elles sont à l'origine de son pouvoir organisateur et de sa totipotence. Cette dernière propriété persiste (avec quelques modulations) dans les cellules embryonnaires qui sont produites au début du développement ainsi que dans les cellules ES conduites expérimentalement à prolonger l'état particulier de ces cellules précoces.

Les cellules souches embryonnaires possèdent, on l'a vu, la capacité de se renouveler tout en fournissant des descendants qui prolifèrent et finalement se différencient. Les caractères génétiques et moléculaires qui sous-tendent ces propriétés sont un objet d'étude essentiel pour la biologie du développement. Ils concernent en effet le problème central de la différenciation cellulaire. Quelles sont les activités géniques responsables du maintien des cellules dans un état indifférencié ? Qu'est-ce qui leur confère la capacité d'autorenouvellement, propre aux cellules souches mais absente chez les précurseurs engagés dans un programme de différenciation ?

Les expériences décrites plus haut montrent tout d'abord que l'état des cellules souches ES, pour être permanent, doit être maintenu à l'aide d'un stimulus extérieur. Celui-ci est fourni par un (ou plusieurs) facteur(s), émanant des cultures de fibroblastes, dont la nature n'est pas élucidée. Cependant, les cultures nourricières (*feeder layers*) de fibroblastes peuvent être remplacées, pour les cellules ES de souris[*], par un facteur appelé LIF (*Leukemia Inhibitory Factor*), découvert dans d'autres circonstances pour son effet sur des cellules leucémiques. Celles-ci sont porteuses d'une dérégulation des mécanismes de prolifération et de différenciation : comme toutes cellules tumorales, elles se multiplient et restent dans un état plus ou moins indifférencié selon la lignée considérée. Sous l'influence du LIF, elles poursuivent leur différenciation alors que leur capacité proliférative se réduit. Curieusement, le LIF a un effet inverse sur les cellules de la masse cellulaire interne du blastocyste de souris qu'elles maintiennent dans un état indifférencié et prolifératif (mais non tumoral).

Pour les cellules de l'embryon humain, le LIF s'est révélé inefficace et c'est un mélange particulier de facteurs de croissance qui remplit le même rôle[14].

Vers une signature génétique des cellules souches

Les caractères communs à toutes les cellules souches, qu'elles dérivent de l'embryon ou de l'adulte, résident, nous l'avons vu, dans leur capacité d'autorenouvellement associée à celle de produire divers types de cellules différenciées (y compris des cellules de la lignée germinale pour les cellules ES).

Il est probable que ces caractéristiques relèvent d'activités géniques communes à toutes les catégories de cellules souches. Les

---

[*] Nous verrons que ce facteur n'a pas cet effet sur les cellules souches humaines.

profils transcriptionnels* de celles-ci, selon leurs divers types, ont été analysés dans le but d'identifier une *signature génétique* qui les distinguerait des autres types cellulaires. De nombreux gènes se sont révélés être également actifs dans les cellules ES, les cellules souches hématopoïétiques, neurales ainsi que dans diverses sortes de cellules souches tissulaires[15].

Les premières tentatives en ce sens ont révélé des variations importantes selon les équipes de recherche auxquelles on se réfère et les divers types de cellules explorées. Des investigations sur un plus grand nombre de cellules souches et des organismes plus diversifiés se révèlent nécessaires pour permettre de cerner cette signature spécifique des cellules souches que l'on voudrait décrypter. On en aurait ainsi une définition moléculaire qui s'ajouterait à la définition fonctionnelle qu'on leur connaît et permettrait de rendre compte de leurs caractéristiques biologiques si particulières.

Nous n'en sommes pas encore là, mais des progrès récents ont été accomplis dans ce sens. On sait que les cellules souches sont capables de répondre à une variété de facteurs de signalisation tels que les membres des familles du *TGFβ*, de *Notch* et de *Wnt* qui interviennent dans de nombreux processus du développement et du fonctionnement des organismes. La plupart des cellules souches expriment des molécules impliquées dans la maintenance des télomères et présentent un taux élevé d'activité de la télomérase. De plus, les cellules ES expriment un certain nombre de facteurs de transcription qui paraissent bien être impliqués dans leur identité : *Oct4* qui est déjà présent dans l'ovocyte et dans les cellules de la masse cellulaire interne de l'embryon préimplantatoire de souris (stade blastocyste). Oct4 disparaît lorsque les cellules se différencient mais reste présent dans les cellules germinales. On peut donc considérer Oct4 comme un gène dont l'activité est associée à la pluripotentialité. Il en est de même d'un autre gène découvert dans les cellules germinales de la drosophile, *Nanog*, et présent aussi chez les mammifères ainsi que de *Sox2* qui est nécessaire pour empêcher les cellules embryonnaires de se différencier.

---

* Profil transcriptionnel : ensemble des ARNm produits par des cellules. On sait que l'ARNm est produit par la « transcription » de l'ADN des gènes, lequel porte l'information nécessaire à la synthèse protéique. Le profil transcriptionnel est le témoin de l'activité des gènes dans la cellule.

Les mécanismes qui sous-tendent l'action de ces différents facteurs et les interactions qui s'exercent entre eux ne sont pas encore élucidés. Ces connaissances ont déjà été mises à profit pour franchir une nouvelle étape dans la saga des cellules souches : la transformation par génie génétique d'une cellule fibroblastique en une cellule qui possède des caractéristiques d'une cellule souche appelée pour cette raison *Ips-cell* (*Induced pluripotent stem*).

Des fibroblastes transformés en cellules souches par transgenèse

Des chercheurs japonais[16] ont identifié 24 gènes activés dans les cellules ES et ont entrepris de les introduire dans des cellules fibroblastiques adultes. Un petit nombre de ces cellules ont alors présenté les propriétés des cellules ES : transplantées sous la peau de souris adultes elles produisent des tératomes dans lesquels on distingue une variété de tissus différenciés. Injectées dans des blastocystes, elles contribuent au développement de divers tissus de l'embryon à l'exception de la lignée germinale.

Chacun des 24 gènes, introduits individuellement dans les fibroblastes, ne produit pas cette transformation. En procédant par élimination, les chercheurs sont parvenus à l'obtenir avec seulement quatre gènes : *Oct4, Sox2, c-Myc* et *Klf4*.

Ces travaux ont été poursuivis activement et au début du mois de juin 2007 sont parus[17] trois nouveaux articles confirmant ces résultats et montrant que le taux de transformation des cellules fibroblastiques en *Ips-cells* peut être nettement augmenté par rapport aux premiers essais. *De plus, l'injection de ces cellules dans des blastocystes a été suivie de leur participation à la lignée germinale dans les chimères. Les cellules dérivées des fibroblastes reprogrammés ont donc fourni des cellules germinales qui se sont différenciées en gamètes, et les souris chimères ont donné naissance à une descendance provenant de ces fibroblastes « transformés ».*

Ainsi les *Ips-cells* présentent l'ensemble des caractéristiques des cellules ES montrant que la reprogrammation du noyau des fibroblastes en noyau d'une cellule pluripotente a été induit par la présence des quatre gènes : *Oct4, c-myc, Sox2* et *Klf4*.

Il est à noter que les gènes décisifs pour la reprogrammation cellulaire ont été introduits dans les fibroblastes à l'aide de vecteurs rétroviraux. L'équipe japonaise du Dr Yamanaka a suivi la descendance de ces chimères. Sur 121 souris, 20 % ont développé des tumeurs qui pourraient provenir de la réactivation du transgène c-myc par le vecteur rétroviral.

En conclusion, ces résultats ouvrent une voie de recherche d'un grand intérêt. S'ils se confirment et si les cellules ainsi reprogrammées se révèlent sans danger après que les ajustements techniques nécessaires aient été mis au point, il sera possible de fabriquer des cellules sur mesure pour chaque patient. Les cellules pluripotentes ainsi produites devraient pouvoir être amenées à se différencier dans le type cellulaire dont le patient a besoin. La greffe de telles cellules ne serait évidemment pas soumise au rejet immunologique puisqu'elles posséderaient la même spécificité HLA que le patient lui-même.

L'importance de ce résultat est à souligner. Notons que pour l'instant ces expériences ont été réalisées chez la souris. Il reste à démontrer qu'elles peuvent être reproduites sur des cellules humaines.

L'hypothèse du « brin immortel »

La molécule d'ADN, nous le savons, est composée de deux brins linéaires enroulés en une hélice. Rappelons que chaque brin est formé d'une chaîne de nucléotides caractérisés par une base qui peut être l'adénine (A), la thymine (T), la cytosine (C) ou la guanine (G). Les ponts qui unissent les deux brins de l'hélice d'ADN sont formés par la jonction de deux bases bien déterminées : l'adénine (A) se lie à la thymine (T) et la cytosine (C) à la guanine (G).

Ainsi chacun des brins d'ADN est complémentaire de l'autre quant à la séquence des nucléotides qui la composent.

Comme nous l'avons évoqué précédemment, la duplication de l'ADN est dite *semi-conservative*. En effet, lors de la phase S du cycle cellulaire les deux brins s'écartent l'un de l'autre et le brin complémentaire de chaque chaîne se construit « pierre par pierre » par l'addition de nucléotides dans l'ordre dicté par le modèle. Ainsi, A sur la chaîne modèle appellera T pour celle qui se construit, T appellera A, C appellera G, et G appellera C. Deux molécules d'ADN seront ainsi formées à partir des deux brins de la molécule initiale.

Bien que ce processus soit admirablement réglé, des erreurs peuvent se produire dans l'ajustement des bases de la chaîne en formation. Des fautes de séquences peuvent se produire et, si elles ne sont pas corrigées par la machinerie cellulaire spécialisée à cet effet, elles peuvent générer des mutations. On évalue le taux de ces mutations chez l'homme à 10^{-6} par gène et par division cellulaire.

Comme nous l'avons vu, la plupart des divisions se produisent dans les épithéliums de revêtement et dans les cellules sanguines. C'est en effet à partir de ces tissus que se développent la plupart des tumeurs qui sont elles-mêmes le résultat de l'accumulation de mutations. L'un des mécanismes protecteurs vis-à-vis de ce danger, sélectionné au cours de l'évolution est l'existence de cellules souches qui prolifèrent peu.

En 1975, John Cairns[*] a proposé l'hypothèse très attractive du « brin immortel » selon laquelle un moyen de limiter les conséquences néfastes de ces mutations serait que les cellules souches « immortelles » qui sont le site de divisions asymétriques, conservent sélectivement les chromosomes contenant les brins d'ADN les plus anciens tandis que les brins nouvellement formés seraient dévolus aux cellules qui se multiplient abondamment puis se différencient et finalement disparaissent. Au moment de la division cellulaire, les chromatides se séparent et les chromosomes se répartissent également dans les deux cellules filles. L'hypothèse du brin immortel suppose que tous les chromosomes qui portent un brin ancien vont dans la même cellule qui sera la cellule souche, alors que les brins récents se retrouvent dans l'autre cellule. Cette ségrégation orientée des chromosomes implique qu'il existe un mécanisme, encore hypothétique, qui permet la « *reconnaissance* » puis le tri des chromosomes en fonction de l'ancienneté du brin d'ADN qu'ils contiennent.

Ce phénomène de ségrégation des brins modèles (que l'on qualifie de brins immortels) a été observé par Cairns lors de la division des cellules de l'épithélium intestinal[**]. Des expériences très démonstratives portant sur les cellules satellites du muscle strié viennent tout récemment d'apporter de nouveaux arguments en faveur de cette hypothèse : Thomas Rando de l'Université de Stanford vient

* John Cairns, 1975, *Nature*, 255, p. 197-200.
** Potten C.S. *et al.*, 1978, *Cell*, 15, p. 899-906.

en effet de montrer la localisation préférentielle du brin ancien (le brin « immortel ») dans les cellules satellites qui ne se différencient pas et gardent donc le statut de cellules souches, lors de la régénération du muscle *in vivo* chez la souris[*].

Des systèmes de signalisation actifs sur les cellules souches

Des études de génétique réalisées sur la souris avaient depuis longtemps[18] permis de découvrir des mutants appelés *Dominant Spotting (W)* et *Steel (stl)* qui, curieusement, présentaient exactement les mêmes défauts : ils étaient anémiques, avaient de larges plages blanches dans leur pelage et étaient stériles par manque de gamètes. Les animaux dont la mutation entraînait l'arrêt complet du fonctionnement de l'un des gènes concernés mouraient précocement de leur anémie et étaient totalement dépigmentés. On savait, cependant, que ces trois anomalies étaient dues à des gènes différents chez les mutants *stl* et *W*. La biologie moléculaire a permis de résoudre cette énigme en montrant que le gène atteint chez les mutants *stl* est celui qui code pour une molécule sécrétée (le *Stem Cell Factor* ou SCF), alors que celui qui l'est chez les mutants W est responsable de la production d'un récepteur appelé c-kit dont le ligand est le SCF. Autrement dit, si, dans ce cas, des gènes différents produisent le même effet, c'est que l'un détermine la production du récepteur et l'autre celle du ligand sans lequel ce récepteur ne peut être activé.

Les cellules souches hématopoïétiques ont servi de modèle d'étude à cet égard. Elles portent à leur surface le récepteur c-kit qui se lie à un facteur de croissance essentiel pour leur survie, le *Stem Cell Factor* (SCF), produit par le stroma des organes hématopoïétiques. Le système *c-kit/SCF* est commun à des cellules souches de natures distinctes. Il est indispensable à la *survie* tant des cellules souches hématopoïétiques que des cellules germinales ou de celles qui sont à l'origine des cellules pigmentaires (*mélanocytes*).

Ces découvertes illustrent la fécondité d'une coopération entre plusieurs spécialités scientifiques pour résoudre un problème, en

---

[*] Conboy M. J. *et al.*, 2007, *Plos Biology*, 5(5), 2102.

l'espèce celui de la survie des cellules souches sanguines, pigmentaires et germinales : ici, l'approche génétique a été associée à celle de la biologie du développement, ainsi qu'aux apports de la biologie cellulaire et moléculaire.

On a montré que des molécules sécrétées, impliquées dans de nombreux processus du développement des métazoaires, jouent aussi un rôle essentiel dans le maintien des propriétés spécifiques des cellules souches hématopoïétiques. Il s'agit de molécules codées par des gènes de la famille *Wnt* dont plusieurs membres (*Wnt3a, Wnt5a, Wnt8,* etc.) existent chez les mammifères, alors qu'un seul gène, nommé Wingless[*], est présent chez la drosophile. La protéine Wnt3a purifiée, ajoutée au milieu de culture contenant des cellules souches hématopoïétiques, stimule leur prolifération à l'état de cellules souches qui demeurent aptes à reconstituer le système hématopoïétique d'une souris irradiée létalement. Les mêmes résultats ont été obtenus pour les cellules souches hématopoïétiques humaines[19]. La protéine *Wnt3a* exerce une action plus complète sur ces cellules que d'autres facteurs préalablement testés et doués d'un effet comme les protéines Notch et Sonic hedgehog (SHH). Les expériences réalisées par le groupe de Weissman montrent que la protéine Wnt3a interagit avec ces autres voies de régulation. En effet, la production de Notch est augmentée dans des cellules souches hématopoïétiques soumises à l'action de Wnt3a.

D'autres catégories de cellules souches telles que celles de la peau, de l'épithélium intestinal et du cerveau, ainsi que des cellules ES, utilisent également la voie métabolique *Wnt* pour maintenir leur capacité d'autorenouvellement et bloquer leur différenciation.

Plusieurs facteurs de transcription, probablement placés sous la dépendance des signaux intercellulaires médiés par des facteurs comme Wnt ou Notch, ont été identifiés dans des cellules souches et mis en relation avec leurs propriétés. Tel est le cas de gènes homéotiques comme *Hoxb4* qui s'est révélé être un puissant régulateur de la capacité d'autorenouvellement des cellules souches hématopoïétiques. En effet, les cellules souches hématopoïétiques dans lesquelles on induit une surexpression de ce gène par transgenèse se multiplient jusqu'à 40 fois plus que des cellules témoins, tout en gardant intacte leur multipotence[20].

---

[*] La mutation de ce gène entraîne l'absence d'ailes chez la drosophile.

Le blocage de différenciation
dans les cellules souches

Les cellules souches possèdent la propriété remarquable d'échapper au processus de différenciation qui est le sort de la majorité des cellules produites pendant la vie embryonnaire. L'état de cellule souche représente donc un arrêt de l'évolution qui mène normalement de la totipotence de l'œuf et des cellules embryonnaires précoces, à l'état pluripotent des précurseurs caractéristiques des différents tissus, puis au stade où la cellule est « monopotente » ou « déterminée ». Cela vaut pour toutes les cellules souches, qu'elles aient été produites artificiellement à partir de la masse interne du blastocyste ou qu'elles appartiennent au compartiment de « réserve » des tissus différenciés.

Quels sont donc les mécanismes qui maintiennent les cellules souches dans un état indifférencié ? C'est encore sur les cellules souches hématopoïétiques qu'ont été réalisées les expériences qui apportent un début de réponse à cette question.

Nous avons vu, dans la deuxième partie de cet ouvrage, que l'évolution avait sélectionné un certain nombre de mécanismes pour réguler l'activité ou l'inactivité sélective des gènes en fonction de l'état de différenciation de chaque cellule.

Les gènes du groupe Polycomb (Pcb), découverts chez la drosophile parce qu'ils rendent inactifs des gènes homéotiques sélectivement dans certains segments de l'embryon, existent aussi, nous le savons, chez les vertébrés. Ils y sont plus nombreux, mais ont conservé la caractéristique de se lier aux chromosomes : ils forment ainsi de volumineux complexes avec la chromatine, dans lesquels celle-ci se replie pour former des structures denses qui rendent inaccessibles à la transcription les gènes qu'elles renferment. Des recherches récentes ont montré que le gène *Bmi-1*, appartenant au groupe Polycomb, est exprimé dans les cellules souches hématopoïétiques et que son expression décroît lorsque celles-ci se différencient.

Une expérience très démonstrative est venue prouver le rôle de ce gène dans la capacité qu'ont les cellules souches hématopoïétiques de s'autorenouveler sans se différencier. On peut en effet produire des souris dans lesquelles le gène *Bmi-1* est inactivé par recombinaison homologue. Chez les fœtus de souris *Bmi-1*$^{-/-}$, le nombre de cellules souches hématopoïétiques présentes dans le foie fœtal, est normal mais, après la naissance, il décroît et, finalement, ces souris meurent d'anémie moins de deux mois après la naissance. En outre, les cellules issues de leur moelle osseuse se révèlent incapables de reconstituer le système sanguin de souris receveuses irradiées létalement. Cela montre bien que des cellules souches hématopoïétiques sont initialement produites chez les embryons *Bmi-1*$^{-/-}$, mais qu'elles n'ont pas la capacité de s'autorenouveler et donc d'échapper au processus de différenciation. Une fois épuisé le contingent initial, présent dans le foie fœtal, la moelle osseuse n'est pas colonisée par des cellules souches hématopoïétiques et l'animal meurt faute de renouvellement de ses cellules sanguines. Dans des conditions normales, *Bmi 1* s'exprime, au contraire, continuellement, assurant ainsi la reproduction des cellules souches. On en sait un peu plus sur les cibles de cet « extincteur » de l'activité des gènes : *Bmi-1* agit sur des gènes importants pour la survie des cellules (ou gènes antiapoptotiques tels que *Bcl2*) et sur des gènes ayant un effet antiprolifératif (*p16*^{Ink}.., *p19*^{Aif}, *p53* sont des effecteurs de *Bmi-1*)[21].

Les recherches menées en ce domaine ouvrent des perspectives dont la portée est évidente : nous savons désormais que *Bmi-1* est aussi exprimé dans les cellules souches hématopoïétiques humaines. L'expression de ce gène est, par ailleurs, liée à certaines tumeurs comme la leucémie myéloïde aiguë.

Fabriquer le type cellulaire désiré à partir des cellules ES

Au cours de la seconde moitié du XXe siècle, des recherches réalisées, tant en culture *in vitro* que sur l'embryon, ont permis de caractériser et de produire (grâce au génie génétique) des substances qui jouent un rôle critique dans les interactions cellulaires qui conduisent les cellules à se différencier. L'utilisation judicieuse de ces facteurs de survie, de prolifération et de différenciation permet de contrôler de mieux en mieux la différenciation des cellules ES. Ainsi, au lieu de les laisser évoluer spontanément en un large éventail de types cellulaires, on parvient à en orienter la différenciation dans une voie choisie par l'expérimentateur. Une culture de cellules ES peut se différencier d'une manière prédominante (sinon exclusive) en un type cellulaire déterminé : des cardiomyocytes, des neurones dopaminergiques ou des cellules productrices d'insuline, par exemple[22].

Les recherches menées sur des cellules ES de souris ou humaines ouvrent la perspective d'une véritable thérapie cellulaire. De nombreux essais ont été menés, chez l'animal, pour tester divers types de transplantations de ces cellules dans plusieurs organes ou tissus. Des cellules neurales obtenues à partir de cellules ES humaines, introduites dans un cerveau de souris dans lequel on avait créé des lésions, ont été capables de survivre un certain temps. Le caractère fonctionnel des neurones greffés reste cependant à prouver. Des cardiomyocytes différenciés à partir de cellules ES de souris, greffés dans le tissu cardiaque, se sont intégrés au muscle endogène[23]. Des cellules productrices d'insuline ont permis de rétablir un taux de glucose normal après greffe chez des souris diabétiques[24]. Dans tous les cas, les greffes ont été pratiquées sur des souris de la même souche que celle ayant fourni les cellules ES.

La thérapie cellulaire par les cellules ES dans l'espèce humaine

Les cellules souches humaines, que l'on sait cultiver depuis 1998[25], peuvent constituer une source inépuisable de tissus de nature variée. L'espoir est d'utiliser ces cellules dans un but thérapeutique, pour pallier la mort ou la déficience fonctionnelle de cellules différenciées.

Elles constituent, en outre, un matériel précieux pour l'étude du développement humain précoce, encore incomplètement élucidé en raison des difficultés particulières que les chercheurs doivent surmonter en ce domaine. Les cellules ES pourraient aussi servir à tester des médicaments.

Enfin, de nombreuses maladies génétiques, dont la nature est mal connue, pourraient faire l'objet de recherches sur des cellules ES porteuses de l'anomalie génétique en cause. Des investigations qui ne peuvent être réalisées sur les malades pourraient l'être sur les cellules en culture et des traitements pourraient éventuellement en découler.

L'utilisation éventuelle des cellules ES en thérapie cellulaire chez l'homme soulève des problèmes de diverses sortes. Certains, et non des moindres, sont d'ordre éthique. On ne peut, en effet, obtenir de telles cellules sans détruire un embryon. Il en résulte que dans de nombreux pays, des restrictions (voire une interdiction) sont imposées à l'expérimentation sur ce matériel.

Mais d'autres problèmes, d'ordre biologique, devront être résolus avant que cette méthodologie ne devienne opérationnelle. Tout d'abord, celui du rejet immunologique qui s'opposera à la survie des cellules greffées lorsqu'elles ne seront pas immuno-compatibles avec le receveur. Autre obstacle : même si l'on parvient à orienter préférentiellement la différenciation des cellules ES totipotentes dans une voie déterminée, il est difficile, sinon impossible, d'éviter, dans l'état actuel de la technologie, que des cellules ES indifférenciées ne subsistent dans la culture. Or les cellules ES restées totipotentes greffées dans un organisme adulte ont tendance à produire des tumeurs.

Des améliorations devront donc être apportées à la préparation des cellules à greffer. Il est évident que celles-ci ne pourront être obtenues que si les restrictions légales à l'expérimentation, évoquées plus haut, sont levées. Le problème particulier posé par le rejet des greffes de souches de cellules étrangères au patient devrait pouvoir trouver une solution grâce à la capacité qu'ont les ovocytes de reprogrammer les noyaux somatiques. On peut en effet envisager de développer des blastocystes qui dériveraient d'ovocytes dans lesquels le noyau du gamète femelle serait remplacé par un noyau diploïde provenant d'une cellule somatique du patient. Des cellules ES seraient ensuite préparées à partir de ces blastocystes obtenus par « transfert nucléaire ». Elles seraient pourvues du même génome que le receveur de la greffe et ne seraient donc pas soumises au rejet immunologique qui élimine les tissus étrangers introduits dans l'organisme. Cette technologie, dite du clonage thérapeutique, est déjà accessible chez la souris.

Nous traiterons plus loin du transfert nucléaire à visée thérapeutique et des vicissitudes rencontrées par ce projet.

Production de gamètes dans la boîte de culture

Quoi qu'il en soit, l'élan qu'ont donné aux recherches les perspectives extraordinaires offertes par les cellules ES (du point de vue tant fondamental que clinique) ont déjà entraîné d'autres découvertes. Très récemment, on a pu observer pour la première fois la différenciation de cellules germinales à partir de cellules ES. Des gamètes, mâles et femelles, peuvent se développer directement dans une boîte de Pétri sur la paillasse du laboratoire. Point n'est besoin donc d'une gonade (ovaire ou testicule) et de leur porteur, père ou mère potentiels, pour produire des cellules reproductrices... Ces gamètes se différencient directement à partir des cellules d'un embryon cultivé sous la forme de cellules indifférenciées. On a déjà montré que les gamètes mâles obtenus par ce biais peuvent être fécondants et donner lieu à une descendance ! Il faut évidemment une mère porteuse, puisque jusqu'ici la culture *in vitro* (en éprouvette selon la formule consacrée) de l'embryon de mammifère ne peut être viable au-delà du stade blastocyste.

Ce succès des biotechnologies ne vaut pas seulement par son caractère spectaculaire, mais par l'ingéniosité des chercheurs qui l'ont rendu possible : il illustre à merveille, comme nous allons le voir, un aspect essentiel mais peu connu de la démarche scientifique dans ce qu'elle a de plus inventif.

La différenciation des gamètes à partir de cellules souches embryonnaires

Les cellules germinales primordiales (CGP) sont à l'origine des gamètes et donc seules capables de transmettre le patrimoine génétique de l'espèce de génération en génération. Au cours du développement, elles se séparent précocement de la lignée des cellules somatiques destinées à construire le corps. Les cellules germinales échappent aux influences qui conduisent les cellules de la lignée somatique à se différencier en tissus et organes. Elles conservent ainsi la totipotence de l'œuf.

Chez certains organismes, comme les grenouilles ou les drosophiles, les cellules de la lignée germinale sont identifiables dès les premières divisions de l'œuf car elles renferment un ensemble de marqueurs moléculaires qui leur est propre. Certains de ces marqueurs jouent un rôle critique dans la détermination du destin de ces cellules.

Chez la souris et l'homme, les cellules de la lignée germinale ne sont pas ségrégées des autres cellules embryonnaires aux stades précoces du développement. Elles acquièrent leurs propriétés sous l'influence d'un signal chimique émanant de l'ectoderme extra-embryonnaire, au début de la gastrulation. Par la suite, les cellules destinées à devenir des gamètes rejoignent le site embryonnaire où elles subiront leur évolution, en empruntant la voie sanguine ou en migrant dans les ébauches gonadiques. Ce milieu leur procurera en effet un environnement favorable à leur différenciation en ovocytes ou spermatozoïdes. Ce processus nécessite la coopération des cellules somatiques de la gonade. Ainsi, les ovocytes s'entourent de cellules ovariennes destinées à former le *follicule de Graaf* qui n'est autre que la source des hormones femelles, folliculine (ou œstradiol) et progestérone.

Les travaux consacrés aux capacités de différenciation des cellules ES n'ont, pendant plus de vingt ans, jamais conduit à la découverte, dans les cultures, de cellules germinales, capables d'accomplir la méiose (ou réduction chromatique) et de devenir des gamètes fonctionnels.

On imaginait difficilement que, dans un récipient de culture, sur la paillasse du laboratoire, en l'absence des gonades longtemps considérées comme l'environnement incontournable de leur production, des cellules sexuelles fonctionnelles puissent se former.

Les cellules ES se différencient en ovocytes

En mai 2003, un article publié par la revue *Science* venait battre en brèche ce scepticisme : on pouvait obtenir la différenciation d'ovocytes à partir de cellules ES de souris en culture *in vitro*[1]. Le mode de culture choisi ne présentait aucune innovation particulière : les cellules ES étaient simplement cultivées dans le milieu conventionnel utilisé pour ces cellules, mais, évidemment, en l'absence de la couche nourricière de fibroblastes ou des facteurs de croissance (comme le LIF) qui les auraient maintenues dans un état indifférencié et prolifératif. Le succès a tenu à l'idée qu'ont eu les auteurs de transformer génétiquement les cellules ES de la lignée choisie pour l'expérience : si des cellules germinales se différenciaient en ovocytes, elles devenaient, grâce à cette manipulation, détectables en lumière UV par la fluorescence qu'elles émettraient dans cet état. Cette fluorescence est due à l'expression d'un transgène introduit dans les cellules ES.

Dès le 7ᵉ jour de culture, 25 % des cellules exprimaient le transgène et leur proportion atteignait 40 % au 8ᵉ jour. Ces cellules fluorescentes étaient alors aisément isolées à l'aide de l'appareil de tri cellulaire (ou FACS). Elles possédaient d'autres marqueurs des cellules germinales tel que *c-kit* et pour certaines, *Vasa* (un marqueur des cellules germinales post-migratoires) ainsi que le produit de gènes actifs lorsque les cellules germinales entrent en méiose.

Au cours des deux semaines qui suivent la mise en culture, des agrégats cellulaires se forment au contact des cellules germinales et des structures semblables à des follicules ovariens apparaissent. Comme c'est le cas dans l'ovaire, ils sont responsables de la production d'œstradiol. Cela peut paraître surprenant car, *in vivo*, le fonctionnement des enzymes nécessaires à la production des hormones stéroïdes par les follicules ovariens nécessite l'intervention d'hormones hypophysaires, les gonadotrophines. Il est vraisemblable qu'il existe une ou plusieurs sources de gonadotrophines dans la culture. Elles peuvent provenir du sérum qui est un composant constant du milieu de base nécessaire à la survie et à la différenciation des cellules ES. On peut aussi imaginer que des cellules hypophysaires productrices d'hormones se différencient dans la culture.

Lorsque la culture est prolongée pendant plus de 40 jours, on trouve, flottant dans le milieu, des structures qui ressemblent en tout point à des embryons de souris au stade blastocyste. Il s'agit d'embryons qui se sont développés à partir du gamète femelle, par parthénogenèse.

Il est bien connu que des ovocytes normaux retirés de leur environnement ovarien pour observation ou expérimentation peuvent être « activés » par une cause extrinsèque mimant en quelque sorte l'activation provoquée par la pénétration du spermatozoïde. Ces causes externes peuvent être un choc thermique, mécanique ou l'influence de cations par exemple.

Ces développements spontanés des ovocytes peuvent constituer un modèle pour mieux comprendre l'incidence des parthénogenèses qui se produisent chez la femme et peuvent produire des tératocarcinomes (ou tumeurs embryonnaires) de l'ovaire.

Les cellules ES peuvent fournir des ovocytes en culture, qu'elles dérivent elles-mêmes d'un œuf de génotype femelle (XX) ou mâle (XY). On sait que la différenciation des gamètes mâles dépend de l'expression du gène *Sry* porté par le chromosome Y. En l'absence du produit de ce gène, les cellules germinales s'engagent dans la voie de la différenciation du gamète femelle[2]. Le défaut complet ou partiel de l'expression de gènes comme *Sry*, *Sox9* ou *Fgf9* est responsable *in vivo* de la conversion du sexe mâle en sexe femelle. Le fait que l'expression de *Sry* n'est détectée que tardivement dans les cultures est probablement responsable de la différenciation des cellules germinales primordiales en ovocytes dans certaines lignées ES mâles[*].

Les spermatozoïdes qui se différencient in vitro *à partir de cellules ES sont fécondants !*

On a, en effet, montré récemment que des spermatozoïdes peuvent aussi se différencier en culture à partir de cellules ES mâles si des conditions de cultures appropriées leur sont fournies.

Plusieurs groupes ont rapporté, en 2003 et 2004, avoir obtenu *in vitro* des cellules sexuelles mâles à partir de cellules ES de souris de génotype XY.

Dans le testicule, les spermatozoïdes se différencient à partir de cellules souches spermatogoniales (CSS) qui prolifèrent et assurent dans le sexe mâle la production de gamètes pendant toute la vie. Dans les cultures de cellules ES, des cellules souches spermatogoniales caractérisées par l'expression de marqueurs moléculaires spécifiques apparaissent en petit nombre dans les cultures. Elles sont incluses dans des agrégats qui se détachent de la couche de cellules adhérant au récipient de culture et flottent dans le milieu en formant des « corps embryoïdes » (*Embryoid bodies*). Certains facteurs, tels que l'acide rétinoïque (dérivé de la vitamine A) par exemple, favorisent l'apparition de ces cellules.

En juillet 2006, un groupe de chercheurs de l'Université de Göttingen[3] a réussi à établir deux lignées de cellules souches sper-

---

* Les cellules souches embryonnaires peuvent, à bon droit, être qualifiées de totipotentes. Bien que j'aie déjà qualifié les cellules ES de totipotentes, certains auteurs préfèrent les considérer comme pluripotentes parce qu'elles ont été longtemps tenues pour incapables de fournir des gamètes et des annexes extra-embryonnaires telles que le trophoblaste (épithélium de revêtement du placenta). En fait, les blastocystes qui se différencient en culture à partir des ovocytes possèdent des cellules qui expriment des marqueurs moléculaires trophoblastiques. Par conséquent, le qualificatif de « totipotentes » peut être attribué aux cellules ES. Notons cependant que ces cellules sont dépourvues du pouvoir organisateur de l'œuf.

matogoniales à partir desquelles il a obtenu des cellules qui se sont différenciées en spermatozoïdes après avoir été soumises à l'acide rétinoïque pendant 72 heures. Les gamètes mâles produits en culture ne se différencient pas d'une manière aussi parfaite qu'*in vivo* dans le testicule. En particulier, ils n'acquièrent pas de flagelle. Cependant, ils s'avèrent capables de féconder un ovocyte de souris. Ces spermatozoïdes ont été introduits dans un ovocyte normal de souris selon une méthode couramment utilisée en clinique humaine et désignée par le sigle ICSI (*Intracytoplasmic Spermatozoïde Injection*). Les zygotes ainsi formés se sont développés en blastocystes. Sur 210 ovocytes injectés, 65 embryons ont atteint le stade 2 cellules puis ont été transférés dans des mères porteuses. Sept souris sont nées, dont la taille était ou plus petite ou plus grande que la normale et la durée de vie plus courte.

Les mécanismes qui contrôlent le processus d'empreinte génétique ne semblent pas s'être produits d'une manière parfaite lors de la gamétogenèse mâle qui s'est déroulée en culture. En effet, des gènes comme *Igf2* (*Insulin-like Growth Factor 2*) sont soumis à l'empreinte dans le sexe mâle et ce processus est, comme nous l'avons vu, essentiel pour réguler la croissance de l'embryon.

Le résultat de ce travail est remarquable au plan technologique, même si des améliorations doivent être apportées aux conditions de culture pour que la différenciation des spermatozoïdes soit plus aboutie. Du point de vue de la reproduction, il crée une situation jusque-là inédite : l'établissement de lignées (potentiellement permanentes) de cellules spermatogoniales génère une source inépuisable de spermatozoïdes provenant du même zygote. La descendance de ce zygote peut donc être, virtuellement, infinie. Il est vrai que les mâles des mammifères produisent des milliards de spermatozoïdes ; bien plus qu'ils n'en ont besoin pour assurer leur descendance. Cependant, cette production est temporaire. Elle s'achève avec la vie de l'individu. Les lignées de cellules souches spermatogoniales sont potentiellement immortelles ; en tout cas beaucoup plus durables. Il en résulte que le même génotype paternel peut être à l'origine d'une descendance virtuellement indéfinie.

Plus étonnant encore, les descendants provenant de ces lignées cellulaires (dans le cas présent, les sept souris de Göttingen) sont issus d'un père qui n'aura tout au plus vécu que sous la forme d'une culture de cellules ES, sans jamais avoir eu d'existence en tant qu'individu !

Cloner : un moyen de contourner la loterie de la reproduction sexuée et de créer des cellules sur mesure

Une technique controversée à haut risque

Depuis la naissance du premier clone de mammifère, la brebis Dolly née le 5 juillet 1996, un certain parfum de scandale entoure toute référence au clonage. En réalité, Dolly n'était aucunement le premier clone de mammifère puisque, même chez les humains, les « vrais » jumeaux, issus du même œuf après division spontanée de l'embryon, sont des clones. C'est le cas dans bien d'autres espèces, et notamment chez les tatous dont chaque œuf fournit régulièrement quatre embryons ou plus. L'originalité de Dolly tient donc moins au clonage qu'au fait d'avoir été « fabriquée » par génie biologique, ce qui ouvrait la voie pour l'extension de cette pratique à toutes sortes d'espèces, parmi lesquelles éventuellement, l'espèce humaine.

Le rêve d'immortalité qui habite tout homme d'une manière plus ou moins consciente trouvait là une résonance : le fantasme d'une renaissance au travers de la perpétuation dans un autre corps du programme génétique, qui nous a construits tels que nous sommes... uniques. Ainsi suffirait-il de transplanter le noyau d'une de nos milliards de cellules dans le cytoplasme d'un ovule féminin prêté pour l'occasion : une opération simple en apparence qui, avec l'aide d'un utérus « porteur » pourrait fournir un autre *self*, un autre moi, où l'on vivrait une vie en plus. Et supposons que l'opération se répète, pourquoi pas plusieurs vies ?

Il y a aussi les proches que l'on aimait, à la disparition desquels on ne peut se résigner. S'il était possible de les faire revivre, afin que tout soit « comme avant » ? Certes, c'est faire bon marché de l'histoire individuelle de chacun, qui forge nos personnalités et n'est évidemment pas réductible à la transmission de l'information génétique contenue dans l'ADN. Un clone humain ne sera jamais la fidèle reconstitution d'une personne disparue. Pour irréaliste que soi cette rêverie, elle n'en est pas moins compréhensible : repousser le spectre terrifiant de la mort n'est-il pas un espoir que nous partageons tous ?

Comment expliquer, dès lors, la vague d'indignation suscitée par cette expérience ? Un sondage réalisé aux États-Unis, une semaine après la publication des premières dépêches sur la naissance de Dolly, laisse apparaître une réaction de rejet massif : 90 % des Américains considéraient que le clonage humain devait être banni, 67 % pensaient que le clonage animal était inacceptable et 56 % déclaraient qu'ils ne mangeraient pas de viande d'un animal cloné.

À l'opposé, la nouvelle du clonage de la brebis Dolly a été à l'origine de la création de compagnies privées proposant leurs services à de riches individus qui souhaitaient bénéficier de cette nouvelle technique pour eux-mêmes, pour leurs proches ou pour leurs animaux de compagnie.

La peur d'être entraîné dans une fuite en avant imprévisible par de dangereux « apprentis sorciers » l'emportait néanmoins, et de beaucoup, sur les espoirs, objectifs ou irrationnels, de quelques-uns.

Un tel déferlement d'angoisse a de quoi étonner si l'on songe que l'expérience visait la « simple » reproduction à l'identique de ce que Mère Nature avait fait, au demeurant par hasard, en brassant les gènes du père, de la mère et des grands-parents pour former les gamètes, puis en les réassemblant lors de la rencontre de l'ovule et du spermatozoïde !

Chaque fois que, dans l'histoire de l'humanité, le progrès des sciences et des techniques a ouvert à notre libre initiative la possibilité d'agir sur des réalités qui jusqu'alors s'imposaient à nous, le même désarroi, pour ne pas dire le même affolement, s'est fait jour. Ce fut le cas avec Galilée, comme ça l'est aujourd'hui pour le clonage. Car ce que nous subissons de la nature transcende notre volonté et nous apparaît de ce fait comme le cadre stable de notre condition, une donnée éternelle et, en ce sens, sacrée. Quand nous parvenons à faire sauter cet interdit, c'est toute notre représentation des potentialités humaines qu'il faut reconfigurer : nos aspirations, nos valeurs morales, notre compréhension du monde doivent être, sinon réinventées, du moins pour partie reconstruites et prolongées. Cette transition est toujours porteuse d'une profonde déstabilisation.

De surcroît, dans notre civilisation judéo-chrétienne, quand on dit « Nature », on n'est pas loin, parfois, d'entendre « Dieu ». Et puisqu'il est bien entendu que l'on doit laisser à Dieu ses prérogatives, on se persuade qu'il faut aussi « laisser faire la nature ».

C'est ainsi que l'Église catholique tend à refuser toute intervention de la science en matière de reproduction humaine. La procréation médicalement assistée est tolérée, par réalisme, car son interdiction n'aurait pas été suivie d'effet. Mais elle l'est à regret et avec des restrictions importantes comme l'a montré la position du Vatican lors de la consultation par référendum de l'opinion publique italienne sur ce problème en 2006.

Ce n'est pas tout. En dehors du point de vue religieux, il y a aussi une notion profondément ancrée dans notre conscience. Celle que le caractère *unique* de chaque individu est une immense richesse pour l'humanité et que le clonage est, à cet égard, une menace. Pour preuve, il suffit d'évoquer l'écho qu'a eu le livre d'Aldous Huxley, *Le Meilleur des mondes*, qui fournit une vision effrayante d'une humanité qui n'aurait plus d'humain que la forme extérieure ; où les individus fabriqués industriellement seraient programmés pour accomplir au mieux des tâches définies par quelques responsables qui seuls pourraient penser, décider et faire des choix – en un mot être des hommes.

En somme, l'instrumentalisation de l'être humain serait par le clonage poussée à l'extrême. Le génie biologique nous donnerait les moyens de *fabriquer* l'enfant à naître en le façonnant selon notre propre projet, nos désirs, voire nos besoins.

Le rêve de reproduire un individu à l'identique suscite un doute profond quant à sa légitimité : de quel droit un être humain peut-il en programmer un autre, en faire « son œuvre » et, de ce fait, se l'approprier ? L'idée que cela puisse se produire à une échelle, sinon grande, du moins substantielle, entraîne immédiatement de notre part un refus catégorique, porté par un sentiment d'horreur : c'est de ce rejet spontané qu'Aldous Huxley a su tirer admirablement parti.

Quant à l'espoir de revivre une seconde fois ou celui de reproduire la personne aimée disparue, il est illusoire. Le clone d'un génie ne sera pas immanquablement génial car l'*épigenèse* est un puissant déterminant du développement, nous l'avons vu, lorsqu'il s'agit de réguler le fonctionnement des gènes et l'établissement des réseaux neuronaux. Elle l'est encore plus en ce qui concerne le développement de la singularité, des aspirations et l'épanouissement des talents de chacun. L'environnement dans lequel vit l'homme en devenir joue dans ce domaine un rôle considérable.

Tout être humain est pour nous un absolu en ce qu'il est, au moins potentiellement, capable d'une liberté singulière et irremplaçable. C'est pourquoi, chaque individu doit toujours, selon la formule d'Emmanuel Kant qui résume parfaitement l'enjeu, être considéré comme une fin et jamais simplement comme un moyen. Il est, dès lors, moralement exclu que l'on cherche à « produire des êtres humains » destinés à « servir » au seul usage d'autres hommes. Il est aussi tout à fait évident que cloner un être humain et avoir recours à des cellules provenant d'un embryon précoce qui, ne faisant pas l'objet d'un projet parental, est voué à la destruction, constituent deux démarches bien distinctes. Il s'agit dans le deuxième cas de chercher à mieux comprendre la biologie du développement ou de mettre au point une médecine régénératrice capable de venir en aide à des personnes en grande souffrance, menacées de mourir à brefs délais. C'est parce que l'on confond les deux niveaux (le respect absolu dû à la personne humaine et le travail sur les cellules embryonnaires) que le débat sur le clonage devient si confus.

Mais à côté des problèmes éthiques, culturels ou sociaux, il est un autre aspect du problème posé par le clonage que l'on néglige trop : c'est sa redoutable inefficacité ! Dans toutes les espèces de mammifères où il a été pratiqué depuis 1998, la proportion des naissances par rapport au nombre d'ovocytes ayant subi une énucléation suivie du transfert d'un noyau somatique est très faible.

Le rendement, selon les animaux concernés – souris, chèvres, ou moutons – est de 1 à 3 % (il tombe même à moins de 1 % chez le lapin). Il est plus élevé chez le porc et surtout chez les bovins[*].

---

* Le clonage des bovins, dont le laboratoire du Dr Jean-Paul Renard à l'Inra s'est fait une spécialité, paraît moins difficilement réalisable que celui des autres mammifères sur lesquels il a été tenté. Commencé en 1996, un des projets a abouti, à partir de 1998, à la naissance de plus de 60 veaux qui se sont bien développés jusqu'à l'âge adulte : les plus âgés sont maintenant dans

Les difficultés du développement
des œufs « reconstitués »

Dans la grande majorité des cas, le développement des œufs « reconstitués » s'avère très difficile. Même si un début d'embryogenèse a lieu dès l'implantation du noyau somatique, le plus souvent, le processus s'interrompt.

La qualité de la reprogrammation du noyau somatique introduit dans le cytoplasme de l'ovocyte peut être évaluée selon plusieurs critères : la segmentation de l'œuf et son évolution jusqu'au stade blastocyste en culture *in vitro* ; le développement *in utero* ; la survie postnatale. À cela s'ajoute la possibilité d'obtenir des lignées de cellules ES à partir de ces blastocystes issus d'œufs clonés.

Ainsi, selon les statistiques du Dr Jean-Paul Renard, touchant ses expériences sur les bovins, une proportion élevée des embryons clonés peut atteindre le stade de blastocystes *in vitro* (30 à 40 % contre environ 50 % après fécondation « normale » avec un spermatozoïde *in vitro*). Cependant, la moitié des blastocystes transférés dans une mère porteuse s'implante et seulement 10 à 20 % des gestations se déroulent normalement jusqu'à terme. Après la naissance, 20 % des veaux clonés meurent avant le sevrage. Ces pertes postnatales sont dues à des dérégulations fonctionnelles associées à des anomalies très diverses : foie plus volumineux que la normale, reins non fonctionnels, rate hypertrophiée. Notons que ces malformations et malfonctions, très fréquentes dans toutes les espèces clonées, n'ont pas découragé des investisseurs qui, aux États-Unis surtout, ont vu dans le clonage des animaux de compagnie un marché neuf et prometteur. Ainsi, peu après la naissance

---

leur huitième année et en bonne santé. Certains de ces animaux sont des clones de clones et dérivent tous d'une même vache dont ils ont « hérité » du génome. Cette réussite dépend étroitement des cellules donneuses de noyaux et des conditions dans lesquelles elles sont cultivées. Dans certains cas, le rendement dans cette espèce est proche de 10 %. Les cellules donneuses de noyau proviennent d'un prélèvement de peau pratiqué sur une vache et placé en culture. Les fibroblastes qui en sont dérivés ont été congelés. Un aliquot de cette culture originelle est décongelé et fournit les cellules donneuses de noyaux lors de chaque opération de clonage.

de Dolly, on a vu fleurir des compagnies de biotechnologie qui se disaient capables de reproduire à l'identique le chat ou le chien bien-aimé[*].

Malgré les sommes considérables investies dans ces projets, le clonage des animaux domestiques s'est avéré très difficile. Le premier chat cloné avec succès date de décembre 2001. Il est l'œuvre d'un scientifique de l'Université A&M de College Station au Texas, Mark Westhusin, et de ses collaborateurs[1].

Le seul chien cloné à ce jour l'a été en Corée du Sud, par l'équipe du Pr Hwang.

Les anomalies du développement des embryons clonés proviennent pour partie de défauts de reprogrammation des activités du noyau ; mais elles tiennent aussi à des malformations survenant aux stades précoces de l'embryogenèse ou à des dérégulations fonctionnelles qui se manifestent au stade fœtal tardif à la suite de perturbations des échanges fœtaux maternels.

L'origine des anomalies du développement des clones

Parmi les manipulations nécessaires au clonage, laquelle s'avère la plus néfaste à l'évolution ultérieure du germe ? Ce n'est en tout cas pas la phase de culture *in vitro* qu'implique nécessairement le protocole de transfert nucléaire puis de développement jusqu'au stade blastocyste. En effet, la fécondation *in vitro*, qui comprend le même temps de culture avant le transfert du blastocyste *in utero*, donne lieu à des résultats bien meilleurs. C'est donc plutôt dans les états différents du cytoplasme de l'ovocyte et du noyau auquel on l'associe artificiellement que se situent les causes principales d'échec de la technique de transfert nucléaire. Cette hétérochronie développementale entre les deux éléments de la cel-

---

* Parmi les plus connues, citons Genetic Savings and Clone, Lazaron Biotechnologies, Per PETuate, Canine Cryobank. Certaines, comme Clonapet, ajoutent à leur programme de clonage des amis des hommes celui de leur faire bénéficier des techniques du génie génétique afin de les rendre encore plus parfaits et plus agréables à vivre.

lule œuf ainsi produite nécessite en effet la reprogrammation du noyau de la cellule somatique donneuse.

Le déroulement d'un développement normal après transfert nucléaire dépend, dans une large mesure, du stade du cycle cellulaire où se trouve le noyau de la cellule donneuse. La situation la plus favorable est celle où il se trouve en métaphase, c'est-à-dire en accord avec l'état du noyau de l'ovocyte au moment où il est fécondable. Si tel n'est pas le cas, les divisions de l'œuf reconstitué sont asynchrones, chaotiques et conduisent à un développement interrompu ou anormal.

L'origine cellulaire du noyau est aussi d'une grande importance pour le rendement du clonage. Comme dans les premières expériences réalisées chez la grenouille dans les années 1950-1960, les cellules de l'embryon précoce prélevées sur des blastocystes ou des cellules ES donnent les meilleurs résultats. Les cellules de peau utilisées par J.-P. Renard pour cloner les bovins sont des fibroblastes qui prolifèrent activement en culture, ce qui explique leur efficacité dans les expériences de clonage.

Les faibles taux de réussite très généralement rencontrés avec des noyaux provenant d'organismes adultes ont suggéré que les rares succès obtenus pouvaient peut-être provenir de la présence de cellules indifférenciées de type embryonnaire dans les tissus du donneur. Mais de nouvelles expériences montrent, on va le voir, que cette condition n'est pas indispensable au succès du clonage. Celui-ci peut en effet réussir avec des noyaux de cellules hautement différenciées.

Les souris « monoclonales »

Rudolph Jaenisch de l'Institut de Technologie du Massachusetts (MIT) à Cambridge a voulu tester précisément cette hypothèse. Pour cela, il a transféré, dans des ovocytes, des noyaux provenant de neurones de l'épithélium olfactif ou de lymphocytes T et B. Il a montré qu'ils sont aptes à être reprogrammés par le cytoplasme ovocytaire de façon à diriger le développement de souris jusqu'à la naissance et au-delà[2].

Les deux cas présentent un intérêt particulier. Dans celui des neurones, il s'agit de noyaux sortis du cycle cellulaire (donc en phase Go) d'une manière jusque-là considérée comme irréversible. Cependant, placés dans le cytoplasme d'un gamète femelle, ils ont réappris à se diviser. L'aspect le plus significatif du second cas tient à ce que la différenciation lymphocytaire implique le réarrangement des gènes des immunoglobulines pour les cellules B et d'un récepteur membranaire spécifique de chaque lymphocyte pour les cellules T. Ces réarrangements impliquent l'excision d'un fragment d'ADN. Ainsi, le génome de ces cellules différenciées se trouve altéré d'une manière définitive. Si cette situation est déjà présente dans l'œuf et donc dans la lignée germinale comme c'est le cas chez les souris clonées à partir d'un noyau lymphocytaire T ou B, tous les lymphocytes T ou B de cette souris produiront ou le même anticorps ou le même récepteur T. Ces souris sont dites *monoclonales* car elles produisent des lymphocytes qui ont tous la même spécificité due à la similarité du récepteur qu'elles portent. Le fait qu'elles soient monoclonales est la preuve irréfutable que le noyau lymphocytaire transféré a bien été reprogrammé par le cytoplasme de l'ovocyte. C'est précisément ce que les chercheurs ont pu montrer.

Ces expériences montrent d'une manière définitive que le cytoplasme ovulaire est capable de reprogrammer un noyau somatique. Elles montrent aussi que le processus de différenciation cellulaire, bien que très stable dans les conditions de vie normales d'une cellule, n'est pas absolument irréversible.

Le clonage presque parfait :
quand la « mémoire de l'épigenèse »
perturbe les clones

Tout le monde s'accorde pour considérer que les mécanismes épigénétiques qui, chez les mammifères, participent à ce que l'on appelle l'*empreinte génétique*, ne peuvent, dans la plupart des cas, se dérouler normalement dans l'ADN des noyaux provenant de cellules adultes déjà différenciées, placés dans le cytoplasme ovulaire.

On sait que, chez les mammifères, certains gènes, dont l'intervention est décisive au cours du développement, ne sont exprimés que dans les chromosomes d'origine paternelle ou maternelle. C'est le cas, par exemple, du gène codant pour le facteur de croissance *Igf2* qui ne fonctionne que dans l'allèle paternel.

Les gènes inactifs le deviennent parce que l'ADN correspondant est méthylé[3]. Mais cette modification est réversible car elle est épigénétique et n'affecte pas le code génétique lui-même. Effacée dans la lignée germinale au cours du développement de l'embryon, elle est rétablie lors de la différenciation des ovules et des spermatozoïdes. Dans le développement normal, ce processus s'étale sur une longue durée, alors que dans les expériences de clonage il devrait s'accomplir en quelques heures seulement. En fait, l'effacement de l'empreinte ne se produit pas convenablement dans des clones. Il subsiste, dans les cellules des embryons clonés, ce que l'on peut appeler une *mémoire épigénétique* qui provoque l'expression aberrante de certains gènes normalement soumis à l'empreinte.

La dérégulation observée dans les clones dépend bien du noyau implanté et non du cytoplasme ovulaire. Cela explique que des souris clonées à partir de noyaux d'origines tissulaires variées souffrent d'anomalies différentes. En effet, dans leurs différents tissus d'origine, la chromatine de ces noyaux exprime un « programme d'activité » propre au type de cellules caractéristiques du tissu concerné. *La reprogrammation convenable du génome somatique et l'élimination complète de la mémoire épigénétique du noyau transféré nécessitent le passage par la lignée germinale.* Ce processus a lieu normalement lorsque l'animal cloné produit une descendance qui, elle, ne souffre plus des anomalies de l'animal généré par transfert nucléaire[4].

Dans la perspective du clonage thérapeutique, technologie qui permettrait d'utiliser le noyau d'une cellule somatique provenant d'un patient pour produire un clone dont on dériverait une lignée de cellules ES destinées à lui être greffées, il est indispensable de savoir si ces cellules présenteraient les anomalies d'expression génique observées dans les embryons clonés. Les observations réalisées chez la souris semblent indiquer que ce n'est pas le cas : la reprogrammation nucléaire paraît être complète dans les lignées de cellules ES dérivant d'un œuf cloné. *Lors de l'établissement des lignées permanentes de cellules ES, un processus de sélection a lieu. Il fournit un avantage sélectif aux cellules dans lesquelles la reprogrammation complète des gènes s'est accomplie. C'est pourquoi elles bénéficient de la totipotence des cellules souches de la masse cellulaire interne d'un blastocyste normal.*

La question du clonage humain

Aujourd'hui, le clonage de mammifères adultes est possible. Comme nous l'avons vu, il a été réussi sur de nombreuses espèces : moutons, bovins, chèvres, souris, porcs, lapins, rats, chats, équidés et récemment chez le chien sur lequel, jusque-là, aucune des expériences tentées n'avait pu aboutir.

Chez les primates, les essais ont tout d'abord échoué. La raison de l'échec ayant été identifiée, ils ont finalement été couronnés de succès en 2004[5].

Chez l'homme, des tentatives ont été menées en Angleterre et en Corée du Sud où le *transfert nucléaire à visée thérapeutique*[*] est autorisé par la loi. Elles ont jusqu'ici été négatives[6]. Cependant, toutes considérations éthiques mises à part, et d'un point de vue strictement biologique, rien ne paraît, dans l'état actuel des biotechnologies, s'opposer au clonage humain.

Différents types de clonage

Il convient ici de distinguer deux types de démarches selon le sort réservé à l'ovocyte où le noyau d'une cellule somatique est transféré.

Dans le *clonage dit reproductif*, l'ovocyte, devenu une cellule diploïde (contenant 2n chromosomes) par ce stratagème, tout comme l'est le zygote par le jeu de la fécondation, sera implanté dans l'utérus d'une mère porteuse lorsqu'il aura atteint le stade blastocyste. L'ovocyte ainsi modifié est destiné à fournir un être humain.

Dans le cas du *clonage dit thérapeutique*, le développement de l'ovocyte ayant subi le transfert nucléaire est interrompu lorsque le

---

* Cette dénomination est désormais adoptée car elle élimine le terme de clonage, qu'il n'est pas souhaitable d'utiliser : en effet, l'opération n'aboutit pas à la création d'un individu constitué.

stade blastocyste est atteint. La masse cellulaire interne, dont les cellules sont totipotentes, est placée en culture *in vitro* dans des conditions telles que cet état indifférencié, totipotent et prolifératif des cellules embryonnaires puisse être perpétué. On obtient ainsi des lignées permanentes de cellules ES humaines dont l'expérimentateur peut, en principe, induire la différenciation selon la voie qu'il choisit. Ce point est essentiel. *Contrairement à ce que laissent parfois entendre les polémiques les plus confuses, le* clonage thérapeutique *ne consiste en aucune façon à produire un clone destiné à fournir des « pièces de rechange » à la personne dont il serait dérivé ; il se borne à cultiver des tissus dérivés de cellules totipotentes, sans chercher à produire un individu complet où ces tissus viendraient s'intégrer. On voit combien la crainte de voir se réaliser le mythe du Dr Frankenstein est, ici, déplacée.*

Les cellules différenciées ainsi obtenues sont destinées à se substituer à des cellules mortes ou malades de patients souffrant de diverses maladies pour lesquelles il n'existe jusqu'ici pas de traitement. L'avantage de cellules ainsi produites est qu'elles pourraient être fabriquées « sur mesure », comme un costume fabriqué par un tailleur pour une personne particulière. Ce résultat est obtenu lorsque le noyau transféré dans l'ovocyte provient du malade lui-même. En effet, les cellules ES dérivées de l'œuf ayant subi le transfert d'un tel noyau possèdent les mêmes antigènes du complexe majeur d'histocompatibilité (CMH) que le patient (appelé aussi HLA chez l'homme). Elles ne subiront donc pas de rejet de la part de son système immunitaire lorsqu'elles lui seront greffées.

Le clonage reproductif

Dans le sillage de l'émotion soulevée par la naissance de Dolly, la secte des Raëliens s'est investie dans le clonage humain avec la perspective d'aider les couples stériles à se reproduire et aussi d'accéder à une forme d'immortalité. Ils ont pour cela créé une compagnie de biotechnologie, Clonaid, dirigée par une Française, scientifique de formation, Brigitte Boisselier. En mars 2004, les Raëliens faisaient savoir qu'un bébé produit par clonage était né le

5 février précédent et que, selon un pédiatre australien, il était en bonne santé. Il s'agissait prétendument d'un sixième clone humain obtenu par les adeptes de Raël (de son vrai nom Claude Vorilhon). Le premier bébé cloné était supposé avoir vu le jour le 26 décembre 2002.

Aucune confirmation scientifique n'est venue légitimer ces annonces. Des tests ADN, seuls moyens fiables pour confirmer l'origine clonale d'un individu, avaient été « prévus », mais n'ont jamais été réalisés. La compagnie Clonaid[*] propose de cloner (moyennant une somme substantielle) tous ceux qui le souhaitent. Leur mot d'ordre étant *Eternal life thanks to science* : « La vie éternelle grâce à la science. »

À côté de l'espoir d'accéder à une forme, d'ailleurs trompeuse, d'immortalité, il y a d'autres motivations pour s'intéresser à la perspective d'un clonage reproductif : on songe, en particulier, aux couples stériles qui désirent avoir un enfant mais auxquels aucune autre technique ne peut venir en aide ; ou bien aux couples homosexuels qui souhaitent avoir un enfant porteur de leurs gènes.

Un autre « champion » du clonage humain reproductif est le Dr Severino Antinori, gynécologue italien spécialisé dans le traitement de la stérilité. Il s'est rendu célèbre en permettant à des femmes de procréer bien après la ménopause. Ainsi, en 1993, une de ses patientes, Rossana Della Corte, a mis au monde un enfant à l'âge de 63 ans. Elle a été suivie par plusieurs autres. La technique qu'il applique est particulièrement efficace, puisqu'il peut se prévaloir d'un taux de succès de 25 % des fécondations *in vitro*, ce qui est la performance maximale obtenue dans les divers centres autorisés à pratiquer la procréation médicalement assistée chez des femmes en âge de se reproduire.

S. Antinori a décidé de tenter des clonages humains à visée reproductrice à partir du mois d'août 2001. Il a annoncé, lors d'un colloque de l'Académie américaine de médecine, son projet de proposer cette technique à des femmes dont les maris sont stériles. Les déclarations du Dr Antinori, bien connu pour ses exploits avec les femmes ménopausées, ont été prises au sérieux et ont suscité une grande émotion. Son projet a évidemment été condamné par de nombreuses instances, notamment par les autorités du Vatican.

---

[*] Voir le site internet : www.clonaid.com.

Le Dr Antinori fut peu sensible à ces critiques. Il considérait que son dessein de permettre à des couples de satisfaire leur désir d'enfant était des plus nobles. Ainsi annonçait-il au quotidien *Libération*, en 2002, qu'un bébé cloné devait naître en décembre de la même année. Puis il démentit cette information pour révéler en mai 2004, lors du congrès de l'Association mondiale de la reproduction médicalement assistée que la naissance de 3 clones avait eu lieu : là encore, aucune vérification de ses affirmations n'a pas être conduite par la communauté savante.

Signalons ici l'intervention d'un scientifique, le professeur émérite P. M. Zavos de l'Université du Kentucky aux États-Unis, qui mène aussi des recherches sur le clonage humain à visée reproductrice. Il est l'auteur d'un article paru, en 2003, dans une revue scientifique, *Reproductive medecine on line*, sous le titre « Human Reproductive Cloning : The Time is Near[*] ». Dans le cas qu'il décrit, les ovules proviennent d'une femme qui désirait bénéficier d'une procréation médicalement assistée. Il en était de même des cellules somatiques pourvoyeuses des noyaux transférés dans les ovocytes énucléés. Ceux-ci étaient fournis par la granulosa d'un follicule ovarien appartenant à cette même femme. Ils possédaient donc le même génome que l'ovocyte et l'origine clonale du *conceptus* ne peut donc pas être démontrée. Il a fallu neuf ovocytes pour en obtenir un qui a produit un embryon qui n'a atteint que le stade de huit cellules. Les recherches du Pr Zavos sont menées en dehors des États-Unis, où l'opposition au clonage reproductif est très violente.

En dehors du clonage humain à visée reproductrice, de nombreuses expériences sont menées chez l'animal mais aussi chez l'homme pour créer des embryons clonés dont on pense extraire des cellules souches à visées thérapeutiques. Avant d'aborder ce sujet, nous ne devons pas oublier ce que nous ont appris les expériences déjà citées portant sur du matériel humain : celui-ci ne se prête pas aisément au clonage. Il est cependant probable que les techniques mises en œuvre iront en s'améliorant et que le clonage humain sera techniquement réalisable dans un futur plus ou moins proche.

---

[*] Voir aussi en 2005 « Human Reproductive Cloning : A mode of Human Infertility Treatment », Douzième congrès mondial sur la reproduction humaine, Venise, Italie.

Le clonage à visée thérapeutique

La fabrication d'êtres humains clonés pose des problèmes éthiques considérables que nous approfondirons plus loin et qui ont amené les gouvernements de plusieurs pays à criminaliser cette pratique, menaçant de lourdes peines ceux qui la mettraient en œuvre.

Il n'en va pas de même pour le clonage à visée thérapeutique. Dans ce cas, le développement d'un être humain à partir d'un ovocyte où l'on a transféré un noyau somatique est interrompu. Les cellules totipotentes du blastocyste sont utilisées pour produire une lignée de cellules ES (Figure 4.3.1). Certains pays comme la Grande-Bretagne, la Suède, la Belgique, l'Espagne, l'Inde, le Japon, la Chine, la Corée du Sud, Israël, considèrent cette méthode comme éthiquement acceptable si elle est pratiquée dans un cadre strictement défini. Aux Pays-Bas, la loi permet de fabriquer des embryons pour la recherche, mais il existe un moratoire pour les deux à trois ans à venir sur la réalisation de tels projets. En Finlande, fabriquer des embryons humains pour la recherche n'est pas permis mais pratiquer le transfert de noyau somatique dans

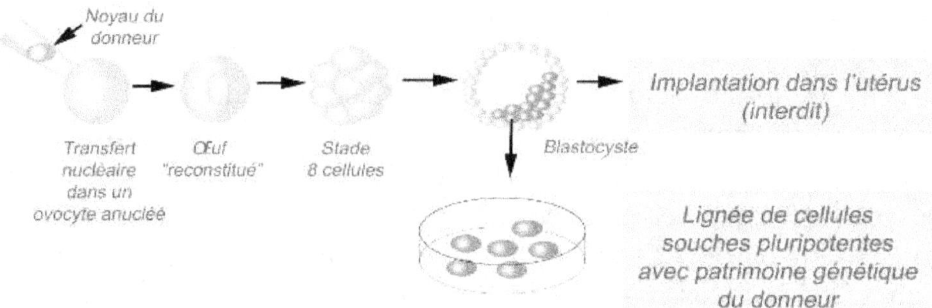

Figure 4.3.1 *Clonage à visée thérapeutique ou scientifique*
L'ovocyte est privé de son noyau. Celui-ci est remplacé par le noyau d'une cellule somatique. Dans un certain nombre de cas, l'œuf ainsi constitué commence à se développer en se segmentant. Une faible proportion de ces embryons atteint le stade blastocyste. Dans le cas de l'œuf humain, l'implantation dans l'utérus d'une mère porteuse en vue d'un clonage reproductif est interdite.
La masse cellulaire interne peut être placée en culture dans des conditions qui permettent le développement d'une lignée de cellules ES.

l'ovocyte est légal car l'entité obtenue n'est pas considérée comme un « embryon ».

Rappelons que le but poursuivi par les chercheurs qui tentent de reproduire des cellules ES à partir d'un ovocyte muni d'un noyau somatique est de disposer de cellules « spécifiques d'un patient donné ». Elles seront la « copie génétique » des cellules du patient : si elles lui sont greffées, elles seront reconnues comme lui appartenant, sans être attaquées par son système immunitaire.

Comment se procurer des ovocytes humains en nombre suffisant ?

Comme nous l'avons vu à propos du clonage reproductif, le rendement de la technique de clonage est très faible. Pour obtenir le développement d'un œuf cloné jusqu'au stade blastocyste, il faut parfois des centaines d'ovocytes. Ceux-ci ne peuvent provenir que de femmes jeunes, en âge de se reproduire, soumises à une stimulation hormonale destinée à provoquer une « superovulation », c'est-à-dire la maturation simultanée de plusieurs follicules ovariens. Cette opération est génératrice d'inconfort pour la donatrice et même invasive au moment du prélèvement. Elle peut avoir une influence néfaste sur sa fertilité future et entraîner, dans certains cas, des complications graves. On comprend dès lors qu'un des obstacles majeurs au clonage chez l'homme (qu'il soit reproductif ou thérapeutique) est le *manque d'ovocytes.*

Pendant le développement embryonnaire, l'ovaire reçoit des cellules germinales qui, chez le fœtus, se divisent et génèrent des millions de futures cellules sexuelles femelles, ou *ovocytes primaires.* À la naissance, l'ovaire de la petite fille contient environ un demi-million de ces ovocytes, entourés de cellules ovariennes et formant le « follicule de De Graaf ». Les cellules folliculaires accumulent les nutriments dont le gamète a besoin pour s'accroître et atteindre la maturité. C'est seulement à la puberté que les follicules vont se développer sous l'influence d'une stimulation hormonale d'origine hypophysaire. Un seul follicule atteint la maturité à chaque cycle menstruel et relâche l'ovocyte mûr qu'il contient, tandis que les cellules folliculaires ont acquis la capacité de produire et sécréter les hormones sexuelles femelles. Juste avant l'ovulation, l'ovocyte subit la méiose qui réduit à *n* le nombre de ses chromosomes. Le complément apporté par le spermatozoïde permettra à l'œuf de posséder le stock chromosomique caractéristique de l'espèce (chez l'homme *2n* = 46 chromosomes).

Pour surmonter les limites inhérentes à la donation d'ovocytes par des femmes volontaires, on est tenté d'utiliser ceux d'entre eux qui, présents en grand nombre dans l'ovaire, n'arriveront jamais à maturité au cours de la vie reproductive de la femme. L'idée est de prélever, par biopsie, des fragments d'ovaire, puis de les mettre en culture *in vitro* dans un milieu hormonal permettant aux gamètes d'atteindre la maturité. Bien que cette technique ait été utilisée avec succès chez la souris[7], elle s'est révélée difficile à mettre en œuvre chez des mammifères de grande taille où le développement de l'œuf s'étale sur des durées beaucoup plus longues que chez les rongeurs. La maturation d'un ovocyte humain (qui atteint la taille de 100 μm de diamètre) dure plus de trois mois.

Notons que le développement de cette méthode de maturation ovulaire *in vitro* pourrait avoir un autre intérêt : préserver la fécondité de patientes atteintes de cancer et soumises à des traitements susceptibles de détruire les gamètes ou d'avoir un effet tératogène. L'ovaire de ces patientes peut être congelé dans la perspective de fournir, après leur guérison, des ovocytes.

Nous savons que des ovocytes peuvent se différencier en culture à partir de cellules ES. Mais il n'a pas encore été établi que ces cellules sexuelles femelles pouvaient après fécondation générer un embryon. Il serait intéressant de savoir si leur cytoplasme serait capable de « reprogrammer » un noyau somatique. Si tel était le cas, ces cellules, que l'on peut, en principe, obtenir en nombre illimité, pourraient suppléer les ovocytes.

Remplacer les ovocytes humains par des ovocytes animaux

La compagnie américaine de biotechnologie ACT (*Advanced Cell Technology*) avait, dès 1998, annoncé avoir obtenu le début du développement d'un embryon à partir d'un ovocyte de vache dans lequel avait été introduit le noyau d'une cellule humaine. Les problèmes moraux soulevés par ce « chimérisme » d'un genre nouveau avaient probablement contribué à décourager ces chercheurs qui ne paraissent pas avoir poussé plus loin l'expérience.

En 2002, Huizhen Sheng, qui exerce au Centre de biologie du développement de l'hôpital de Xinhua à Shanghai, a utilisé des ovocytes de lapin dans lesquels elle a transféré un noyau humain. Quelques-uns de ces œufs hybrides se seraient développés jusqu'au stade blastocyste.

Le futur de cette technique paraît incertain. L'obstacle principal réside dans le fait que le génome nucléaire et celui des mitochondries proviennent de deux espèces différentes. Or, ces deux génomes devant interagir, la question se pose de savoir si ces interactions autoriseront un développement normal. Seules de nouvelles expériences permettraient de répondre à cette question. Il est probable qu'elles soient tentées puisque trois équipes britanniques ont déposé, auprès de la Haute Autorité britannique en charge des activités d'assistance médicale à la procréation et à la recherche en embryologie (HFEA pour *Human Fertilization and Embryology Authority*), un projet de création d'embryons chimériques à partir d'un noyau humain placé dans un ovocyte de lapine ou de vache.

Le but de ces manipulations est purement cognitif. Il s'agirait d'un « clonage à visée scientifique » qui permettrait par exemple d'étudier la biologie de cellules porteuses de mutations responsables d'anomalies génétiques rencontrées chez l'homme. Les conséquences cellulaires et métaboliques de ces mutations sont très difficiles à étudier expérimentalement sur les individus qui en sont atteints. Elles pourraient l'être dans de meilleures conditions sur des lignées de cellules porteuses de l'anomalie génétique. Le recours aux ovocytes animaux permettrait de contourner un des écueils principaux de tout clonage humain : l'obtention d'ovocytes.

Des cellules souches embryonnaires seraient-elles capables de « reprogrammer » le noyau somatique d'une cellule prélevée sur un adulte ? Les cellules ES, en effet, sont « totipotentes » comme l'est l'œuf.

L'expérience, tentée à l'Université Harvard aux États-Unis[8], a donné des résultats intéressants : le noyau d'une cellule adulte fusionnée avec une cellule ES provenant d'un autre individu, a été reprogrammé pour fonctionner comme celui d'une cellule souche embryonnaire. Cependant, la cellule hybride ainsi formée contient, outre les chromosomes de la cellule adulte, ceux de la cellule ES initiale. Si l'on espère obtenir des lignées à partir d'un tel hybride cellulaire et implanter ces cellules au patient donneur du noyau, le CMH[*] de la cellule ES utilisée pour la reprogrammation provoquera le rejet de la greffe.

L'ingéniosité des chercheurs ne s'arrête pas à ces difficultés. Il semble que des biologistes australiens[9] aient mis au point une méthode pour éliminer les chromosomes indésirables.

D'où vient le pouvoir « magique » de la cellule œuf de reprogrammer le noyau d'une cellule adulte ?

Déterminer ce qui confère à la cellule œuf la faculté de reprogrammer le noyau d'une cellule adulte pour qu'il devienne apte à diriger le développement embryonnaire est un enjeu crucial pour comprendre la genèse d'un être complexe à partir d'une seule cellule. Cette capacité donne au gamète femelle une incontestable supériorité sur son équivalent provenant du sexe mâle. Comme le spermatozoïde, l'ovocyte contient la moitié du stock chromosomique de l'espèce, mais il est, parmi les milliards de cellules que contient l'organisme, la seule qui soit propre à initier le développement d'un embryon, c'est-à-dire à sélectionner dans le génome et à mettre en œuvre le programme génétique du développement.

Quel est le support génétique de cette fonction ? Les chercheurs s'attellent à ce problème qui relève en fait de la même problématique que la différenciation cellulaire. Il touche à la configuration de la chromatine et à son accessibilité à la transcription[10].

---

* CMH : complexe majeur d'histocompatibilité – ensemble de gènes variant d'un individu à l'autre (excepté entre jumeaux « vrais » dérivés du même œuf) et responsables du rejet des greffes.

La perspective d'un clonage thérapeutique pratiqué en routine se heurte à des obstacles

La condition préalable au développement d'une branche de la médecine fondée sur le clonage thérapeutique, c'est, on s'en souvient, de se procurer assez d'ovocytes pour mettre au point, puis pratiquer en routine une méthode capable de fournir aux patients des cellules « sur mesure » (*costumized* en anglais) propres à guérir leur maladie. Le tableau que nous venons de dresser touchant l'état de la recherche en ce domaine laisse évidemment perplexe. Il est clair que beaucoup de travail reste à effectuer pour résoudre ce problème. Il faut remarquer que les questions biologiques qu'il pose sont d'un intérêt fondamental. Quel que soit l'avenir de la méthode que l'on cherche à mettre au point, la science tirera un profit certain de ces recherches, menées par plusieurs équipes dans le monde. Même si le clonage thérapeutique devait ne jamais devenir une méthode utilisée en routine dans la clinique humaine, les efforts que ce projet aura inspirés se révéleront féconds.

Le développement des œufs humains clonés : des essais peu encourageants

Les résultats des quelques expériences qui ont été tentées jusqu'ici ne sont guère concluants. Il est vrai que peu d'essais techniquement fiables ont été réalisés : peu de pays autorisent de telles recherches. Cependant, malgré les prétendus succès de tel ou tel médecin ou biologiste en quête de publicité médiatique, aucune preuve n'a été apportée que des clones humains expérimentaux[*] se soient jamais développés jusqu'à la naissance ni même n'aient existé.

---

[*] On ne fait pas allusion ici aux jumeaux naturels.

Qu'en est-il des résultats du clonage thérapeutique ?

En 2001, une compagnie américaine de biotechnologie, *Advanced Cell Technology* (ACT), basée à Worcester dans le Massachusetts, a rapporté un essai de clonage humain. Les clones obtenus, cependant, n'ont survécu que quelques jours et n'ont pas atteint le stade blastocyste[11].

En 2002, des chercheurs chinois du collège médical Changsha, dans le Hunan, ont publié les résultats d'une expérience consistant à cloner des blastocystes humains à partir d'ovocytes dans lesquels un noyau de cellules adultes avait été injecté. Ils n'ont cependant pas pu établir de cultures de cellules ES à partir de ces embryons[12].

En 2002 également, le groupe d'Alison Murdoch, de l'Université de Newcastle-upon-Tyne en Grande-Bretagne, fait savoir qu'il avait obtenu un blastocyste à partir d'un œuf cloné. Ce spécimen unique est mort avant qu'on ait pu en extraire des cellules souches. De plus, l'origine du noyau était une cellule ES. L'expérience n'apporte donc pas de réponse à la question de savoir si on peut établir des lignées de cellules souches à partir du noyau provenant d'un adulte.

En 2004 et 2005, deux articles parus dans la revue *Science* ont failli révolutionner ce champ de recherches. Ils émanaient du même laboratoire situé à Séoul, en Corée du Sud. Il s'est révélé que les données qui y étaient rapportées avaient été « fabriquées ».

Le premier article[13] faisait état de l'obtention d'une lignée de cellules ES à partir d'un œuf provenant d'une femme en âge de se reproduire, dans lequel le noyau d'une de ses propres cellules avait été injecté.

Dans le second, Woo Suk Hwang, premier auteur de ces deux articles, et ses collaborateurs annonçaient un résultat encore plus spectaculaire : l'obtention de 11 lignées de cellules ES à partir d'œufs dont l'origine était sans relation avec celle du noyau prélevé à partir de cellules de peau de divers patients[14]. Le 3 août 2005, Hwang et ses collaborateurs affirmaient dans *Nature*[15] qu'ils avaient fait naître le premier chien cloné, un Afghan Hound nommé Snuppy.

Le succès spectaculaire obtenu avec les clonages humains a valu à cette équipe une renommée mondiale immédiate. Dès le mois d'octobre 2005, le gouvernement sud-coréen chargeait W. S. Hwang de diriger le World Stem Cell Hub basé à Séoul. Il s'agissait d'un réseau international destiné à favoriser les échanges des lignées de cellules ES humaines et animales, ainsi que des concertations sur les technologies du clonage.

Cependant, le scandale couvait dès le printemps 2004. Le journal *Nature* du 6 mai suggérait que la manière dont le chercheur coréen s'était procuré les ovocytes utilisés pour les expériences n'avait pas respecté les règles éthiques en la matière. Le bruit courait qu'ils provenaient de jeunes femmes employées dans son laboratoire, soumises à des pressions dans ce sens. Les problèmes se compliquèrent lorsque l'on mit en évidence que l'une des photographies représentant la lignée de cellules ES supposée provenir du clone décrit dans l'article paru en 2004 dans *Science* était similaire à la photographie d'une lignée de cellules ES issues d'un œuf humain normal et publiée dans un article précédent[16]. Finalement, trois coauteurs de l'article de 2005 avouèrent que les résultats publiés étaient falsifiés, et qu'il n'existait pas de lignées spécifiques de patients.

L'Université de Séoul et celle de Pittsburgh (où enseignait l'auteur senior de l'article de 2005 dans *Science*) décidèrent de procéder à une enquête dans le laboratoire de Hwang à Séoul. Celui-ci fut amené à demander à la revue *Science* la rétractation de l'article de 2005.

De même que la gloire fut retentissante à l'annonce des résultats, le scandale qui a entouré ce fiasco fut très violent. Ses effets sur le domaine entier du clonage thérapeutique ont été délétères. Un coup de frein dans les recherches sur ce sujet s'est ensuivi et se fait encore sentir en 2007.

Notons que la nature clonale du chien Snuppy a pu être confirmée par un test ADN.

* *
*

Au point où en sont les recherches en janvier 2007, il semble bien que le clonage thérapeutique humain constitue une entreprise très difficile. Les ovocytes humains disponibles sont rares ; de plus, les expérimentations sur ce sujet, interdites dans de nombreux pays, ne peuvent être entreprises que par un nombre très limité d'équipes.

Certains chercheurs entretiennent l'espoir de mettre en œuvre une thérapie cellulaire efficace sans avoir recours à la technique du clonage, qui apparaît comme un obstacle particulièrement difficile à franchir : c'est un processus complexe en lui-même, objet, par surcroît, de débats éthiques, juridiques et sociaux particulièrement sensibles.

Une des pistes suivies est de faire appel à des méthodes qui relèvent de l'immunologie et de tenter d'induire la tolérance de cellules greffées hétérologues[*] par le receveur. Les progrès réalisés en ce domaine au cours des dernières années permettent d'espérer que ce but n'est pas utopique. D'autres espoirs sont placés dans l'obtention de cellules présentant les propriétés des cellules souches par la reprogrammation de cellules somatiques déjà différenciées et prélevées sur le malade lui-même. Les récents progrès, mentionnés dans le chapitre précédent, montrant la possibilité de reprogrammer des fibroblastes sont à souligner. Mais l'imagination des chercheurs est féconde et nous verrons, dans le chapitre suivant, que d'autres solutions, encore imparfaites il est vrai, pourraient voir le jour.

---

[*] C'est-à-dire provenant d'un autre individu, donc porteuses d'un CMH différent et soumises au rejet immunologique du receveur.

CHAPITRE 4

Éthique, cellules souches embryonnaires et clonage

On ne peut aborder les biotechnologies sans se confronter aux problèmes moraux qu'elles soulèvent. Au gré des sujets auxquels nous nous sommes intéressés, nous en avons déjà évoqué quelques-uns. Il nous faut maintenant les envisager plus directement, en eux-mêmes, ne serait-ce qu'en raison de l'impact déterminant qu'ils ont sur la manière dont l'opinion publique appréhende les enjeux de la recherche.

Mon propos n'est pas de développer d'une manière exhaustive les questions de bioéthique soulevées par les progrès de la biologie de la reproduction et du développement. Ce livre a pour but d'aider chacun dans ses propres choix en soulignant les bénéfices que l'on peut attendre des nouvelles perspectives qui sont offertes par la science sans négliger d'indiquer les contraintes et les limites auxquelles elles sont soumises.

Une attitude exagérément triomphaliste, parfois adoptée par certains scientifiques, aidés en cela par les médias, qui promettent pour un avenir proche le soulagement voire la guérison de maladies jusqu'ici incurables, risque, en effet, d'être aussi préjudiciable au progrès de la science et de la médecine que peut l'être le refus systématique opposé par divers groupes de pression.

Comme j'ai eu l'occasion de le suggérer, les enjeux éthiques touchant le clonage reproductif sont assez différents de ceux qui valent pour la thérapie cellulaire à partir de cellules souches dérivées d'embryons. J'envisagerai donc successivement ces deux problématiques.

Les enjeux éthiques
du clonage reproductif

Deux obstacles majeurs s'opposent à la mise en œuvre du clonage reproductif humain. Le premier est qu'il s'agit d'une technologie qui, pour l'instant, est inefficace et dangereuse. Le second tient à la crainte qu'il ne soit utilisé à des fins de « sélection génétique », par des personnes privées ou des politiques idéologues visant à instrumentaliser, de façon évidemment inacceptable, les générations futures de l'humanité. Nous avons montré plus haut ce que cette dernière objection pouvait avoir de fantasmatique ; elle est surtout, et banalement, hors sujet : que toutes les technologies puissent être détournées à des fins inacceptables ne condamne pas les usages légitimes que l'on peut en faire. C'est pourquoi nous nous concentrerons ici sur la première difficulté : les conséquences morales que l'on doit tirer des incertitudes actuelles de la technologie en ce domaine.

Dans un fort pourcentage de cas, elle produit des fœtus anormaux chez les mammifères, tant du point de vue morphologique que fonctionnel. En outre, le remplacement du noyau de l'ovocyte par celui d'une cellule somatique diploïde n'aboutit au développement d'un embryon viable que dans un nombre de cas très faible.

Il faut donc disposer d'un nombre d'ovocytes considérable pour un taux de succès dérisoirement bas. Rappelons que, pour obtenir la brebis Dolly, Ian Wilmut et ses collaborateurs ont utilisé 277 ovocytes parmi lesquels 29 seulement ont fourni un embryon. Seule Dolly a atteint le terme de la gestation et a survécu après la naissance. Au bout de six ans, ce qui constitue la moitié de la durée de vie moyenne d'une brebis, Dolly a manifesté des signes de vieillissement (obésité, arthrite) qui normalement n'apparaissent que beaucoup plus tard chez cette espèce.

En se basant sur ce travail, Wilmut a estimé à 1 000 le nombre moyen d'ovocytes humains qui seraient nécessaires pour obtenir un seul enfant cloné. Pour qu'ils se développent, ces 1 000 œufs clonés devraient être implantés dans au moins cinquante mères porteuses ! L'énorme quantité d'ovocytes requis et le nombre de femmes impliquées suffisent à rendre cette technique inacceptable en son état actuel. Il n'est donc pas surprenant que le clonage reproductif ait été banni dans plus de trente pays, incluant la France, les États-Unis et la Grande-Bretagne. En France, la loi de bioéthique du 6 août 2004 considère le clonage reproductif comme un crime contre l'humanité ; elle condamne ceux qui s'en rendraient coupables à trente ans de prison et à une amende de 7 500 000 euros.

Les Nations unies ont considéré une proposition (émanant du Honduras) bannissant toute forme de clonage humain, qu'il soit reproductif ou thérapeutique, ainsi qu'une autre proposition moins radicale où seul le clonage reproductif serait interdit. Après un long débat, un compromis (proposé par l'Iran) a été adopté en 2003 : il s'agit d'un moratoire interdisant toute forme de clonage pendant deux ans. En 2005, un vote est intervenu au cours duquel les représentants de 84 pays se prononcèrent pour que les deux formes de clonage humain soient considérées séparément. Trente-quatre ont voté contre cette proposition et 37 se sont abstenus. Les nations de religion musulmane se sont retrouvées majoritairement dans le groupe des abstentionnistes[1].

En supposant que des progrès méthodologiques (d'ailleurs prévisibles) réduisent les risques du clonage reproductif humain, certains avancent des raisons qui, selon eux, pourraient rendre cette pratique éthiquement acceptable.

On peut considérer que, si les progrès de la science le permettent, chaque être humain devrait pouvoir, s'il le désire, avoir un enfant qui lui soit génétiquement apparenté. Le clonage pourrait en effet fournir une solution à des couples dont la stérilité ne relève pas de méthodes courantes de la procréation médicalement assistée : le cas des hommes qui ne produisent pas de sperme en est un exemple.

Il en va de même pour les couples où les deux partenaires portent une même mutation dont on sait qu'elle ne produit de pathologie dans la descendance que quand les deux chromosomes portant le gène en cause, d'origine paternelle et maternelle, sont mutés. Si, au contraire, l'un des deux chromosomes est normal, la maladie ne se manifeste pas (on dit que la mutation est récessive[*]).

---

[*] Une mutation est appelée récessive quand le phénotype ne s'exprime que si les deux allèles, d'origine paternelle et maternelle, sont atteints. Cette situation s'oppose aux mutations dites dominantes où il suffit qu'un seul des allèles soit atteint pour que la maladie se manifeste.

C'est le cas pour la mucoviscidose, l'anémie falciforme ou la fibrose kystique. La probabilité pour ces couples d'avoir un descendant atteint de la maladie est de une sur quatre. Le clonage de l'un des parents permettrait d'échapper à ce risque. Il faut cependant remarquer que d'autres méthodes, impliquant le recours à la PMA et le choix des embryons sains, permettent de résoudre ce problème d'une manière plus simple et moins dangereuse.

On peut également envisager de créer un enfant porteur d'un patrimoine génétique semblable à celui d'une autre personne (généralement un proche) dont la survie dépend du don d'un tissu, comme la moelle osseuse, ou d'un organe histocompatibles : c'est un moyen de disposer de greffes qui ne seront pas rejetées par le système immunitaire. Le projet vise à sauver une vie : en ce sens, il est louable. Mais il soulève une objection morale de poids, en ce qu'il implique de créer un être avec l'intention d'en faire l'*instrument* d'une démarche en faveur de laquelle il n'aura pu donner son consentement.

Plus généralement, il n'est, en démocratie, légitime d'interdire que ce qui nuit à autrui : il est de bonne politique de ne prohiber que ce dont le caractère nocif et dangereux a été indubitablement établi.

À cet égard, comme nous l'avons vu, la dangerosité du clonage humain a été bien documentée. Cet argument seul suffit à justifier que, dans l'état actuel de la technologie, il ait été banni dans de nombreux pays. Plusieurs autres cependant ne se sont pas prononcés sur cette question : rien n'empêche que des expériences dans ce sens y soient réalisées. Il est probable qu'il en sera ainsi dans un avenir plus ou moins proche. Si tel est le cas, il est à souhaiter que cette pratique ne soit pas mise en œuvre avant que les problèmes techniques décrits plus haut aient été complètement résolus : en tout état de cause, elle devra être encadrée par une stricte réglementation.

À quel stade de son développement l'embryon devient-il « humain » ?

Pour produire une lignée de cellules souches embryonnaires à partir de blastocystes, il faut interrompre le développement d'un embryon.

Le point de vue éthique adopté vis-à-vis de cette technologie varie selon la culture et la religion.

Ceux qui l'approuvent considèrent que les embryons produits par fécondation *in vitro* au cours d'un essai de procréation médicalement assistée et non inclus dans un projet parental peuvent d'autant plus légitimement être utilisés pour la thérapie cellulaire qu'ils sont destinés, de toute façon, à être détruits. Il faut simplement que le consentement des parents de faire don de ces embryons à la science soit recueilli. Au stade du développement où l'on intervient, ceux-ci se présentent d'ailleurs comme un ensemble de cellules non différenciées qui ne sont pas encore intégrées dans une structure individualisée, complexe, dotée d'un système nerveux.

Mais, pour certaines familles de pensée, les catholiques notamment, la rencontre de l'ovule et du spermatozoïde confère à l'œuf fécondé le caractère d'être humain. Interrompre son développement devient donc un crime. La culture des cellules ES dérivées d'un embryon humain est de ce fait strictement proscrite par la religion catholique.

Il n'en est pas de même de la religion juive pour laquelle l'œuf fécondé n'a pas encore le statut de personne humaine. Jusqu'à 40 jours après la fécondation, l'embryon est considéré comme « non humain » et donc utilisable pour des expériences destinées à sauver une vie ou améliorer l'état de santé de nos semblables. C'est ainsi qu'en Israël, les recherches sur les cellules ES humaines sont poursuivies très activement.

Contourner l'obstacle
de la destruction d'un embryon

Confrontés à ces inquiétudes morales et aux limitations légales qui en résultent, les chercheurs tentent de mettre au point des techniques qui permettraient d'obtenir des cellules ES humaines sans pour autant attenter à la vie d'un être humain en devenir.

Parmi les pistes explorées dans cette perspective, l'une se propose de produire des embryons « sans avenir », c'est-à-dire modifiés pour que leur développement cesse à un stade très précoce ;

l'autre vise à soustraire une cellule d'un embryon normal sans que cela ne perturbe son développement. La première n'a été réalisée, pour l'instant, que chez la souris. Elle consiste à provoquer l'inactivation d'un gène (cdx^2), indispensable à l'implantation de l'embryon dans l'utérus maternel. Les blastocystes au sein desquels la protéine codée par cdx^2 n'est pas produite se développent normalement jusqu'à ce stade mais dégénèrent ensuite faute de pouvoir se nourrir à partir des nutriments fournis par la mère. En revanche, leurs cellules, placées en culture, peuvent donner naissance à une lignée de cellules ES[2] dans lesquelles il est possible de réactiver le gène *cdx2* (Figure 4.4.1).

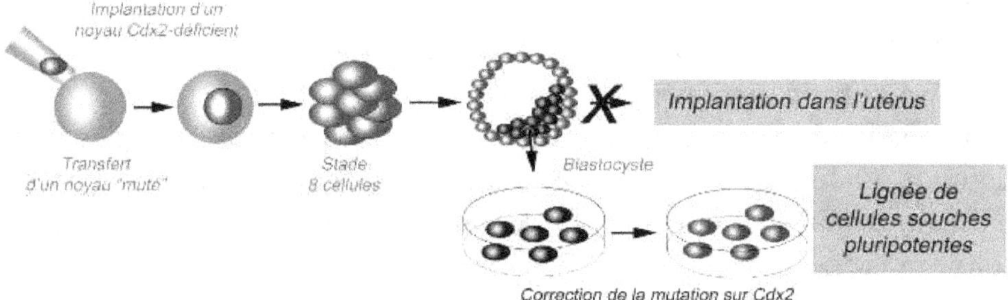

Figure 4.4.1 *Production d'un embryon inapte à s'implanter dans l'utérus mais capable de fournir des cellules ES*
Cette ingénieuse expérience de biotechnologie est réalisée chez la souris. On remplace le noyau de l'ovocyte par celui d'un fibroblaste dans lequel on a inactivé le gène *cdx2* nécessaire au développement du trophoblaste (futur placenta) qui permet l'implantation de l'embryon dans l'utérus maternel.
Les œufs ainsi obtenus par transfert nucléaire, se développent en blastocystes anormaux dont le trophoblaste est déficient mais dont la masse cellulaire interne est normale. Celle-ci est utilisée pour établir une lignée de cellules ES dans laquelle on peut (par génie génétique) rétablir l'activité du gène *cdx2*.

On voit que, dans ce cas, l'argument principal opposé par les catholiques n'est plus valable. Mais la méthode implique que les gènes permettant la gestation soient inactivés dans les gamètes ou dans l'œuf, une technique qui jusqu'ici n'est pas applicable à l'espèce humaine.

À la fin de l'été 2006[3], un article publié dans la revue *Nature* décrivait la mise en œuvre d'une stratégie propre à surmonter, si sa fiabilité était définitivement établie, le problème éthique qui retarde la recherche sur les cellules ES humaines. Un groupe de chercheurs, sous la direction de Robert Lanza, du laboratoire ACT (Advanced Cell Technology, société privée de biotechnologie du Massachusetts), après avoir tenté avec succès l'expérience sur la souris[4], a obtenu des lignées de cellules ES humaines à partir d'une cellule unique prélevée non pas sur des embryons au stade blastocyste, mais à un stade plus précoce de 8 à 10 cellules (stade morula). La cellule a été amenée à proliférer et à générer une lignée en tous points semblable aux cellules ES provenant de la mise en culture de la masse cellulaire interne entière prélevée à partir d'un blastocyste.

La morula privée d'une cellule devrait pouvoir continuer à se développer si elle était introduite dans l'utérus maternel. En effet, le prélèvement d'un blastomère, à des fins de diagnostic génétique préimplantatoire (ou DPI), est une technique appliquée en routine : elle permet d'éviter le développement d'enfants atteints de maladies génétiques facilement détectables, comme la mucoviscidose, certaines myopathies ou une trisomie par exemple.

L'expérience de R. Lanza et collaborateurs a été faite à partir de 16 embryons, fournis aux chercheurs par une clinique de procréation médicalement assistée. Deux lignées ont pu être obtenues. Cependant, cette expérience n'est que partielle car les embryons privés d'une de leurs cellules n'ont pas été implantés dans une mère porteuse. Il n'a donc pas été prouvé que leur croissance se serait poursuivie sans accident. Mais nous savons qu'une proportion non négligeable des embryons soumis à une DPI se développent normalement. Il n'y a pas lieu de penser qu'il en irait différemment dans l'expérience dont nous parlons. Cela la rend d'autant plus prometteuse. Si ces résultats viennent à être confirmés, de nouveaux horizons s'ouvrent dans le domaine des recherches sur les cellules souches embryonnaires humaines. Notons cependant que nos connaissances sont principalement issues de travaux effectués sur la souris de laboratoire et que leur extension à l'homme est parfois hasardeuse.

De nouvelles techniques
pour répondre aux défis éthiques
du clonage thérapeutique

La plupart des problèmes techniques posés par le clonage reproductif se retrouvent pour le clonage thérapeutique, notamment la difficulté de se procurer des ovocytes humains en grand nombre.

Les recherches se poursuivent activement, on l'a vu, pour éviter d'avoir recours à cette méthodologie très lourde et, pour l'instant, inefficace dans l'espèce humaine. L'une vise à induire une tolérance vis-à-vis des cellules greffées non histocompatibles, *via* la manipulation du système immunitaire. L'autre consiste à tirer profit de la présence et des propriétés des cellules souches de l'adulte pour produire des cellules douées de véritables capacités régénératrices, qui pourraient alors être exploitées par la médecine. Enfin, une troisième méthode tente d'induire dans des cellules adultes, telles que les fibroblastes, les propriétés des cellules souches (c'est-à-dire pluripotentialité et autorenouvellement).

L'état actuel de la technologie permet d'espérer des progrès dans ces deux directions.

L'intérêt scientifique
du clonage thérapeutique

Le transfert, dans l'ovocyte, de noyaux appartenant à des cellules adultes a, en dehors d'une application en médecine régénérative, un intérêt scientifique réel.

Il existe chez l'homme de nombreuses maladies génétiques face auxquelles la médecine reste encore impuissante. Les mécanismes qui sous-tendent des pathologies entraînées par ces mutations sont souvent inconnus. Les expérimentations nécessaires pour que nos connaissances progressent en ce domaine sont irréalisables chez les malades mais pourraient, au moins pour certaines d'entre elles, être conduites sur des cultures de cellules ES générées par transfert nucléaire. Il en va de même de recherches pharmacologiques destinées à combattre les effets négatifs causés par les mutations.

L'un des obstacles au bon déroulement du développement des œufs clonés réside, on s'en souvient, dans la difficulté d'obtenir que le noyau adulte modifie de façon appropriée l'état de sa chromatine pour être capable d'orchestrer l'embryogenèse. Il est en effet indispensable que la configuration de son ADN soit compatible avec le déroulement du programme génétique qui conduit à la transformation de la cellule œuf en un embryon puis un organisme adulte.

Cette reprogrammation nucléaire, si elle était bien comprise, apporterait un éclairage unique sur les mécanismes génétiques du développement de l'embryon et sur le mystère qui entoure encore l'un des événements les plus extraordinaires de la vie.

Évidemment, ces problèmes peuvent être étudiés dans leurs grandes lignes sur des organismes non humains. Mais l'espèce humaine ne saurait rester complètement exclue de ces recherches dont les retombées scientifiques et médicales pourraient se révéler immenses.

Aussi plusieurs nations ont-elles autorisé la création, à des fins de recherche, d'embryons humains à partir d'ovocytes dans lesquels des noyaux adultes sont transférés. Le « clonage à visée scientifique » se voit ainsi légitimé.

En France, l'Académie des sciences s'est prononcée en faveur de ces expérimentations dans un avis émis le 10 juin 2002, à condition évidemment qu'elles soient rigoureusement encadrées du point de vue légal. Cet avis n'a pas été suivi dans la révision de la loi bioéthique d'août 2004. Cependant, dans le rapport rédigé à la demande du Premier ministre par le député Pierre-Louis Fagniez (en juillet 2006), la légalisation du clonage dit thérapeutique (ou scientifique) est recommandée.

Une évolution dans ce sens est également réclamée aux États-Unis, par des groupes de malades soutenus par des personnalités bien connues telles que Nancy Reagan. Le clonage à visée thérapeutique n'en demeure pas moins interdit, à ce jour (février 2007), dans les laboratoires financés par des fonds fédéraux.

D'une manière générale, on peut constater qu'une partie grandissante de l'opinion publique a bien compris la différence radicale entre clonage reproductif et clonage à visée thérapeutique ou scientifique. Les espoirs mis par tous dans les progrès de la science pour alléger les souffrances humaines amènent ainsi chacun de nous à réviser des positions éthiques dont on découvre qu'on ne les avait pas suffisamment réfléchies. Certes, les grands principes moraux ne varient pas, mais l'interprétation qu'on en donne doit nécessairement évoluer quand on les applique à ces nouveaux champs d'action que l'ingéniosité des chercheurs ouvre à la liberté humaine.

Conclusion

Les connaissances objectives et les moyens dont nous disposons d'agir sur l'ensemble des étapes qui scandent la genèse, le développement et l'existence des êtres se sont accrus d'une manière spectaculaire au cours de la seconde moitié du XXe siècle. Notre savoir, même s'il est encore incomplet, couvre désormais des domaines allant du génome au renouvellement des tissus, en passant par les cellules souches embryonnaires, la détermination progressive des lignées de cellules qui en dérivent, la constitution de l'organisme selon un plan propre à l'espèce.

Si nombreux soient les défis qui nous restent à relever et les mystères qui subsistent, le règne du vivant s'ouvre désormais dans toutes ses dimensions à notre libre initiative, avec les responsabilités inédites que cela nous impose.

La nouveauté radicale de cette situation bouleverse nos habitudes de pensée, notre manière d'imaginer le progrès, nos certitudes morales : un travail de réélaboration est, à cet égard, plus nécessaire que jamais.

Reste que notre conception du fonctionnement du vivant s'est profondément enrichie et laisse entrevoir la perspective d'une nouvelle médecine, non plus réparatrice, mais régénératrice.

En dépit de l'opposition de certains lobbies vis-à-vis des recherches sur les cellules souches embryonnaires humaines, le nombre d'équipes qui s'engagent dans la voie ouverte en 1998 par la possibilité d'immortaliser des cellules de l'embryon humain n'a fait que s'accroître. Non pas que les laboratoires aient concentré d'une manière exclusive leurs efforts sur l'étude des caractéristiques et des potentialités des cellules souches embryonnaires de notre propre espèce. Bien au contraire, les objections d'ordre éthique ont incité les chercheurs à découvrir des voies alternatives en s'appuyant notamment sur les potentialités des cellules souches adultes et sur une connaissance de plus en plus approfondie de ce qui caractérise les cellules souches au plan moléculaire et génétique.

Les cellules souches de l'adulte ont fait l'objet de recherches intensives dont le lecteur a pu mesurer les avancées spectaculaires au cours de ces neuf dernières années. On a découvert que tous nos tissus en contiennent et en tirent une capacité de renouvellement plus ou moins étendue selon l'organe considéré.

La motivation majeure de l'effort porté dans ce domaine prend sa source dans l'espoir que les difficultés éthiques attachées aux cellules souches embryonnaires pourraient être évitées si l'on disposait de cellules dotées de qualités identiques que l'on pourrait puiser dans la réserve de jouvence détenue par le patient adulte lui-même. Certes, cette réserve de cellules est ténue et, pour être opérationnelle, elle doit être mobilisée et amplifiée par des méthodes de culture appropriées. En outre, les cellules doivent pouvoir être amenées à se différencier suivant une voie correspondant aux besoins du malade. Un espoir plus récent encore est celui de transformer des cellules déjà différenciées en cellules dotées des qualités des cellules souches.

Les progrès considérables des biotechnologies permettent désormais de faire vivre et de contrôler, dans une très large mesure, la différenciation des cellules *in vitro*. On peut donc espérer que les recherches sur les cellules souches adultes ou dérivées de l'embryon précoce conduiront à la mise au point de techniques de thérapie cellulaire efficace dans un avenir peu éloigné.

Je me suis attachée dans ces pages à montrer la signification biologique des cellules souches dans l'histoire évolutive du vivant. D'abord, leur existence est une conséquence du passage de l'uni- à la multicellularité. Ensuite, leur rôle dans l'économie cellulaire des métazoaires est beaucoup plus important qu'on ne l'a longtemps cru. Enfin, la recherche sur leur fonctionnement et leurs effets est une des voies les plus prometteuses pour nous faire comprendre au plus profond ce mystère de la vie que sont le développement et la survie des organismes dont nous commençons à suivre et à maîtriser, pour partie, les interactions complexes qui en sont responsables. C'est à l'approfondissement de cette question tout autant qu'à la mise au point d'une médecine régénérative que conduira le formidable élan de recherches dont on est aujourd'hui témoin.

Cet élan a pris naissance lorsque Abraham Trembley, Thomas Hunt Morgan et les autres ont observé la régénération des hydres, des planaires, des vers de terre, des crustacés et des tritons. Il s'est amplifié lorsqu'on a appris à faire vivre hors de l'organisme maternel, dans une cupule de verre sur la paillasse du laboratoire, l'ovocyte puis le germe fécondé des mammifères. Il a atteint maintenant sa pleine intensité.

C'est, en effet, de ces observations et de ces mises au point technologiques modestes que sont nées les perspectives qui s'offrent à nous aujourd'hui de vaincre ou d'atténuer les effets délétères de maladies fatales qui, pour certaines, diminuent les facultés les plus essentielles à la vie humaine – en particulier l'intelligence et la mémoirc.

Pressentant la fécondité de la révolution scientifique initiée par Galilée au XVIIe siècle et déjà triomphante à l'époque des Lumières, Benjamin Franklin écrivait en 1780 : « *Les progrès rapides de la science me font parfois regretter d'être né trop tôt. On ne peut pas imaginer jusqu'où ira, dans un millier d'années, le pouvoir de l'homme sur la matière... Dans le domaine de l'agriculture, on verra peut-être le travail diminuer alors que la production doublera. On trouvera des moyens sûrs pour prévenir ou guérir toutes les maladies, même celles liées à l'âge. Nos vies s'allongeront à plaisir même au-delà des standards antédiluviens. On souhaite que la morale connaisse les mêmes progrès, que les hommes cessent d'être des loups les uns pour les autres, et qu'ils apprennent enfin ce qu'est ce qu'on appelle aujourd'hui improprement l'humanité[*].* »

Deux cent vingt-sept ans plus tard, non seulement ces prédictions se sont en grande partie réalisées, mais la thèse sur laquelle elles s'appuient demeure d'une frappante actualité. Après une vie consacrée à la recherche biologique, j'éprouve le même sentiment d'être née trop tôt. Je réalise que de nouvelles aventures, encore plus extraordinaires que celles auxquelles a participé ma génération, sont à portée de la main. Ce que Benjamin Franklin avait compris au plus profond, c'est que la science est, par construction, facteur de progrès sans fin : parce qu'elle isole méthodiquement dans le chaos du monde les faits dont elle peut établir les causes et les lois, elle ouvre progressivement à notre maîtrise les champs du

---

* Lettre de Benjamin Franklin à Joseph Priestley (8 février 1780).

possible. Les interrogations actuelles sur l'avenir de la planète et l'impact alarmant de certaines technologies peuvent justifier de nouvelles précautions, mais elles ne sauraient invalider l'apport irremplaçable de la démarche scientifique.

La vie humaine s'est déjà allongée d'une manière très significative. On peut s'attendre à ce que ce processus se poursuive, à ce que des maladies pour le moment incurables puissent être guéries ou totalement éradiquées dans un futur proche. Ces espoirs sont, de façon générale, encouragés par l'accroissement régulier de nos connaissances des secrets du vivant. À l'immortalité potentielle des cellules souches et à la prolifération des lignées cellulaires qu'elles engendrent répond la mort massive des cellules dans les organes qui permet d'en sculpter la forme ou d'en renouveler les tissus. Nous découvrons peu à peu comment, du jeu de cette immortalité et de ces morts, naît la vie.

Notes

Partie I
RÉGÉNÉRATION, RÉPARATION ET MORT

1. GOSS R. J., *Principles of Regeneration*, New York, New York Academic Press, 1969.

CHAPITRE PREMIER
Les cellules qui rendent immortel

1. Cité dans WOLFF E., « Les précurseurs de l'embryologie expérimentale », *Comptes rendus de l'Académie des sciences*, Paris, Troisième centenaire de l'Académie des sciences, 1966.
2. GALLIOT B., MILJKOVIC-LICINA M., DE ROSA R., and CHERA S., « Hydra, a niche for cell and developmental plasticity », *Semin. Cell and Developmental Biology*, vol. 17, 2006, 492-502.
3. ROUX W., *Über die Bedeutung der Kernteilungsfiguren*, Leipzig, Engelmann, 1883. Cité dans LE DOUARIN N., *Des chimères, des clones et des gènes*, Paris, Odile Jacob, 2000.
4. PALLAS P. S., *Miscellanea zoologica, quibus novae imprimis atque obscurae animalium species*, Hagae Comitum, Hollande, apud Pterum van Cleef, 1766.
5. RANDOLPH H., « Observations and experiments on regeneration in planarians », *Roux's Archiv für Entwicklungsmechanik der Organismen*, vol. 5, 1897, 352-372.
6. CHILD C. M., « Starvation, rejuvenescence and acclimation in Planaria dorotocephala », *Roux's Archiv für Entwicklungsmechanik der Organismen*, vol. 38, 1914, 418-446.
7. BAGUÑÀ J., SALO E., ROMERO R., « Effects of activators and antagonists of the neuropeptides substance P and substance K on cell proliferation in planarians », *International Journal of Developmental Biology*, vol. 33, 1989, 261-266.
8. MORGAN T. H., *Regeneration*, New York, The Macmillan Company, 1901.

9. WOLFF E., « Recent researches on the regeneration of *Planaria* », *Regeneration*, 20th Growth Symposium, The Ronald Press Company, 1962, 53-84.

10. BAGUÑÀ, *op. cit.*, note 7 ci-dessus.

11. NEWMARK P. A. et SANCHEZ ALVARADO A., « Not your father's planarian : A classic model enters the era of functional genomics », *Nature*, vol. 3, 2002, 210-220.

12. SHIBATA N., UMESONO Y., ORII H., SAKURAI T., WATANABE K., AGATA K., « Expression of Vasa (vas)- related genes in germline cells and totipotent somatic stem cells of planarians », *Development Biology*, vol. 206, 1999, 73-87.

CHAPITRE 2
Les cellules qui rajeunissent

1. EGUCHI G., ABE S.I., WATANABE K., « Differentiation of lens-like structures from newt iris epithelial cells in vitro », *Proceedings of the National Academy of Sciences of the USA*, vol. 71, 1974, 5052-5056.

2. BROCKES J. P., « Amphibian limb regeneration : Rebuilding a complex structure », *Science*, vol. 276, 1997, 81-87.

3. BROCKES J. P. *et al.*, « Appendage Regeneration in adult vertebrates and implications for regenerative medicine », *Science*, vol. 310, 2005, 1919.

4. LO D. C., ALLEN F., BROCKES J. P., « Reversal of Muscle differentiation during urodele limb regeneration », *Proceedings of the National Academy of Sciences of the USA*, vol. 90, 1993, 7230-7234.

5. MORGENBESSER S. D., WILLIAMS B. O., JACKS T., DEPINHO R. A., « p53-dependent apoptosis produced by Rb-deficiency in the developing mouse lens », *Nature*, vol. 371(6492), 1994, 72-74.

6. ODELBERG S. J., KOLLHOFF A., KEATING M. T., « Dedifferentiation of mammalian myotubes induced by msx1 », *Cell*, vol. 103, 2000, 1099-1109.

7. BELTRAMI A. P. *et al.*, « Evidence that human cardiac myocytes divide after myocardial infarction », *The New England Journal of Medicine*, vol. 344(23), 2001, 1750-1757.

8. MÉNASCHÉ P., « La thérapie cellulaire en cardiologie », *Comptes rendus de l'Académie des sciences*, 2007, sous presse.

9. DOHMANN H. F. R., SILVA S. A., SOUZA A. L. S., ROSSI M. I. D., TAKIYA C. M. et BOROJEVIC R., « Bone-marrow mononuclear cell therapy of severe ischemic heart failure », *Comptes rendus de l'Académie des sciences*, 2007, sous presse.

10. OKADA T., *Transdifferentiation*, Oxford, Clarendon Press, 1991 – EGUCHI G., in *Cellular and Molecular Basis of Regeneration*, FERRETTI P., GERAUDIE J., Chichester, *John Wiley & Sons*, 1998, 207-228.

11. EGUCHI G., ABE S. I., WATANABE K., « Differentiation of lens-like structures from newt iris epithelial cells in vitro », *Proceedings of the National Academy of Sciences of the USA*, vol. 71, 1974, 5052-5056.

CHAPITRE 3
Les vivants sont le produit
de l'immortalité et de la mort

1. SAUNDERS J. W., « Death in Embryonic Systems », *Science,* vol. 154, 1966, 604-612.

2. LEVI MONTALCINI R., « The nerve growth factor 35 years later », *Science,* vol. 237, 1987, 1154-1162.

3. HENGARTNER M. O., HORVITZ R., « Activation of C. elegans cell death protein CED-9 by an amino-acid substitution in a domain conserved in *Bcl-2* », *Nature,* vol. 369(6478), 1994, 318-320.

4. VAUX D. L., WEISSMAN I. L., KIM S. K., « Prevention of programmed cell death in Caenorhabditis elegans by human *Bcl-2* », *Science,* vol. 258(5090), 1992, 1955-1957.

5. CANDE C., COHEN I., DAUGAS E., RAVAGNAN L., LAROCHETTE N., ZAMZAMI N., KROEMER G., « Apoptosis-inducing factor (AIF) : A novel caspase-independent death effector released from mitochondria », *Biochimie,* vol. 84(2-3), 2002, 215-222.

Partie II
DE LA CELLULE ORIGINELLE
À LA MULTICELLULARITÉ

CHAPITRE PREMIER
Faire un organisme :
comment les cellules s'associent ?

1. VIRCHOW R., *Die Cellularpathologie in irher Begründung auf physiologische und pathologische Gewebelehre* (traduction anglaise, 1971 : *Cellular Pathology*), New York, Douvres, 1858.

2. SCHLEIDEN M., *Beiträge zur Phylogenesis,* Müller Archiv, 1838.

3. SCHWANN T., *Mikroskopische Untersuchungen über die Übereinstimmung in der Struktur und dem Wachsthum der Thiere und Pflanzen,* Berlin, Sander, 1839.

4. ERRINGTON J., « Dynamic proteins and a cytoskeleton in bacteria », *Nature Cell Biology,* vol. 5, 2003, 175-178.

5. AUSMEES N., KUHN J. R. et JACOBS-WAGNER C., « The bacterial cytoskeleton : an intermediate filament-like function in cell shape », *Cell,* vol. 115(6), 2003, 705-713.

6. JEFFREYS A. J., WILSON V. et THEIN S. L., « Hypervariable "minisatellite" regions in human DNA », *Nature,* vol. 314, 1985a, 67-73. JEFFREYS A. J., WILSON V. et THEIN S. L., « Individual-specific "fingerprints" of human DNA », *Nature,* vol. 316, 1985b, 76-79.

7. KNOLL A. H., « Proterozoic and early Cambrian protests : Evidence for accelerating evolutionary tempo », *Proceedings of the National Academy of Sciences of the USA,* vol. 91(15), 1994, 6743-6750.

8. GRELL K. G., *Protozoologie*, Berlin, Springer Verlag, 1968, *in* FENCHEL T., *Origin and Early Evolution of Life*, Oxford, Oxford University Press, 2002, p. 93.

CHAPITRE 2
La construction d'un organisme

1. BAER K. E. VON, *Über Entwickelungsgeschichte der Thiere : Beobachtung und Reflexion* (reprinted 1967 by Culture et Civilisation, Bruxelles), Königsberg, Gebrüder Bornträger, 1828.

2. TAKEICHI M., « Cadherin cell adhesion receptors as a morphogenetic regulator », *Science*, vol. 251(5000), 1991, 1451-1455.

3. CHUONG C. M., MCCLAIN D. A., STREIT P., EDELMAN G. M., « Neural cell adhesion molecules in rodent brains isolated by monoclonal antibodies with cross-species reactivity », *Proceedings of the National Academy of Sciences of the USA*, vol. 79(13), 1982, 4234-4238.

4. BAER K. E. VON, *op. cit.*

5. PLATT J. B., « Ectodermic origin of the cartilage of the head », *Anatomischer Anzeiger*, vol. 8, 1893, 506-509.

PLATT J. B., « The development of the cartilaginous skull and of the branchial and hypoglossal musculature in Necturus », *Morphol. Jahrb.*, vol. 25, 1897, 377-464.

6. KÖHLER G et MILSTEIN C., « Continuous cultures of fused cells secreting antibody of predefined specificity », *Nature*, vol. 256, 1975, 495-497.

7. LE DOUARIN N., *The Neural Crest*, Cambridge, Cambridge University Press, 1982.

LE DOUARIN N. M. et KALCHEIM C., *The Neural Crest (second edition)*, New York, Cambridge University Press, 1999.

8. JIANG X., ROWITCH D. H., SORIANO P., MCMAHON A. P., SUCOV H. M., « Fate of the mammalian cardiac neural crest », *Development*, vol. 127(8), 2000, 1607-1616.

9. HÖRSTADIUS S., *The Neural Crest : Its properties and derivatives in the light of experimental research*, Londres, Oxford University Press, 1950.

10. LE DOUARIN N., « Particularités du noyau interphasique chez la caille japonaise (Coturnix coturnix japonica). Utilisation de ces particularités comme "marquage biologique" dans les recherches sur les interactions tissulaires et les migrations cellulaires au cours de l'ontogenèse », *Bulletin biologique franco-belge*, vol. 103, 1969, 435-452.

11. MILLER J. F. A. P., « Immunological function of the thymus », *The Lancet*, vol. 2, 1961, 748-749.

12. LE DOUARIN, N. et JOTEREAU F., « Origin and renewal of lymphocytes in Avian embryo thymuses », *Nature New Biol.*, vol. 246, 1973, 25-27.

CHAPITRE 3
Comment les cellules se spécialisent

1. VAN BENEDEN E., « Recherches sur la maturation de l'œuf et la fécondation », *Archives de biologie*, vol. 4, 1883, 265.

2. WEISMANN A., *Das Keimplasma : Eine Theorie der Vererbung*, Jena, Gustav Fischer, 1892 (Traduction anglaise : N. N. Parker, H. Rönnfeldt, *The Germ Plasm : A Theory of Heredity* ; *Le plasma germinal : une théorie de l'hérédité*), Charles Scribner's Sons, New York, 1915.

3. WEISMANN A., *Die Kontinuität des Keimplasmas als Grundlage einer Theorie der Vererbung*, Jena, Gustav Fischer, 1885.

4. WATSON J. D. et CRICK F. H. C., « Molecular Structure of Nucleic Acids. A Structure for Desoxyribose Nucleic Acid », *Nature*, vol. 171, 1953, 737-738.

5. DARWIN C., *The Variation of Animals and Plants under Domestication*, vols 1-2, Londres, Murray, 1868.

6. BRIGGS R. et KING T. J., « Transplantation of living nuclei from blastula cells », *Proceedings of the National Academy of Sciences of the USA*, vol. 38, 1952, 455-463.

7. GURDON J. B., « The developmental capacity of nuclei taken from intestinal epithelial cells of feeding tadpodes », *Journal of Embryology and Experimental Morphology*, vol. 10, 1962, 622-640.

GURDON J. B. et UEHLINGER V., « Fertile intestine nuclei », *Nature*, vol. 210, 1966, 1240-1241.

8. GURDON J. B., LASKEY R. A. et REEVES O. R., « The developmental capacity of nuclei transplanted from keratinised skin cells of adults frogs », *Journal of Embryology and Experimental Morphology*, vol. 34, 1975, 93-112.

9. DI BERARDINO M. A., « Genomic activation in differentiated somatic cells », *in* DI BERARDINO M. A., ETKIN L. D. (éd.), *Developmental biology : A comprehensive synthesis*, New York, Plenum Press, 1989, 175-198.

10. BATESON W., *Materials for the Study of Variation treated within regard of discontinuity in the origin of Species*, Londres, MacMillan, 1894.

11. LESSARD J., BABAN S. et SAUVAGEAU G., « Stage-specific expression of polycomb group genes in human bone marrow cells », *Blood*, vol. 91(4), 1998, 1216-1224.

12. JORGENSEN R., « Altered gene expression in plants due to *trans* interactions between homologous genes », *Trends in Biotechnology*, vol. 8, 1990, 340-344.

13. FIRE A., XU S., MONTGOMERY M. K., SKOSTAS S. A., DRIVER S. E. et MELLO C. C., « Potent and specific genetic interference by double-stranded RNA in *Caenorhabditis elegans* », *Nature*, vol. 391, 1998, 806-811.

Partie III
LES CELLULES SOUCHES DE L'ADULTE

CHAPITRE PREMIER
La différenciation des cellules : le modèle du sang

1. HEWITT H. B. et WILSON C. W., « A survival curve for mammalian cells irradiated *in vivo* », *Brit. J. Cancer*, vol. 13, 1959, 69-75.

2. JACOBSON L. O *et al.*, « Effect of spleen protection on mortality following x-irradiation », *Journal of Laboratory and Clinical Medicine*, vol. 34, 1949, 1538-1543.

3. GENGOZIAN N., URSO I. S., CONGDON C. C., CONGER A. D. et MAKINODAN T., « Thymus specificity in lethally irradiated mice treated with rat bone marrow », *Proceedings of the Society for Experimental Biology and Medicine*, vol. 96, 1957, 714-720.

FORD C. E., HAMERTON J. L., BARNES D. W. et LOUTIT J. F., « Cytological identification of radiation-chimaeras », *Nature*, vol. 177, 1956, 452-454.

NOWELL P. C., COLE L. J., HABERMEYER J. G. et ROAN P. L., « Growth and continued function of rat marrow cells in x-radiated mice », *Cancer Research*, vol. 16, 1956, 258-261.

4. MATHÉ G., JAMMET H., PENDIC B., SCHWARZENBERG L., DUP J. F., MAUPIN B., LATARJET R., LARRIEU M. J., KALIC D. et DJUKIC Z., « Transfusions et greffes de moelle osseuse homologue chez des humains irradiés à haute dose accidentellement », *Revue française études cliniques biologiques*, vol. 4, 1959, 226-238.

TUBIANA M., « L. H. Gray Medal Lecture : Cell kinetics and radiation oncology », *International Journal of Radiation Oncology, Biology, Physics*, vol. 8, 1982, 1471-1489.

5. TILL J. et MC CULLOCH E. A., « A direct measurement of the radiation sensitivity of normal mouse bone marrow cells », *Radiation Research*, vol. 14, 1961, 213-222.

6. BECKER A. J., McCULLOCH E. et TILL J. E., « Cytological demonstration of the clonal nature of spleen colonies derived from transplanted mouse marrow cells », *Nature*, vol. 197, 1963, 452-454.

7. PLUZNIK D. H. et SACHS L., « The cloning of normal "mast" cells in tissue culture », *Journal of Cellular Physiology*, vol. 66, 1965, 319-324.

PLUZNIK D. H. et SACHS L., « The induction of clones of normal mast cells by a substance from conditioned medium », *Experimental Cell Research*, vol. 43, 1966, 553-563.

BRADLEY T. R. et METCALF D., « The growth of mouse bone marrow cells *in vitro* », *Australian Journal of Experimental Biology and Medical Sciences*, vol. 44, 1966, 287-299.

8. STANLEY E. R. et METCALF D., « Partial purification and some properties of the factor in normal and leukaemic human urine stimulating mouse bone marrow colony growth *in vitro* », *Australian Journal of Experimental Biology and Medical Sciences*, vol. 47, 1969, 467-483.

9. SPANGRUDE G. J., HEIMFELD S. et WEISSMAN I. L., « Purification and characterization of mouse hematopoietic stem cells », *Science*, vol. 241, 1988, 58-62.

EZINE S., WEISSMAN I. L. et ROUSE R. V., « Bone marrow cells give rise to distinct cell clones within the thymus », *Nature*, vol. 309, 1984, 629-631.

WHITLOCK C. A., TIDMARSH G. F., MULLER-SIEBURG C. et WEISSMAN I. L., « Bone marrow stromal cell lines with lymphopoietic activity express high levels of a pre-B neoplasia-associated molecule », *Cell*, vol. 48, 1987, 1009-1021.

MULLER-SIEBURG C. E., WHITLOCK C. A. et WEISSMAN I. L., « Isolation of two early B lymphocyte progenitors from mouse marrow : A committed pre-pre-B cell and a clonogenic Thy-1-lo hematopoietic stem cell », *Cell*, vol. 44, 1986, 653-662.

10. UCHIDA N. et WEISSMAN I. L., « Searching for hematopoietic stem cells : Evidence that Thy-1.1lo Lin– Sca-1+ cells are the only stem cells in C57BL/Ka-Thy-1.1 bone marrow ».

11. EICHMANN A., CORBEL C., NATAF V., VAIGOT P., BRÉANT C. et LE DOUARIN N. M., « Ligand-dependent development of the endothelial and hemopoietic lineages from embryonic mesodermal cells expressing vascular endothelial growth factor receptor 2 », *Proc. Natl. Acad. Sci. USA*, vol. 94, 1997, 5141-5146.

12. SABIN F. R., « Origin and development of the primitive vessels of the chick and of the pig », *Contrib. Embryol. Carnegie Inst.*, vol. 226, 1917, 61-124.

13. MURRAY P. D. F., « The development in vitro of blood of the early chick embryo », *Proc. R. Soc. Lond.*, vol. 11, 1932, 497-521.

14. SHALABY F., ROSSANT J., YAMAGUCHI T. P., GERTSENSTEIN M., WU X. F., BREITMAN M. L. et SCHUH A. C., « Failure of blood-island formation and vasculogenesis in Flk-1-deficient mice », *Nature*, vol. 376, 1995, 62-66.

15. PARDANAUD L., LUTON D., PRIGENT M., BOURCHEIX L. M., CATALA M. et DIETERLEN-LIÈVRE F., « Two distinct endothelial lineages in ontogeny, one of them related to hemopoiesis », *Development,* vol. 122, 1996, 1363-1371.

POUGET C., GAUTIER R., TEILLET M. A., JAFFREDO T., « Somite-derived cells replace ventral aortic hemangioblasts and provide aortic smooth muscle cells of the trunk », *Development,* vol. 133(6), 2006, 1013-1022.

16. LE DOUARIN N. M., HOUSSAINT E., JOTEREAU F. V. et BELO M., « Origin of hemopoietic stem cells in the embryonic bursa of Fabricius and bone-marrow studied through interspecific chimeras », *Proc. Natl. Acad. Sci. USA*, vol. 72, 1975, 2701-2705.

CHAPITRE 2
Le renouvellement des tissus protecteurs

1. COMPTON C. C., GILL J. M., BRADFORD D.A., REGAUER S., GALLICO G. G., O'CONNOR N. E., « Skin regenerated from cultured epithelial autografts on full-thickness burn wounds from 6 days to 5 years after grafting. A light, electron microscopic and immunohistochemical study », *Laboratory Investigation*, vol. 60(5), 1989, 600-612.

2. ABERCROMBIE M., « Contact inhibition in tissue culture », *In Vitro*, vol. 6, 1970, 128-142.

3. TODARO G. et GREEN H., « Quantitative studies of the growth of mouse embryo cells in culture and their development into established lines », *J. Cell. Biol.*, vol. 17, 1963, 299-313.

TODARO G. et GREEN H., « Serum albumin supplemented medium for long term cultivation of mammalian fibroblast strains », *Proceedings of the Society for Experimental Biology and Medicine*, vol. 116, 1964, 688-692.

TODARO G., MATSUYA Y., BLOOM S., ROBBINS A., GREEN H., « Stimulation of RNA synthesis and cell division in resting cells by a factor present in serum », *Wistar. Inst. Symp. Monogr.*, vol. 7, 1967, 87-101.

4. RHEINWALD J. G. et GREEN H., « Formation of a keratinizing epithelium in culture by a cloned cell line derived from a teratoma », *Cell*, vol. 6(3), 1975(a), 317-330.

RHEINWALD J. G. et GREEN H., « Serial cultivation of strains of human epidermal keratinocytes : the formation of keratinizing colonies from single cells », *Cell*, vol. 6(3), 1975(b) 331-344.

5. BANKS-SCHLEGEL S. et GREEN H., « Formation of epidermis by serially cultivated human epidermal cells transplanted as an epithelium to athymic mice », *Transplantation*, vol. 29 (4), 1980, 308-313.

6. O'CONNOR N. E., MULLIKEN J. B., BANKS-SCHLEGEL S., KEHINDE O. et GREEN H., « Grafting of burns with cultured epithelium prepared from autologous epidermal cells », *The Lancet*, vol. 1, 1981, 75-78.

7. RONFARD V., RIVES J.-M., NEVEUX Y., CARSIN H., BARRANDON Y., « Long-term regeneration of human epidermis on third degree burns transplanted with autologous cultured epithelium grown on a fibrin matrix », *Transplantation*, vol. 70(11), 2000, 1588-1598.

8. BARRANDON Y. et GREEN H., « Three clonal types of keratinocyte with different capacities for multiplication », *Proceedings of the National Academy of Sciences of the USA*, vol. 84(8), 1987, 2302-2306.

9. ROCHAT A., KOBAYASHI K. et BARRANDON Y., « Location of stem cells of human hair follicles by clonal analysis », *Cell,* vol. 76(6), 1994, 1063-1073.

10. ALONSO L. et FUCHS E., « Stem cells of the skin epithelium », *Proceedings of the National Academy of Sciences of the USA*, vol. 100, 2003, 11830-11835.

11. DEOME K. B., FAUKLIN L. J., BERN H. A. et BLAIR P. B., « Development of mammary tumors from hyperplastic alveolar nodules transplanted into gland-free mammary fat pads of female C3H mice », *J. Natl. Cancer Inst.*, 1959, vol. 78, 751-757.

12. SMITH G. H. et MEDINA D., « A morphologically distinct candidate for an epithelial stem cell in mouse mammary gland », *J. Cell. Sci.*, vol. 90, 1988, 173-183.

13. SHACKLETON M. *et al.*, « Generation of a functional mammary gland from a single stem cell », *Nature*, vol. 439, 2006, 84-88.

14. TATEMATSU M., HO R. H., KAKU T., EKEM J. K. et FARBER E., « Studies on the proliferation and fate of oval cells in the liver of rats treated with 2-acetylaminofluorene and partial hepatectomy », *American Journal of Pathology*, vol. 114, 1984, 418-430.

PAKU S., SCHURR J., NAGY P., THORGEIRSSON S. S., « Origin and structural evolution of the early proliferating oval cells in rat liver », *American Journal of Pathology*, vol. 158, 2001, 1313-1323.

CHAPITRE 3
Les cellules souches du cerveau

1. NOTTEBOHM F., « The road we travelled : discovery, choreography, and significance of brain replaceable neurons », *Ann. N. Y. Acad. Sci.*, vol. 1016, 2004, 628-658.

2. ALVAREZ-BUYLLA A., KIRN J. R. et NOTTEBOHM F., « Birth of projection neurons in adult avian brain may be related to perceptual or motor learning », *Science,* vol. 249 (4975), 1990, 1444-1446.

3. LEONARDO A. et KONISHI M., « Decrystallization of adult birdsong by perturbation of auditory feedback », *Nature*, vol. 399, 1999, 466-470.

4. ALTMAN J., « Are New Neurons Formed in the Brains of Adult Mammals ? », *Science*, vol. 135, 1127-1128, 1962.

ALTMAN J. et DAS G. D., « Autoradiographic and Histological Evidence of Postnatal Hippocampal Neurogenesis in Rats », *J. Comp. Neurol.*, vol. 124, 1965, 319-335.

BAYER S. A. et ALTMAN J., « The Effect of X-Irradiation on the Postnatally-Forming Granule Cell Populations in the Olfactory Bulb, Hyppocampus, and Cerebellum of the Rat », *Exp. Neurol.*, vol. 48, 1975, 167-174.

KAPLAN M. S. et HINDS J. W., « Neurogenesis in the Adult Rat : Electron Microscopic Analysis of Light Radioautographs », *Science*, vol. 197, 1977, 1092-1094.

BAYER S. A., « Changes in the total number of dentate granule cells in juvenile and adult rats : a correlated volumetric and 3H-thymidine autoradiographic study », *Exp. Brain Res.*, vol. 46(3),1982, 315-323.

BAYER S.A., « 3H-Thymidine-radiographic Studies of Neurogenesis in the Rat Olfactory Bulb », *Exp. Brain Res.*, vol. 50, 1983, 329-340.

5. LUSKIN M. B., « Restricted Proliferation and Migration of Postnatally Generated Neurons Derived from the Forebrain Subventricular Zone », *Neuron*, vol. 11, 1993, 173-189.

LOIS C. et ALVAREZ-BUYLLA A., « Proliferating Subventricular Zone Cells in the Adult Mammalian Forebrain can Differentiate into neurons and Glia », *Proc. Natl. Acad. Sci.*, vol. 90, 1990, 2074-2077.

6. GHEUSI G., CREMER H., MCLEAN H., CHAZAL G., VINCENT J.-D. et LLEDO P.-M., « Importance of newly generated neurons in the adult olfactory bulb for odor discrimination », *PNAS*, vol. 97, 2000, 1823-1828.

ROCHEFORT C., GHEUSI G., VINCENT J.-D. et LLEDO P.-M., « Enriched odor-exposure increases the number of newborn neurons in the adult olfactory bulb and improves odor memory », *J. Neurosci.* 22, 2002, 2679-2689.

7. GOULD E. et TANAPAT P., *Biol. Psychiatry*, vol. 46, 1999, 1472 ; GASPAR P., CASE O. et MAROTEAUX L., *Nature Reviews Neuroscience*, vol. 4, 2003, 1002-1012.

8. SAGHATELYAN A., CHEVIGNY (DE) A., SCHACHNER M. et LLEDO P.-M., « Tenascin-R mediates activity-dependent recruitment of neuroblasts in the adult mouse forebrain », *Nature Neuroscience*, vol. 7(4), 2004, 347-356.

9. MAGAVI S. S., LEAVITT B. R. et MACKLIS J. D., « Induction of neurogenesis in the neocortex of adult mice », *Nature*, vol. 405, 2000, 951-955.

ARVIDSSON A., COLLIN T., KIRIK D., KOKAIA Z. et LINDVALL O., « Neuronal replacement from endogenous precursors in the adult brain after stroke », *Nat. Med.*, vol. 8, 2002, 963-970.

NAKATOMI H. *et al.*, « Regeneration of hippocampal pyramidal neurons after ischemic brain injury by recruitment of endogenous neural progenitors », *Cell*, vol. 110, 2002, 429-441.

10. REYNOLDS B. A. et WEISS S., « Generation of neurons and astrocytes from isolated cells of the adult mammalian central nervous system », *Science*, vol. 255, 1992, 1707-1710.

11. REYNOLDS B. A. et WEISS S., « Clonal and population analyses demonstrate that an EGF-responsive mammalian embryonic CNS precursor is a stem cell », *Developmental Biology*, vol. 175, 1996, 1-13.

12. *Ibid.*

13. WEISS S. *et al.*, « Is there a neural stem cell in the mammalian forebrain ? », *Trends in Neurosciences*, vol. 19, 1996, 387-393.

GRITTI A. *et al.*, « Multipotential stem cells from the adult mouse brain proliferate and self-renew in response to basic fibroblast growth factor », *J. Neurosci.*, vol. 16, 1996, 1091-1100.

GRITTI *et al.*, « Epidermal and fibroblast growth factors behave as mitogenic regulators for a single multipotent stem cell-like population from the subventricular region of the adult mouse forebrain », *J. Neurosci.*, vol. 19, 1996, 3287-3297.

14. WEISS S. *et al.*, « Multipotent CNS stem cells are present in the adult mammalian spinal cord and ventricular neuroaxis », *J. Neurosci.*, vol. 16, 1996, 7599-7609

GRITTI A. *et al.*, « Multipotent neural stem cells reside into the rostral extension and olfactory bulb of adult rodents », *J. Neurosci.*, vol. 22, 2002, 437-445.

15. QUINONES-HINOJOSA A. *et al.*, « Cellular composition and cytoarchitecture of the adult human subventricular zone : A niche of neural stem cells », *J. Comp. Neurol.*, vol. 494, 2006, 415-434.

16. SANAI N. et ALVAREZ-BUYLLA A., « Unique astrocyte ribbon in adult human brain contains neural stem cells but lacks chain migration », *Nature*, vol. 427, 2004, 740-744.

SANAI N. *et al.*, « Neural stem cells and the origin of gliomas », *N. Engl. J. Med.*, *vol.* 353, 2005, 811-822.

17. CURTIS M. A. *et al.*, « Human neuroblasts migrate to the olfactory bulb *via* a lateral ventricular extension », *Science*, vol. 315(5816), 2007, 1243-1246.

18. BAROFFIO A., DUPIN E., LE DOUARIN N. M., « Clone-forming ability and differentiation potential of migratory neural crest cells », *Proc. Natl. Acad. Sci. USA*, 1988, vol. 85, 5325-5329.

LE DOUARIN N. M., CREUZET S., COULY G., DUPIN E., « Neural crest cell plasticity and its limits », *Development*, vol. 131, 2004, 4637-4650.

REAL C., GLAVIEUX-PARDANAUD C., LE DOUARIN N. M., DUPIN E., « Clonally cultured differentiated pigment cells can dedifferentiate and generate multipotent progenitors with self-renewing potential », *Developmental Biology*, vol. 300, 2006, 656-669.

MORRISON S. J., WHITE P. M., ZOCK C. et ANDERSON D. J., « Prospective identification isolation by flow cytometry, and *in vivo* self-renewal of multipotent mammalian neural crest stem cells », *Cell*, vol. 96, 1999, 737-749.

19. MORRISON S. J., WHITE P. M., ZOCK C. et ANDERSON D. J., *op. cit.* note 18 ci-dessus.

20. NISHIMURA E. K., JORDAN S. A., OSHIMA H., YOSHIDA H., OSAWA M., MORIYAMA M., JACKSON I. J., BARRANDON Y., MIYACHI Y. et NISHIKAWA S.-I., « Dominant role of the niche in melanocyte stem-cell fate determination », *Nature*, vol. 416, 2002, 854-860.

21. SEIBER-BLUM M. et GRIM M., « The adult hair follicle : Cradle for pluripotent neural crest stem cells », *Birth Defects Research*, vol. 72 (part C), 2004, 162-172.

22. Seiber-Blum M., Schnell L., Grim M., Hu Y. F., Schneider R., Schwab M. E., « Characterization of epidermal neural crest stem cell (EPI-NCSC) grafts in the lesioned spinal cord », *Mol. Cell. Neurosci.*, vol. 32, 2006, 67-81.

23. Toma J. G., McKenzie I. A., Bagli D., Miller F. D., « Isolation and characterization of multipotent skin-derived precursors from human skin », *Stem Cells*, vol. 23, 2005, 727-737.

Toma J. G., Akhavan M., Fernandes K. J. L., Barnabé-Heider F., Sadikot A., Kaplan D. R. et Miller F. D., « Isolation of multipotent adult stem cells from the dermis of mammalian skin », *Nature Cell Biology*, vol. 3, 2001, 778-784.

24. Le Douarin N., *The Neural Crest*, Cambridge, Cambridge University Press, 1982.

Le Douarin N. M. et Kalcheim C., *The Neural Crest (second edition)*, New York, Cambridge University Press, 1999.

25. Szveder V., Grim M., Halata Z., Sieber-Blum M., « Neural crest origin of mammalian Merkel cells », *Dev. Biol.*, vol. 253, 2003, 258-263.

26. Fernandes K. J. L., Miller F. D., « A Dermal niche for multipotent adult skin-derived precursor cells », *Nature cell biology*, vol. 6(11), 2004, 1082-1093.

27. Vidal-Sanz M., Bray G.M., Villegas-Pérez M. P., Thanos S. et Aguayo A. J., « Axonal regeneration and synapse formation in the superior colliculus by retinal ganglion cells in the adult rat », *J. Neurosci.*, vol. 7, 1987, 2894-2909.

28. Li Y., Field P. M. et Raisman G., « Repair of adult rat corticospinal tract by transplants of olfactory ensheathing cells », *Science*, vol. 277, 1997, 2000-2002.

Li Y., Field P. M. et Raisman G., « Regeneration of adult rat corticospinal axons induced by transplanted olfactory ensheathing cells », *J. Neurosci.*, vol. 18, 1998, 10514-10524.

Li Y., Decherchi P. et Raisman G., « Transplantation of olfactory ensheathing cells into spinal cord lesions restores breathing and climbing », *J. Neurosci.*, vol. 23, 2003, 727-731.

Li Y., Carlstedt T., Berthold C.-H. et Raisman G., « Interaction of transplanted olfactory-ensheathing cells and host astrocytic processes provides a bridge for axons to regenerate across the dorsal root entry zone », *Exp. Neurol.*, vol. 188, 2004, 300-308.

29. Lindvall O. et Hagell P., « Clinical observations after neural transplantation in Parkinson's disease », *Prog. Brain Res.*, vol 127, 2000, 299-320.

Hagell P. et Brundin P., « Cell survival and clinical outcome following intrastriatal transplantion in Parkinson's disease », *J. Neuropathol. Exp. Neurol.*, vol. 60, 2001, 741-752.

30. Winkler C., Kirik D., Bjorklund A., « Cell transplantation in Parkinson's disease : how can we make it work ? », *Trends in Neurosciences*, vol. 28, 2005, 86-92.

31. Saghatelyan A., Chevigny (de) A., Schachner M. et Lledo P.-M., *op. cit.* note 8 ci-dessus.

32. HACK M.-A., SAGHATELYAN A. CHEVIGNY (DE) A. *et al.*, « Neuronal fate determinants of adult olfactory bulb neurogenesis », *Nature Neuroscience*, vol. 8, 2005, 865-872.

33. MAGAVI S. S., LEAVITT B. R. et MACKLIS J. D., *op. cit.* note 9 ci-dessus.

CHEN J., MAGAVI S.-S., MACKLIS J.-D., « Neurogenesis of corticospinal motor neurons extending spinal projections in adult mice », *Proc. Natl. Acad. Sci. USA*, vol. 101, 2004, 16357-16362.

34. ARVIDSSON A., COLLIN T., KIRIK D., KOKAIA Z. et LINDVALL O., *op. cit.* note 9 ci-dessus.

CHAPITRE 4
La stabilité de l'état différencié

1. RODRIGUEZ A. M., ELABD C., DELTEIL F., ASTIER J., VERNOCHET C., SAINT-MARC P., GUESNET J., GUEZENNEC A., AMRI E. Z., DANI C., AILHAUD G., « Adipocyte differentiation of multipotent cells established from human adipose tissue », *Biochem. Biophys. Res. Commun.*, vol. 315(2), 2004, 255-263.

ZUK P. A., ZHU M., ASHJIAN P., DE UGARTE D. A., HUANG J. I., MIZUNO H., ALFONSO Z. C., FRASER J. K., BENHAIM P., HEDRICK M. H., « Human adipose tissue is a source of multipotent stem cells », *Mol. Biol. Cell.*, vol. 13(12), 2002, 4279-4295.

2. MIRAGLIA S., GODFREY W., YIN A. H., ARKINS K., WARNKE R., HOLDEN J. T., BRAY R. A., WALLER E. K., BUCK D. W., « A novel five-transmembrane hematopoietic stem cell antigen : isolation characterization, and molecular cloning », *Blood*, vol. 90, 1997, 5013-5021.

3. JIANG Y., JAHAGIRDAR B. N., REINHARDT R. L., SCHWARTZ R. E., KEENE C. D., ORTIZ-GONZALEZ X. R., REYES M., LENVIK T., LUND T., BLACKSTAD M., DU J., ALDRICH S., LISBERG A., LOW W. C., LARGAESPADA D. A., VERFAILLIE C. M., « Pluripotency of mesenchymal stem cells derived from adult marrow », *Nature*, vol. 418(6893), 2002, 41-49.

4. BJORNSON C. R., RIETZE R. L., REYNOLDS B. A., MAGLI M. C., VESCOVI A. L., « Turning brain into blood : a hematopoietic fate adopted by adult neural stem cells *in vivo* », *Science*, vol. 283(5401), 1999, 534-537.

5. CLARKE D. L., JOHANSSON C. B., WILBERTS J., VERES B., NILSSON E., KARLSTRÖM H., LENDHAL U. et FRISEN J., « Generalized potential of adult neural stem cells », *Science*, vol. 288, 2000, 1660-1663.

6. KRAUSE D. S., THEISE N. D., COLLECTOR M. I., HENEGARIU O., HWANG S., GARDNER R., NEUTZEL S., et SHARKIS S. J., « Multi-organ, multi-lineage engraftment by a single bone marrow-derived stem cell », *Cell*, vol. 105, 2001, 369-377.

7. JACKSON K. A., MI T., GOODELL M. A., « Hematopoietic potential of stem cells isolated from murine skeletal muscle », *Proc. Natl. Acad. Sci. USA*, vol. 96(25), 1999, 14482-14486.

MCKINNEY-FREEMAN S. L., JACKSON K. A., CAMARGO F. D., FERRARI G., MAVILIO F., GOODELL M. A., « Muscle-derived hematopoietic stem cells are hematopoietic in origin », *Proc. Natl. Acad. Sci. USA*, vol. 99(3), 2002, 1341-1346.

8. TERADA N. *et al.*, « Bone marrow cells adopt the phenotype of other cells by spontaneous cell fusion », *Nature*, vol. 416, 2002, 542-545.

Ying Q. L. *et al.*, « Changing potency by spontaneous fusion », *Nature*, vol. 416, 2002, 545-548.

9. Wang X., Willenbring H., Akkari Y., Torimaru Y., Foster M., Al-Dhalimy M., Lagasse E., Finegold F., Olson S. et Grompe M., « Cell fusion is the principal source of bone-marrow-derived hepatocytes », *Nature*, vol. 422, 2003, 897-901.

Vassilopoulos G., Wang P., Russell D. W., « Transplanted bone marrow regenerates liver by cell fusion », *Nature*, vol. 422, 2003, 901-904.

10. Doyonnas R., Labarge M. A., Sacco A., Charlton C., Blau H. M, « Hematopoietic Contribution to Skeletal Muscle Regeneration by Myelomonocytic Precursors », *PNAS*, vol. 101(37), 2004, 13507-13512.

11. Kuang S., Kuroda K., Le Grand F. et Rudnicki M. A., « Asymmetric self-renewal and commitment of satellite stem cells in muscle », *Cell*, vol. 129, 2007, 999-1010.

12. Okada T. S., *Transdifferentiation : Flexibility in cell differentiation*, Oxford, Clarendon Press, 1991.

13. Eguchi G. et Itoh Y., « Regeneration of the lens as a phenomenom of cellular transdifferentiation : regulability of the differentiated state of the vertebrate pigmented epithelial cells », *Transactions of the Ophthalmological Society*, vol. 102, 1982, 374-378.

Eguchi G. et Okada T. S., « Differentiation of lens tissues from the progeny of chick retinal pigment cells cultured *in vitro* : A demonstration of a switch of cell types in cell culture », *Proceedings of the National Academy of Sciences, USA*, vol. 70, 1973, 1495-1499.

14. Kondo T. et Raff M., « Oligodendrocyte precursor cells reprogrammed to become multipotential CNS stem cells », *Science*, vol. 289, 2000, 1754-1757.

15. Johnson J., Canning J., Kaneko T., Pru J. K. et Tilly J. L., « Germline stem cells and follicular renewal in the postnatal mammalian ovary », *Nature*, vol. 428, 2004, 145-150.

Johnson J., Bagley J., Skaznik-Wikiel M., Adams G. B., Nikura Y., Tschudy K. S., Tilly J. C., Cortes M. L., Forket R., Iacomini J., Scadden D. T., Tilly J. L., « Ovocyte Generation in Adult Mammalian Ovaries by Putative Germ Cells in Bone Marrow and Peripheral Blood », *Cell*, vol. 122, 2005, 303-315.

16. Eggan K., Jurga S., Gosden R., Min I. M. et Wagers A. J., « Ovulated oocytes in adult mice derive from non-circulating germ cells », *Nature*, vol. 441(7097), 2006, 1109-1114.

CHAPITRE 5
Cellules souches, cancer
et cellules souches du cancer

1. Reya T., Morrison S. J., Clarke M. F. et Weissman I. L., « Stem Cells, Cancer, and Cancer stem cells », *Nature*, vol. 414, 2001, 105-111.

Pardal R., Clarke M. F., Morrison S. J., « Applying the principles of stem cell biology to cancer », *Nature Reviews Cancer*, vol. 3, 2003, 895-902.

2. Vescovi A. L., Galli R. et Reynolds B. A., « Brain tumour stem cells », *Nature Reviews Cancer*, vol. 6, 2006, 425-435.

Partie IV
LA VIE SAISIE PAR LES BIOTECHNOLOGIES

CHAPITRE PREMIER
Un produit des biotechnologies :
les cellules souches embryonnaires

1. REVERBERI G. et MINGANTI A., « Fenomeni di evocazione nello sviluppo dell'uovo di Ascidie. Risultati dell'indagine spermentale sull'uovo di *Ascidiella aspersa* e di *Ascidia malaca* allo stadio di 8 blastomeri », *Pubbl. Staz. Zool. Napoli*, vol. 20, 1946, 199-252 (Cité *in* Reverberi, 1971, p. 537).

2. WHITTAKER J. R., ORTOLANI G. et FARINELLA FERRUZZA N., « Autonomy of acetylcholinesterase differentiation in muscle lineage cells in ascidian embryos », *Dev. Biol.*, vol. 55, 1977, 196-200.

WHITTAKER J. R., « Muscle cell lineage can change the developmental expression in epidermal lineage cells of ascidian embryos », *Dev. Biol.*, vol. 93, 1982, 463-470.

3. NISHIDA H. et SAWADA K., « Macho-1 encodes a localized mRNA in ascidian eggs that specifies muscle fate during embryogenesis », *Nature*, vol. 409, 2001, 724-729.

4. HAMMOND J. Jr, « Recovery and Culture of Tubal Mouse Ova » , *Nature*, vol. 230, 1949, 49-50.

5. WHITTEN W. K., « Culture of Tubal Mouse Ova », *Nature*, vol. 177, 1956, 96, et WHITTEN W. K., « Culture of Tubal Ova », *Nature*, vol. 179, 1957, 1031-1032.

6. THIBAUT C. et DAUZIER L., « Analyse des conditions de la fécondation *in vitro* de l'œuf de la lapine », *Annales de biologie animale, de biochimie et de biophysique*, vol. 1, 1961, 277-294.

7. BRINSTER R. L., « Studies on the development of mouse embryos *in vitro*. II. The effect of energy source », *Journal of Experimental Zoology*, vol. 158, 1965a, 59-68.

BRINSTER R. L., « Studies on the development of mouse embryos *in vitro*. III. The effect of fixed nitrogen source », *Journal of Experimental Zoology*, vol. 158, 1965b, 69-77.

8. McLAREN A. et BIGGERS J. D, « Successfull development and birth of mice cultivated *in vitro* as early embryos », *Nature*, vol. 182, 1958, 877-878.

9. TARKOWSKI A. K., « Mouse chimaeras developed from fused eggs », *Nature*, vol. 190, 857-860, 1961. TARKOWSKI A. K., « Studies on mouse chimaeras developed from eggs fused *in vitro* », *National Cancer Institute Monography*, vol. 11, 1963, 51-71.

10. MINTZ B., « Formation of genotypically mosaic mouse embryos », *American Zoologist*, vol. 2, 1962a, 432.

11. MARTIN G. R., « Isolation of a pluripotent cell line from early mouse embryos cultured in medium conditioned by teratocarcinoma stem cells- », *Proceedings of the National Academy of Sciences of USA*, vol. 78(12), 1981, 7634-7638.

12. Evans M. J. et Kaufman M. H., « Establishment in culture of pluripotential cells from mouse embryos », *Nature*, vol. 292, 1981, 154-156.

13. Guan K. *et al.*, « Pluripotency of spermatogonial stem cells from adult mouse testis », *Nature*, vol. 440, 2006, 1199-1203.

14. Thomson J. A., Itskovitz-Eldor J., Shapiro S. S., Waknitz M. A., Swiergiel J. J., Marshall V. S. et Jones J. M., « Embryonic Stem Cell Lines Derived from Human Blastocysts », *Science*, vol. 282, 1998, 1145-1147.

15. Ivanova N. B *et al.*, « A stem cell molecular signature », *Science*, vol. 298, 2002, 601-604.

Ramalho-Santos M. *et al.*, « Stemness : Transcriptional profiling of embryonic and adult stem cells », *Science*, vol. 298, 2002, 597-600.

Tanaka T. S. *et al.*, « Gene expression profiling of embryo-derived stem cells reveals candidate genes associated with pluripotency and lineage specificity », *Genome Res.*, vol. 12, 2002, 1921-1928.

Anisimov S. V. *et al.*, « SAGE identification of gene transcripts with profiles unique to pluripotent mouse R1 embryonic stem cells », *Genomics*, vol. 79, 2002, 169-176.

Luo Y. *et al.*, « Microarray analysis of selected genes in neural stem and progenitor cells », *J. Neurochem.*, vol. 83, 2002, 1481-1497.

Park I. K. *et al.*, « Differential gene expression profiling of adult murine hematopoietic stem cells », *Blood*, vol. 99, 2002, 488-498.

16. Takahashi K. et Yamanaka S., « Induction of pluripotent stem cells from mouse embryonic and adult fibroblast cultures by defined factors », *Cell*, vol. 126, 2006, 663-676.

17. Maherali N., Sridharan R., Xie W., Utikal J., Eminli S., Arnold K., Stadtfeld M., Yachechko R., Tchieu J., Jaenisch R., Plath K. et Hochedlinger K., « Directly reprogrammed fibroblasts show global epigenetic remodelling and widespread tissue contribution », *Cell Stem Cell* 1, 55-70, juillet 2007.

Werning M., Meissner A., Foreman R., Brambrink T., Ku M., Hochedlinger K., Bernstein B. E. et Jaenisch R., « *In vitro* reprogramming of fibroblasts into a pluripotent ES-cell-like state », *Nature advance online publication*, 6 juin 2007.

Okita K., Ichisaka T. et Yamanka S., « Generation of germline-competent induced pluripotent stem cells », *Nature advance online publication*, 6 juin 2007.

18. Russell E. S., « Hereditary anemias of the mouse : A review for geneticists », *Advances in Genetics*, vol. 20, 1979, 357-459.

19. Reya T., Duncan A. W., Ailles L., Domen J., Scherer D. C., Willert K., Hintz L., Nusse, R. et Weissman I. L, « A role for Wnt signalling in self-renewal of haematopoietic stem cells », *Nature*, vol. 423, 2003, 409-414.

20. Antonchuck J., Sauvageau G. et Humphries R. K., « HOXB4-induced expansion of adult hematopoietic stem cells *ex vivo* », *Cell*, vol. 109, 2002, 39-45.

21. Lessard J. et Sauvageau G., « *Bmi-1* determines the proliferative capacity of normal and leukaemic stem cells », *Nature*, vol. 423, 2003, 255-260.

Park I. K., Qian D., Kiel M., Becker M. W., Pihalja M., Weissman I. L., Morrison S. J. et Clarke M. F., « Bmi-1 is required for maintenance of adult self-renewing haematopoietic stem cells », *Nature*, vol. 423, 2003, 302-305.

22. PALACIOS R., GOLUNSKI E. et SAMARIDIS J., « *In vitro* generation of hematopoietic stem cells from an embryonic stem cell line », *PNAS USA*, vol. 92, 1995, 7530-7534.

BIGAS A., MARTIN D. I. et BERNSTEIN I. D., « Generation of hematopoietic colony-forming cells from embryonic stem cells : synergy between a soluble factor from NIH-3T3 cells and hematopoietic growth factors », *Blood*, vol. 85, 1995, 3127-3133.

KAUFMAN D. S., HANSON E. T., LEWIS R. L., AUERBACH R. et THOMSON J. A., « Hematopoietic colony-forming cells derived from human embryonic stem cells », *PNAS USA*, vol. 98, 2001, 10716-10721.

HIRASHIMA M., KATAOKA H., NISHIKAWA S et MATSUYOSHI N., « Maturation of embryonic stem cells into endothelial cells in an *in vitro* model of vasculogenesis », *Blood*, vol. 93, 1999, 1253-1263.

ROHWEDEL J., MALTSEV V., BOBER E., ARNOLD H. H., HESCHELER J. et WOBUS A. M., « Muscle cell differentiation of embryonic stem cells reflects myogenesis *in vivo* : Developmentally regulated expression of myogenic determination genes and functional expression of ionic currents », *Dev. Biol.*, vol. 164, 1994, 87-101.

23. YANG Y., MIN J. Y, RANA J. S., KE Q., CAI J., CHEN Y., MORGAN J. P. et XIAO Y. F., « VEGF enhances functional improvement of postinfarcted hearts by transplantation of ESC-differentiated cells », *J. Appl. Physiol.*, vol. 93, 2002, 1140-1151.

KLUG M. G., SOONPAA M. H., KOH G. Y. et FIELD L. J., « Genetically selected cardiomyocytes from differentiating embryonic stem cells form stable intracardiac grafts », *J. Clin. Invest.*, vol. 98, 1996, 216-224.

MIN J.Y., YANG Y., CONVERSO K. L., LIU L., HUANG Q., MORGAN J. P. et XIAO Y. F., « Transplantation of Embryonic stem cells improves cardiac function in postinfarcted rats », *J. Appl. Physiol.*, vol. 92, 2002, 288-296.

MUMMERY C, WARD-VAN OOSTWAARD D., DOEVENDANS P., SPIJKER R., VAN DEN BRINK S., HASSINK R., VAN DER HEYDEN M., OPTHOF T., PERA M., DE LA RIVIÈRE A. B., PASSIER R. et TERTOOLEN L., « Differentiation of human embryonic stem cells to cardiomyocytes : Role of coculture with visceral endoderm-like cells », *Circulation*, vol. 107, 2003, 2733-2740.

KEHAT I., GEPSTEIN A., SPIRA A., ITSKOVITZ-ELDOR J. et GEPSTEIN L., « High-resolution electrophysiological assessment of human embryonic stem cell-derived cardiomyocytes : A novel *in vitro* model for the study of conduction », *Circ. Res.*, vol. 91, 2002, 659-661.

24. SORIA B., ROCHE E., BERNA G., LEON-QUINTO T., REIG J. A., MARTIN F., « Insulin-secreting cells derived from embryonic stem cells normalize glycemia in streptozotocin-induced diabetic mice », *Diabetes*, vol. 49, 2000, 157-162.

25. THOMSON *et al.*, 1998, *op. cit.*

CHAPITRE 2
La différenciation des gamètes
à partir de cellules souches embryonnaires

1. HÜBNER K. *et al.*, « Derivation of oocytes from mouse embryonic stem cells », *Science*, vol. 300, 2003, 1251-1256.

2. TILMANN C. et CAPEL B., « Cellular and molecular pathways regulating mammalian sex determination », *Recent Progress in Hormone Research*, vol. 57, 2002, 1-18.

3. NAYERNIA K., NOLTE J., MICHELMANN H.W., LEE J.H., RATHSACK K., DRUSENHEIMER N., DEV A., WULF G., EHRMANN I. E., ELLIOTT D. J., OKPANYI V., ZECHNER U., HAAF T., MEINHARDT A. et ENGEL W., « In Vitro-Differentiated Embryonic Stem Cells Give Rise to Male Gametes that Can Generate Offspring Mice », *Developmental Cell*, vol. 11, 2006, 125-132.

CHAPITRE 3
Cloner : un moyen de contourner la loterie de la reproduction sexuée et de créer des cellules sur mesure

1. SHIN T. *et al.*, « A cat cloned by nuclear transplantation », *Nature*, vol. 415, 2002, 859.

2. EGGAN K. *et al.*, « Mice cloned from olfactory sensory neurons », *Nature*, vol. 428, 2004, 44-49.

HOCHEDLINGER K. et JAENISCH R., « Monoclonal mice generated by nuclear transfer from mature B and T donor cells », *Nature*, vol. 415, 2002, 1035-1038, *in* ROSSANT J., « Nuclear transplantation : A monoclonal mouse ? », *Nature*, vol. 415, 2002, 967-969.

3. Voir *Des chimères, des clones et des gènes*, 2000, Odile Jacob, pour plus de détails.

4. HOCHEDLINGER K. et JAENISCH R., « Nuclear reprogramming and pluripotency », *Nature*, vol. 441, 2006, 1061-1067.

5. SIMERLY C. *et al.*, « Molecular correlates of primate nuclear transfer failures », *Science*, vol. 300, 2003, 297-298.

SIMERLY C., NAVARA C., HYUN S.H., LEE B.C., KANG S.K. *et al.*, « Embryogenesis and blastocyst development after somatic cell nuclear transfer in nonhuman primates : overcoming defects caused by meiotic spindle extraction », *Developmental Biology*, vol. 276, 2004, 237-252.

6. CIBELLI J. B. *et al.*, « Somatic cell nuclear transfer in humans : Pronuclear and early embryonic development », *e-biomed : The Journal of Regenerative Medicine*, vol. 2, *2001, 25-31*

7. O'BRIEN M. J., PENDOLA J. K. et EPPIG J. J., « A revised protocol for in vitro development of mouse oocytes from primordial follicles dramatically improves their developmental competence », *Biology of Reproduction*, vol. 68(5), 2003, 1682-1686

8. COWAN C. A., ATIENZA J., MELTON D. A. et EGGAN K., « Nuclear reprogramming of somatic cells after fusion with human embryonic stem cells », *Science*, vol. 309, 2005, 1369-1373.

CHEN Y *et al.*, « Embryonic stem cells generated by nuclear transfer of human somatic nuclei into rabbit oocytes », *Cell Research*, vol. 13, 2003, 251-263.

9. PRALONG D. *et al.*, « A novel method for somatic cell nuclear transfer to mouse embryonic stem cells », *Cloning Stem Cells*, vol. 7, 2005, 265-271.

10. TAMADA H. *et al.*, « Chromatin decondensation and nuclear reprogramming by nucleoplasmin », *Molecular and Cellular Biology,* vol. 26, 2006, 1259-1271.

11. CIBELLI J. B. *et al.*, « Somatic cell nuclear transfer in humans : Pronuclear and early embryonic development », *e-biomed : The Journal of Regenerative Medicine,* vol. 2, 2001, 25-31.

12. *Chinese Sci. Bull.,* vol. 48, 2003, 1840-1843.

13. HWANG W. S. *et al.*, « Evidence of a pluripotent human embryonic stem cell line derived from a cloned blastocyst », *Science,* vol. 303, 2004, 1669-1674.

14. HWANG W. S. *et al.*, « Patient-specific embryonic stem cells derived from human SCNT blastocyst », *Science,* vol. 308, 2005, 1777-1783.

15. LEE B. C. *et al.*, « Dogs cloned from adult somatic cells », *Nature,* vol. 436, 2005, 641.

16. PARK J. H. *et al.*, « Establishment of a human embryonic germ cell line and comparison with mouse and human embryonic stem cells », *Molecules and Cells,* vol. 17(2), 2004, 309-315.

CHAPITRE 4
Éthique, cellules souches embryonnaires et clonage

1. *Le Clonage,* coordonné par Ann McLaren, Éditions du conseil de l'Europe, « Regard Éthique », 2002.

2. MEISSNER A. et JAENISCH R., « Generation of nuclear transfer-derived pluripotent ES cells from cloned *Cdx2*-deficient blastocysts », *Nature,* vol. 439, 2006, 212-215.

3. KLIMANSKAYA I., CHUNG Y., BECKER S., LU S.-J. et LANZA R., « Human embryonic stem cell lines from single blastomeres », *Nature,* vol. 444, 2006, 481-485.

4. CHUNG Y., KLIMANSKAYA I., BECKER S., MARH J., LU S.-J., JOHNSON J., MEISNER L. et LANZA R., « Embryonic and extraembryonic stem cell lines derived from single mouse blastomeres », *Nature,* vol. 439, 2006, 216-219.

Glossaire

Allèles

    États alternatifs d'un gène ; par exemple : allèle normal (ou « sauvage ») et allèle muté.

Aneuploïde

    Se dit d'une cellule eucaryote qui ne possède pas le nombre de chromosomes caractéristique de l'espèce à laquelle elle appartient.

Anticorps

    Protéines de la famille des immunoglobulines (composées de deux sous-unités identiques formant un dimère) produites par les lymphocytes B et qui se lient à des molécules étrangères ou « antigènes ».

Antigènes

    Molécules (ou motifs moléculaires) provoquant la synthèse d'un anticorps spécifique par un lymphocyte B qui le « reconnaît » *via* un récepteur situé sur sa surface cellulaire, l'anticorps. Ce mécanisme de reconnaissance moléculaire a pour effet d'« activer » le lymphocyte B : il provoque sa multiplication clonale puis sa différenciation en plasmocyte, cellule productrice de grandes quantités de l'anticorps qui sera alors sécrété.

Apoptose (ou mort cellulaire programmée)

    C'est un type de mort de la cellule, génétiquement contrôlé, qui joue un rôle important dans le développement de l'embryon, notamment dans les processus de morphogenèse et tout au long de la vie dans la régulation du nombre de cellules de l'organisme. Dans la mort cellulaire programmée, la cellule est amenée à « se suicider » en déclenchant l'activité de protéines enzymatiques qui conduisent à la fragmentation de l'ADN et à l'autodestruction par la cellule de ses propres composants. Dans ce type de mort (différent de la nécrose ou mort produite par une pathologie ou un traumatisme d'origine extrinsèque), la cellule apoptotique est rapidement éliminée par les cellules avoisinantes.

ARN (acide ribonucléique)

Acide nucléique constitué d'une suite de « nucléotides » composés d'un sucre (le ribose), d'une base azotée et d'un acide phosphorique. Les molécules d'ARN sont généralement à simple brin. On en connaît plusieurs types : l'ARN messager (ARNm) qui sert de matrice pour la formation des protéines ; l'ARN ribosomique qui joue un rôle majeur, dans la machinerie cytoplasmique, pour la synthèse des protéines (voir Ribosomes) ; l'ARN de transfert impliqué dans la synthèse protéique. L'ARN interférent (double brin, comprenant une vingtaine de paires de nucléotides) contribue à inhiber la synthèse protéique par la destruction de l'ARNm ou à réguler l'activité des gènes.

Axes de polarité de l'embryon

Les axes d'un organisme définissent sa polarité antéro-postérieure, dorso-ventrale et droite-gauche.

Axone

Prolongement émis par un neurone. L'axone, qui peut atteindre des dimensions considérables, est parcouru par des structures intracytoplasmiques constituées de protéines telles que la tubuline formant les microtubules qui lui confèrent sa rigidité. Il est le site de courants antérogrades (allant du corps cellulaire à son extrémité) et rétrogrades (en sens inverse), responsables du transport de substances entre le corps cellulaire et la synapse. Celle-ci établit le contact entre le neurone et sa cible (le muscle ou un autre neurone). Les transports sont assurés par des protéines « moteurs » spécialisées.

Blastocyste

Stade du développement de l'œuf de mammifère correspondant à la fin de la période de segmentation qui précède l'implantation du germe dans l'utérus (appelée pour cette raison période préimplantatoire). Le blastocyste est une sphère formée par un épithélium de revêtement, le trophectoderme, qui deviendra le placenta, et par une masse cellulaire interne (ou bouton embryonnaire) qui fournira l'embryon.

Blastoderme (ou blastodisque)

Couche des cellules résultant de la segmentation partielle des œufs riches en vitellus (méroblastiques), comme l'œuf des oiseaux et des reptiles.

Blastomères

Cellules constituant la blastula et résultant de la segmentation (ou clivage) de l'œuf, ou zygote.

Blastula

Stade du développement des embryons dont les œufs subissent une segmentation complète (holoblastique). Elle forme une sphère creuse dont la cavité interne, le *blastocèle*, est limitée par les cellules embryonnaires, ou *blastomères*. Chez les mammifères, la blastula porte le nom de blastocyste.

Bourse de Fabricius

Organe endomésodermique se développant à partir d'un diverticule dorsal du cloaque. La bourse de Fabricius est particulière aux oiseaux dont elle constitue le site unique de la production des lymphocytes B. Elle est fonctionnelle chez l'embryon et le jeune poussin, puis régresse à la maturité sexuelle.

Caryotype

Ensemble des chromosomes caractéristiques d'une espèce donnée. Est constitué de n chromosomes d'origine paternelle et n chromosomes d'origine maternelle. Chez l'homme, $n = 23$.

Le caryotype comprend les *autosomes*, identiques dans les deux sexes, et les *hétérochromosomes* ou chromosomes sexuels, différents chez le mâle et la femelle. Dans l'espèce humaine, l'homme possède un grand chromosome « X » et un petit chromosome « Y » ; tandis que la femelle possède deux chromosomes « X ».

Cellule

L'unité fonctionnelle de base constituant les êtres vivants. Chez les eucaryotes, la cellule contient un noyau qui renferme le matériel héréditaire (l'ADN, constituant majeur des chromosomes) et du cytoplasme séparé du milieu extérieur par une membrane plasmique constituée de lipides et de protéines. Le cytoplasme renferme, outre le noyau, des organites limités par des membranes : par exemple les mitochondries (impliquées essentiellement dans les réactions bioénergétiques et contenant de l'ADN), l'appareil de Golgi (impliqué dans la sécrétion, le tri et la distribution, dans les divers compartiments cellulaires, des protéines élaborées par la cellule), le réticulum endoplasmique et les ribosomes libres (impliqués dans la synthèse des protéines). Les procaryotes (bactéries) sont dépourvus de noyaux et d'organites intracellulaires. L'ADN est situé dans le cytoplasme.

Cellules germinales

Cellules à partir desquelles se développent les gamètes. Dans la plupart des espèces, elles sont ségrégées précocement des autres cellules issues de la division de l'œuf qui formeront le corps (ou soma). Les cellules germinales colonisent les ébauches des gonades chez l'embryon et s'y différencient en gamètes (spermatozoïdes et ovules).

Cellules somatiques

Ensemble des cellules d'un organisme à l'exception de celles de la lignée germinale à partir de laquelle se développent les gamètes. Les cellules somatiques sont généralement diploïdes.

Cellule souche

Se dit d'une cellule capable de division asymétrique générant une cellule semblable à elle-même et d'une cellule qui prolifère abondamment et fournit des cellules qui s'engagent dans une ou plusieurs voies de différenciation (exemple type : la cellule souche hématopoïétique).

Cellule souche embryonnaire

Est dérivée d'une cellule du bouton embryonnaire (ou masse cellulaire interne) chez les mammifères (souris ou homme) et peut être maintenue indéfiniment en culture sans se différencier si des conditions appropriées lui sont fournies. Cette cellule conserve sa totipotence, c'est-à-dire sa capacité de fournir virtuellement tous les types cellulaires de l'embryon si, par exemple, elle est injectée dans un blastocyste hôte. Désignée souvent par le sigle *ES cell* (pour *embryonic stem cell*).

Chimère (organisme ou tissu chimérique)

Est constituée de cellules ayant des constitutions génétiques différentes car provenant de deux (ou plus) individus.

Chloroplaste

Organite intracytoplasmique contenant le pigment chlorophyllien impliqué dans la photosynthèse. Caractérise les plantes et algues photosynthétiques. Comme les mitochondries, les chloroplastes renferment de l'ADN. Les chloroplastes auraient été acquis par les cellules végétales à la suite d'une fusion symbiotique entre une cellule eucaryote et une bactérie photosynthétique.

Chromatine

Substance constitutive des chromosomes composée d'ADN et de protéines parmi lesquelles les *histones* jouent un rôle majeur.

Chromosomes

Structures filamenteuses situées dans le noyau de la cellule des eucaryotes, ils contiennent de l'ADN associé à des protéines. Non visibles dans le noyau au repos. Ils se condensent au cours de la division cellulaire. Sont en nombre identique dans toutes les cellules d'une espèce. Ce nombre, *2n*, résulte de l'addition des *n* chromosomes paternels et maternels, respectivement apportés par le gamète mâle (spermatozoïde) et femelle (l'ovule) lors de la fécondation qui aboutit à la formation de l'œuf, ou *zygote*.

Les chromosomes se trouvent dans des états variables en fonction du stade du cycle cellulaire : ils sont condensés et visibles lors de la mitose, sous la forme de filaments très ténus et intriqués entre deux divisions (c'est-à-dire pendant l'interphase).

Clonage

Opération qui consiste à fabriquer des clones. Se dit d'un gène dont on reproduit plusieurs copies identiques ; se dit d'une cellule qui, par divisions successives, génère une colonie de cellules qui sont donc toutes dérivées d'une cellule mère unique ; se dit d'un organisme dont on produit, par diverses méthodes, plusieurs « copies » qui possèdent le même génome.

Codon

Succession de trois paires de bases (c'est-à-dire de trois nucléoïdes successifs) dans l'ADN des gènes qui représente l'information nécessaire pour l'incorporation d'un acide aminé spécifique dans la chaîne peptidique en formation. La spécificité du nucléotide est déterminée par la base qu'il contient. Les bases étant au nombre de quatre (adénine, cytosine, guanine, thymine), le nombre de triplets possibles est de soixante-quatre. Celui des acides aminés étant de vingt, certains codons spécifient le même acide aminé. Pour cette raison, le code génétique (c'est-à-dire l'ensemble des codons) est dit dégénéré. Soixante et un des soixante-quatre codons possibles déterminent l'emplacement d'un acide aminé. Les trois autres servent de signal pour arrêter la traduction.

Compaction

Les premiers clivages de l'œuf des mammifères conduisant à la morula, stade du développement évoquant une mûre, dans lequel les blastomères sont juxtaposés.

La compaction transforme la morula en une sphère dont la surface se régularise et qui est limitée par des cellules étroitement accolées les unes aux autres, formant un épithélium.

Crête neurale

Structure embryonnaire transitoire des vertébrés ; a pour origine la partie dorsale du tube neural ; est constituée de cellules pluripotentes qui se localisent, après une phase migratoire, dans diverses régions de l'organisme où elles se différencient en un grand nombre de dérivés différents : système nerveux périphérique, cellules glandulaires, cellules pigmentaires, ainsi que tissu osseux, cartilagineux, conjonctif et muscles lisses au niveau de la tête.

Cytoplasme

Substance fondamentale de la cellule. Limitée par la membrane plasmique et contenant en particulier le noyau et divers organites tels que les mitochondries, l'appareil de Golgi (rôle sécrétoire), le réticulum endoplasmique (rôle dans la synthèse protéique) et les ribosomes.

Détermination

Le fait qu'une cellule est programmée pour suivre une voie définie de différenciation. En principe, cet état est stable et n'est pas modifié par des signaux émanant de l'environnement dans lequel se trouve la cellule.

Diblastique

Organisme dont la gastrula possède deux feuillets embryonnaires, l'*ectoderme* et l'*endoderme*. La plupart des animaux multicellulaires (ou *métazoaires*) sont *triblastiques*, car à ces deux feuillets s'ajoute un feuillet intermédiaire, le *mésoderme*.

Différenciation cellulaire

Phénomène fondamental du développement embryonnaire. Toutes les cellules du corps sont génétiquement identiques (elles constituent un clone), mais elles peuvent exprimer des gènes différents, ce qui les amène à présenter des phénotypes morphologiques et fonctionnels distincts. Il existe chez les mammifères de nombreux types cellulaires. Le processus de différenciation cellulaire relève de la régulation différentielle des gènes dont les mécanismes constituent un des problèmes clés du développement.

Diploïde

Se dit d'une cellule possédant 2n chromosomes.

Ectoderme

Feuillet cellulaire externe de l'embryon tel qu'il se forme au cours de la gastrulation. Est ensuite à l'origine de l'épiderme (ainsi que de ses annexes : glandes cutanées [sébacées, sudoripares et mammaires], phanères [poils, plumes, écailles, etc.]) et du système nerveux y compris de la crête neurale et de ses nombreuses dérivés.

Empreinte génétique (ou *imprinting*)

Affecte un gène lorsqu'il est différemment exprimé dans une cellule somatique (c'est-à-dire actif ou inactif) selon qu'il est dérivé du père (par le spermatozoïde) ou de la mère (par l'ovule) : se rencontre chez les mammifères. Un des mécanismes connus pour rendre compte de l'inactivation de certains gènes est la fixation de radicaux méthyles sur certaines bases de l'ADN au cours de la gamétogenèse.

Endoderme

Feuillet cellulaire interne qui fournit la paroi interne du tube digestif et les glandes qui lui sont associées (foie, pancréas) ainsi que des poumons.

Enzyme

Protéine capable de catalyser des réactions biochimiques.

Épithélium

Désigne un tissu dont les cellules sont disposées en une couche reposant sur une membrane basale constituée de molécules formant la matrice extra-cellulaire. Les cellules épithéliales sont étroitement accolées les unes aux autres. Les contacts qu'elles établissent impliquent, dans certains cas, la formation de « jonctions serrées » qui préviennent le passage intercellulaire des macromolécules.

Euchromatine

Régions du chromosome qui, pendant l'interphase, sont accessibles à la transcription. S'oppose à *hétérochromatine*.

Euploïde

Se dit d'une cellule qui renferme le contingent normal de chromosomes de l'espèce à laquelle elle appartient. S'oppose à *aneuploïde* : dans ce dernier cas, la cellule a plus ou moins de 2n chromosomes par suite d'anomalies du processus de division (ou mitose). Les cellules tumorales sont très généralement *aneuploïdes*.

Exon

Chez les eucaryotes, les gènes sont composés de segments codant pour une séquence peptidique : les exons, qui sont séparés par des régions non codantes de l'ADN appelées introns (dans le cas des gènes mitochondriaux, les introns peuvent exceptionnellement comprendre des régions codantes). Les régions de l'ADN dites codantes sont formées d'une succession de bases formant des triplets signifiants pour la synthèse des protéines, appelés *codons*.

Fécondation

Union du gamète femelle (ovule ou ovocyte) et du gamète mâle (spermatozoïde) pour constituer l'œuf, ou zygote. Les gamètes sont haploïdes (ont n chromosomes), et le zygote est diploïde.

Gamète

Cellule sexuelle, haploïde, qui se présente sous deux formes : femelle (ovule ou ovocyte) et mâle (spermatozoïde). La fusion des gamètes génère un œuf, ou zygote, diploïde, cellule initiale à partir de laquelle se développent les métazoaires (ainsi que les plantes).

Gastrula

Stade embryonnaire qui correspond à la formation de feuillets embryonnaires, endoderme, mésoderme, ectoderme (pour les êtres triblastiques), endoderme et ectoderme (pour les diblastiques). Ce stade est caractérisé par une dynamique cellulaire intense et rigoureusement programmée.

Gastrulation

Ensemble des transformations de l'embryon qui aboutissent à la gastrula. Assure le passage de la blastula (dépourvue de feuillets embryonnaires) à la gastrula caractérisée par une cavité interne limitée par l'endoderme qui deviendra le tube digestif.

Gène

Unité fondamentale de l'hérédité constituée d'ADN. Le gène comme la molécule d'ADN est capable d'autoreproduction (réplication). Il est reproduit à l'identique au cours des divisions cellulaires. L'information génétique qu'il contient est ainsi transmise de cellule à cellule et d'une génération à l'autre. Le gène consiste en un segment d'ADN composé d'une région transcrite et de séquences régulatrices.

Génotype

Caractéristiques génétiques d'un individu donné dépendant des allèles qu'il possède pour chacun de ses gènes.

Glycoprotéines-Lipoprotéines

Les protéines peuvent être associées à des glucides (sucres) ou à des lipides.

Haploïde

Se dit d'une cellule renfermant n chromosomes, n étant le nombre caractéristique de l'espèce considérée. Chez l'homme, n = 23.

Hématopoïèse

Processus par lequel les cellules sanguines sont produites.

Hétérochromatine

Région du chromosome où pendant l'interphase la chromatine est condensée, ce qui implique qu'elle n'est pas accessible à la transcription. Comprend aussi les régions non codantes de l'ADN.

Holoblastiques

Se dit des œufs dont la segmentation intéresse la totalité du cytoplasme de l'œuf. S'oppose à méroblastiques. Dans ce dernier cas, les œufs sont très chargés en réserves nutritives (vitellus), et seule une partie du cytoplasme accompagne les divisions du noyau lors de la segmentation et participe à la formation des blastomères.

Homéotique

Se dit d'un gène dont dépendent l'identité et le développement d'un groupe de cellules. Ces gènes codent pour des protéines contenant un homéodomaine agissant comme facteur de transcription sur l'activité d'autres gènes. Les gènes homéotiques ont été découverts chez la mouche *drosophile*. Leur mutation transforme un segment ou un appendice de l'insecte en un autre. Ainsi, dans le mutant du gène *Antennapedia*, les antennes sont remplacées par des pattes fixées sur la tête de l'insecte.

Homologues (gènes)

Se dit de gènes présentant des similitudes importantes dans la séquence de leurs nucléotides et qui sont dérivés d'un gène ancestral commun.

Recombinaison homologue : Recombinaison de deux molécules d'ADN au niveau d'un site où leurs séquences sont similaires. Technique utilisée pour provoquer des mutations ciblées dans le génome de souris par exemple.

Induction

Se dit du processus par lequel un groupe de cellules envoie un signal à d'autres cellules de l'embryon et modifie ainsi la manière dont elles se développent.

Intégrines

Classe de glycoprotéines insérées dans la membrane plasmique et assurant l'adhérence des cellules à la matrice extra-cellulaire.

Introns

Séquence d'ADN située entre deux séquences codantes d'un gène (ou exons). Les gènes des eucaryotes sont constitués d'une succession d'introns et d'exons. Les uns et les autres sont transcrits en ARN (dit « natif »), mais les séquences correspondant aux introns sont ensuite éliminées par le phénomène d'épissage. L'ARN messager est formé par la transcription des exons résultant de l'épissage de l'ARN natif.

Lame basale

Matrice extra-cellulaire séparant une couche de cellules épithéliales du tissu sous-jacent. Riche en volumineuses glycoprotéines, telles que la fitronectine, la laminine, le collagène.

Masse cellulaire interne (ou bouton embryonnaire)

Groupe de cellules situées dans le blastocyste et à partir duquel se développe l'embryon chez les mammifères.

Mégaryocytes

Cellules de la lignée sanguine à l'origine des plaquettes.

Méroblastique (voir Holoblastique)

Mésenchyme

Tissu embryonnaire lâche généralement dérivé du mésoderme dont les cellules sont capables de migrer. Le mésenchyme dérive aussi de l'ectoderme. C'est le cas du *mésectoderme* formé au niveau de la tête chez les vertébrés à partir de la *crête neurale*.

Mésoderme

Feuillet cellulaire intermédiaire entre l'ectoderme et l'endoderme. Est à l'origine des muscles squelettiques, de la plus grande partie du squelette, des vaisseaux sanguins, du tissu conjonctif ainsi que du sang, des reins et des gonades. Le mésoderme participe à la formation des glandes dont le tissu sécréteur lui-même est d'origine ou ectodermique (glandes cutanées, glandes mammaires) ou endodermique (glandes digestives), et à celle du poumon dont l'épithélium alvéolaire est endodermique.

Métazoaire

Organisme animal eucaryote pluricellulaire.

Mitose

Processus de division des cellules somatiques au cours duquel l'ADN, support des caractères héréditaires, est dupliqué, c'est-à-dire reproduit à l'identique. Ainsi, les deux cellules filles issues de la division renferment le même patrimoine génétique que la cellule mère dont elles sont issues.

Les phases de la mitose : prophase, métaphase, anaphase, correspondent à des états différents du noyau et des chromosomes. La télophase marque la division de la cellule initiale en deux cellules filles.

Morula

Stade du développement embryonnaire produit par la segmentation des œufs holoblastiques. N'existe pas chez les œufs méroblastiques.

Néoblastes

Cellules de type embryonnaire présentes dans les planaires (animaux du groupe des plathelminthes ou « vers plats ») et responsables de leurs capacités de régénération.

Neurulation

Processus par lequel se forme l'ébauche neurale chez les vertébrés. Celle-ci est à l'origine du cerveau, de la moelle épinière et, *via* la crête neurale, du système nerveux périphérique, des cellules pigmentaires et de nombreux autres dérivés.

Notocorde

Existe chez l'embryon des vertébrés sous la forme d'une tige semi-rigide s'étendant du diencéphale à l'extrémité caudale. Se situe dans le plan de symétrie bilatérale, ventralement par rapport à la plaque neurale. Appartient au feuillet mésodermique.

Nucléole

Corpuscule situé dans le noyau cellulaire, site de synthèse de l'ARN qui, exporté dans le cytoplasme, formera les ribosomes. Le nucléole contient aussi des protéines et l'ADN codant pour l'ARN ribosomique (ARNr). Le nucléole est particulièrement volumineux dans les cellules dont la synthèse protéique est active, par exemple dans les cellules du foie (hépatocytes). Chez la caille, le nucléole est associé à une volumineuse masse d'hétérochromatine, ce qui lui confère un volume plus important que dans les cellules d'autres espèces où l'hétérochromatine est dispersée dans le noyau sous la forme de masses de petite taille appelées *chromocentres*.

Organisateur

Terme créé par Hans Spemann pour désigner la lèvre blastoporale dorsale de la gastrula d'amphibien dont il a démontré les remarquables propriétés inductrices. Transplanté sur la face ventrale d'une gastrula, l'« organisateur » provoque le développement d'un deuxième axe embryonnaire dorsal résultant de la formation d'embryons siamois partageant un même tube digestif.

Ovocyte

Gamète femelle en cours de division méiotique.

Peptide

Suite d'acides aminés liés entre eux par la liaison peptidique qui s'établit entre la fonction acide d'un acide aminé et la fonction amine du voisin. Les protéines, qui sont de longues chaînes peptidiques, sont aussi appelées polypeptides.

Phénotype

Ensemble des caractères, structures et fonctions observables dans une cellule ou un organisme.

Procaryote

Organisme dont la cellule est dépourvue de noyau et dont l'ADN est situé directement dans le cytoplasme. Les bactéries sont des procaryotes.

Pronucleus

Noyau haploïde des gamètes. La fusion des pronuclei mâle et femelle, lors de la fécondation, produit un zygote diploïde à partir duquel se développe l'embryon.

Protéine

Macromolécule constituée d'une suite linéaire d'acides aminés unis par une liaison peptidique. Il existe une grande variété chimique de protéines déterminée par l'ordre dans lequel les vingt acides aminés sont distribués le long de cette chaîne. Les protéines remplissent les principales fonctions biologiques de la cellule. Elles y jouent le rôle d'enzymes, de récepteurs, de transporteurs, constituent le cytosquelette, assurent la régulation de l'activité des gènes, etc.

Protozoaire

Organisme animal eucaryote unicellulaire.

Ribosomes

Organites intracellulaires, constitués d'ARN et de protéines ; servent (avec l'ARN de transfert) à catalyser la traduction des ARNm en protéines. Peuvent être associés à un réseau de membranes intracellulaires, le réticulum endoplasmique, ou se trouver à l'état libre dans le cytoplasme.

Somite

Paire de segments consécutifs distribués régulièrement le long de l'axe antéro-postérieur du corps des vertébrés. Les somites sont constitués par le mésoderme paraxial (situé de part et d'autre des organes axiaux : la notocorde et la future moelle épinière ou tube neural). Les somites sont à l'origine du derme dorsal, des muscles squelettiques (du dos, de la paroi abdominale, de la cage thoracique et des membres) ainsi que de la colonne vertébrale et des côtes (partiellement).

Synapse

Point de contact entre un neurone et sa cible : cellule musculaire ou neurone.

Tératocarcinomes

Tumeurs malignes dérivées d'une cellule de la lignée germinale. Formées par des cellules différenciées et par des cellules souches de nature tumorale capables de se multiplier indéfiniment et de provoquer l'essaimage de la tumeur dans l'organisme.

Tératomes

Tumeurs bénignes dérivées d'une cellule de la lignée germinale qui contiennent des cellules différenciées. Ne forment pas de métastases.

Thymus

Organe d'origine endodermique dérivé du pharynx chez les vertébrés. Est le site de la production des lymphocytes T. Ceux-ci dérivent de cellules souches hématopoïétiques qui colonisent l'ébauche endodermique épithéliale du thymus où ils se trouvent un environnement favorable à leur différenciation en lymphocytes.

Totipotente

Se dit d'une cellule indifférenciée qui a la potentialité de fournir, si les conditions du milieu s'y prêtent, tous les types cellulaires d'un organisme (l'œuf, ou zygote, est une cellule totipotente). Ce terme s'emploie aussi pour indiquer qu'une cellule souche tissulaire peut fournir tous les types cellulaires de la lignée cellulaire à laquelle elle appartient (ainsi, la cellule souche hématopoïétique est *totipotente* en ce sens qu'elle peut fournir dans sa descendance tous les types de cellules sanguines).

Traduction

Processus par lequel la séquence des nucléotides d'un ARNm dirige la synthèse de la protéine correspondante dans laquelle la succession des acides aminés sera en accord avec celle des « codons » de l'ARNm. La traduction s'effectue dans le cytoplasme au niveau des ribosomes.

Transcription

Processus par lequel l'enzyme ARN-polymérase catalyse la synthèse d'ARN messager (ARNm) complémentaire de l'ADN du gène.

Transgénique

Organisme dont la constitution génétique a été modifiée par génie génétique. La transgenèse peut consister dans l'introduction d'un nouveau gène dans le génome ou dans l'inactivation ou la modification d'un gène appartenant à l'organisme.

Zygote (ou œuf fécondé)

Cellule résultant de la fusion d'un gamète femelle et d'un gamète mâle. Est diploïde et contient les chromosomes paternels et maternels. Le zygote est à l'origine du développement de l'embryon, puis de l'adulte.

Index

Remerciements

J'ai bénéficié au cours de la rédaction de ce livre et de la préparation du manuscrit de l'aide généreuse de nombreux amis et collaborateurs. Celle de Claude Capelier, qui a porté un regard critique et constructif sur mon texte et qui a sans aucun doute contribué à en rendre la lecture plus facile pour le lecteur non spécialiste. Je tiens à lui exprimer mes remerciements les plus chaleureux.

Ma profonde gratitude va à Odile Jacob qui m'a vivement encouragée à écrire cet ouvrage et m'a prodigué ses conseils éclairés. Je lui en suis très reconnaissante. Sa chaleureuse amitié et son enthousiasme m'ont été particulièrement précieux.

Je veux dire un grand merci à Sophie Creuzet qui n'a pas hésité à consacrer du temps pour mettre au point l'illustration de ce livre. Christine Martin a réalisé la mise en forme du manuscrit avec compétence et dévouement. Qu'elle trouve ici mes remerciements les plus vifs. Je souhaite aussi remercier Chrystèle Guilloteau, Évelyne Bourson, Marielle Serrier et Lydie Collet qui m'ont apporté leur concours dans la préparation du texte et des figures.

Ma très grande reconnaissance va à Jean David, à Françoise Dieterlen, à Élisabeth Dupin, à Henri Korn et à Jean-Didier Vincent pour leurs suggestions et leur amical soutien.

P. M. Lledo et A. Sanchez-Alvarado m'ont généreusement fourni des figures originales ; je leur en suis très obligée.

Table

L'hydre, un animal qui se régénère à partir de tout fragment de son corps (27) – Le pouvoir de régénération conduit à la reproduction sans sexe (31) – Abraham Trembley fait école chez les savants mais choque les bien-pensants (34) – La lame du couteau semble rendre immortelle la planaire d'eau douce (36) – Rajeunir en jeûnant (38) – Comment les planaires rajeunissent ou régénèrent (41).

Des « cellules à remonter le temps » retrouvent un statut embryonnaire (50) – Pourquoi les cellules musculaires des mammifères ne régénèrent-elles pas de la même manière que celles des tritons ? (52) – Comment rendre aux fibres musculaires des mammifères leur pouvoir de régénération perdu ? (54) – Un projet pour la médecine du XXIe siècle : régénérer le cœur (57) – Quand l'œil régénère (61) – Régénération, cancer et reproduction sexuée (63).

Seuls les neurones dont la croissance est la plus rapide survivent (68) – « Surproduction » et morts sélectives en série des cellules qui assurent nos défenses immunitaires (69) – Contributions du suicide des cellules à l'architecture et à l'économie des êtres

Partie II
DE LA CELLULE ORIGINELLE
À LA MULTICELLULARITÉ

Partie IV
LA VIE SAISIE
PAR LES BIOTECHNOLOGIES

Imprimé par Lightning Source France
1 avenue Gutenberg
78310 Maurepas

N° d'édition : 7381-1414-Y